高职高专制药技术类专业"十二五"系列规划教材

药用微生物技术

主　编　郝乾坤

副主编　陈忠杰　杨思远

参　编　（按姓氏汉语拼音排序）

李光霞　桑姝丽　杨秀丽

U0280214

重庆大学出版社

内容提要

本书以职业能力培养为目标,本着基础性、实用性和职业性的要求,采用理论与实训相结合,体现"学中做、做中学"的高职教学理念编写而成。全书共有8大学习情境,下设31个项目,具体为微生物及微生物学认识、微生物形态观察技术、微生物控制技术、微生物培养基制备技术、微生物人工培养技术、微生物育种技术、微生物鉴定技术和免疫学技术。书中大量采用了知识链接、案例分析等模块,将新知识、新技术、新工艺、新设备及时介绍给读者,扩大视野,激发兴趣,联系实践,学以致用。每个项目后均有精炼的小结和习题,聚焦重点,化解难点,以练促学,巩固知识,检查效果。

本书可供高职高专院校药物制剂、中药制药、生物制药、生物技术、药物分析等相关专业师生使用,也可作为医药企业培训的教材和相关从业者的参考用书。

图书在版编目(CIP)数据

药用微生物技术/郝乾坤主编.—重庆:重庆
大学出版社,2015.8(2021.1重印)
高职高专制药技术类专业"十二五"系列规划教材
ISBN 978-7-5624-9210-8

Ⅰ.①药… Ⅱ.①郝… Ⅲ.①药物学—微生物学—高
等职业教育—教材 Ⅳ.①R915

中国版本图书馆 CIP 数据核字(2015)第 138297 号

药用微生物技术

主 编 郝乾坤
策划编辑:袁文华

责任编辑:李定群 版式设计:袁文华
责任校对:关德强 责任印制:赵 晟

*

重庆大学出版社出版发行
出版人:饶帮华
社址:重庆市沙坪坝区大学城西路 21 号
邮编:401331
电话:(023) 88617190 88617185(中小学)
传真:(023) 88617186 88617166
网址:http://www.cqup.com.cn
邮箱:fxk@cqup.com.cn(营销中心)
全国新华书店经销
重庆华林天美印务有限公司印刷

*

开本:787mm×1092mm 1/16 印张:20.75 字数:518 千
2015 年 8 月第 1 版 2021 年 1 月第 4 次印刷
印数:4 501—6 000
ISBN 978-7-5624-9210-8 定价:49.00 元

高职高专制药技术类专业"十二五"系列规划教材

编委会

（排名不分先后，以姓氏拼音为序）

陈胜发　房泽海　符秀娟　郭成栓　郝乾坤

黑育荣　洪伟鸣　胡莉娟　李存法　李荣誉

李小平　林创业　龙凤来　聂小忠　潘志恒

任晓燕　宋丽华　孙　波　孙　昊　王惠霞

王小平　王玉姝　王云云　徐　洁　徐　锐

杨军衡　杨俊杰　杨万波　姚东云　叶兆伟

于秋玲　袁秀平　翟惠佐　张　静　张　叶

赵珍东　朱　艳

高职高专制药技术类专业"十二五"系列规划教材

参加编写单位

（排名不分先后，以单位拼音首字母为序）

安徽中医药大学	江西生物科技职业技术学院
安徽中医药高等专科学校	江西中医药高等专科学校
毕节职业技术学院	乐山职业技术学院
广东岭南职业技术学院	辽宁经济职业技术学院
广东食品药品职业学院	陕西能源职业技术学院
海南医学院	深圳职业技术学院
海南职业技术学院	苏州农业职业技术学院
河北化工医药职业技术学院	天津渤海职业技术学院
河南牧业经济学院	天津生物工程职业技术学院
黑龙江民族职业学院	天津现代职业技术学院
黑龙江生物科技职业学院	潍坊职业学院
呼和浩特职业学院	武汉生物工程学院
湖北生物科技职业学院	信阳农林学院
湖南环境生物职业技术学院	杨凌职业技术学院
淮南联合大学	重庆广播电视大学
江苏农牧科技职业学院	淄博职业学院

前　言

　　本书从现代高职教育的实际出发,以职业能力培养为目标,本着基础性、实用性和职业性的要求,参照 GMP、中国药典、执业资格及职业工种考试大纲,紧跟企业行业的实际需要,依据工作过程构建教材内容体系,采用理论部分与实训部分相结合的编写策略,交替编排,体现"学中做、做中学"的高职教学理念,基本知识、基本理论以"必需够用"为编写原则。编写队伍由来自教学一线的老师和生产一线的技术骨干组成,熟悉高职高专教育教学工作,了解高职高专学生的特点和需求,具有丰富的微生物教学与生产经验。

　　全书共分8大学习情境,下设31个项目,分别是微生物及微生物学认识、微生物形态观察技术、微生物控制技术、微生物培养基制备技术、微生物人工培养技术、微生物育种技术、微生物鉴定技术和免疫学技术。

　　本书中大量采用了知识链接、案例分析等模块,将新知识、新技术、新工艺和新设备及时介绍给读者,以达到扩大视野,激发学习兴趣和热情的目的;联系生活,联系生产,使内容生活化、具体化、实用化,实现教学与生产无缝对接。每个学习情境后都有精炼的小结,指出重点,化解难点,加深理解,同时配有精选的练习题,学做结合,以练促学,巩固知识,检查效果。本书可供高职高专院校药物制剂、中药制药、生物制药、生物技术、药物分析等相关专业师生使用,也可作为医药企业培训的教材和相关从业者的参考用书。

　　本书由杨凌职业技术学院郝乾坤担任主编;河南牧业经济学院陈忠杰和黑龙江民族职业学院杨思远担任副主编;参与编写的还有信阳职业技术学院李光霞、潍坊职业学院桑姝丽、呼和浩特职业学院杨秀丽。

　　具体编写分工为:学习情境1和学习情境6由陈忠杰编写;学习情境2和附录由杨思远编写;学习情境3和学习情境8(项目27、项目28、项目29)由李光霞编写;学习情境4和学习情境8(项目30、项目31)由郝乾坤编写;学习情境5由桑姝丽编写;学习情境7由杨秀丽编写;全书最后由郝乾坤统稿。

　　由于编者水平有限,编写时间仓促,难免有疏漏、不妥之处,敬请读者批评指正。

编　者
2015 年 4 月

目 录 CONTENTS

学习情境3　微生物控制技术

学习情境 6　微生物育种技术

学习情境 7　微生物鉴定技术

学习情境 8　免疫学技术

学习情境 1
微生物及微生物学认识

📖【学习目标】

1. 掌握微生物的概念及特点。
2. 熟悉微生物学研究内容及发展简史。
3. 了解微生物与人类健康及医药生产的关系。
4. 能在网上浏览微生物专业网站。

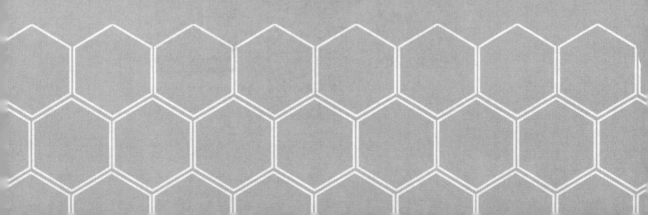

项目1　微生物的认识

任务 1.1　微生物的概念及特点

1.1.1　微生物的概念及主要类群

微生物(microorganism, microbe)是对所有形体微小(一般 <0.1 mm),肉眼看不见或看不清生物的总称。这些生物形体非常微小,细胞结构也比较简单,大多为单细胞,或简单得多细胞,还包括一些无细胞结构的生物。这些微小的生物遍布于人们的生活环境中(见图1.1),通过技能实训1.1的学习,你将充分认识到这一点。

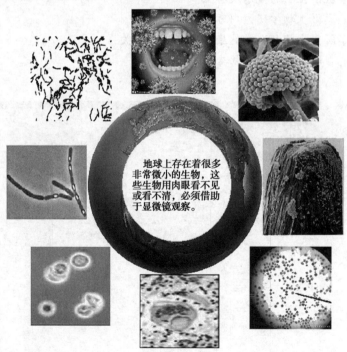

地球上存在着很多非常微小的生物,这些生物用肉眼看不见或看不清,必须借助于显微镜观察。

图 1.1　微生物的概念

微生物家族成员非常庞大,包括属于原核类的细菌(真细菌和古生菌)、放线菌、蓝细菌、支原体、立克次氏体、衣原体;属于真核类的真菌(酵母菌、霉菌和蕈菌)、显微藻类和原生动物;以及属于非细胞类的病毒和亚病毒(类病毒、拟病毒和朊病毒)。

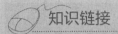

知识链接

关于微生物的概念

并不是所有的微生物都看不见,如近年来发现有的细菌是肉眼可见的。1993 年正式确定为细菌的 *Epulopiscium fishelsoni* 以及 1998 年报道的 *Thiomargarita namibiensis*,均为肉眼可见的细菌。因此,上述微生物学的定义是指一般的概念。微生物学家 Roger Stanier 提出,微生物有别于动植物在于其研究技术,微生物学家通常要首先从群体中分离出特殊的微生物纯种,然后还要进行培养,因此研究微生物要使用特殊的技术,如消毒灭菌和培养基的应用等,这是研究微生物所必需的。

1.1.2 微生物的特点

微生物也是生物,具有与高等生物相同的基本生物学特点:具有细胞结构(病毒类除外);构成细胞成分的主要物质为蛋白质、核酸、多糖、脂类等;能量代谢都以 ATP 作为能量载体;能够遗传进化;等等。由于个体微小,结构简单,这个群体还具有一些独特的特点,这些特点为微生物所独有,是其他生物不能比拟的。

1)代谢能力强

微生物的代谢能力比动植物强得多,它们体积虽小,但有极大的表面积,能迅速与周围环境进行物质交换,吸收营养和排泄废物。从单位质量来看,微生物的代谢强度比高等生物大几千倍到几万倍。如在适宜环境下,大肠杆菌每小时可分解自重 1 000 ~ 10 000 倍的乳糖,乳酸细菌每小时可产生自重 1 000 倍的乳酸,产朊假丝酵母(*Candida utilis*)合成蛋白质的能力是大豆的 100 倍,是肉用公牛的 10 万倍。微生物的这个特性为其高速生长和产生大量代谢产物提供了充分的物质基础,以细胞为工厂可快速、高效地生产人类需要的食品、工业用品。

2)生长繁殖快

微生物的生长繁殖速度是其他生物不可比拟的。例如,大肠杆菌(*E. coli*)在合适的生长条件下,每20 min 就分裂 1 次(繁殖 1 代),每24 h 可分裂72 代,由 1 个细胞增殖为 4.7×10^{21} 个,总质量可达 4 722 t。事实上,由于环境、营养的限制,微生物的生长不会一直维持在这么高的速度。

微生物的快速繁殖能力在科研、生产上具有重要的实践意义。在科学研究上,它使科学研究周期大为缩短。在发酵生产上,它使生产效率提高,生产周期缩短。另外,微生物的这一特性也为人类带来很多危害,像病原菌的快速繁殖会给疾病的治疗和防控带来困难,粮食、食物会快速的腐败变质。

3)易培养

微生物培养容易,能在常温常压下利用简单的营养物质,甚至工农业废弃物进行培养。这使发酵生产更变得易于进行。发酵生产一般在常温下进行,这就优于化工生产对高温高压的要求;发酵生产的原料都是一些农副产品,这些原料来源广泛,廉价易得,更重要的是这些原料都是可再生的。

4)易变异

由于个体微小,结构简单,具有与外界环境直接接触等特点,微生物容易发生变异。对个体来讲即使变异频率十分低(一般为 $10^{-9} \sim 10^{-5}$),但由于繁殖快,也可在短时间内产生出大量变异的后代。这种特性对于生产、生活既有有利的一面,也有不利的一面。有利的一面是可利用这种特性,人工或自然变异菌种,从变异的菌种中筛选出产量更高、适应性更强、生产效率更高的菌株。例如,青霉素生产菌株产黄青霉(*Penicillium chrysogenum*),1943 年生产时仅分泌约 20 单位的青霉素,通过不断地变异、筛选,现在的生产能力已超过 8 万单位。不利一面则是这种特性会使菌种生产能力退化,生产性能下降。在医疗上,更是给治疗带来很大困难。例如,有一种称为金黄色葡萄球菌(*Staphylococcus aureus*)的致病菌,在青霉素刚问世时,其耐药菌株仅占1%,而到 20 世纪末时已超过90%。又如,一种被称为"超级细菌"的 MRSA(耐甲氧西林金黄色葡萄球菌),自 1961 年在英国首次发现后,从 1974 年占正常菌的 2% 至 20 世纪 80年代末已发展成全球最严重的医院内感染菌之一。2005 年,仅美国感染 MRSA 者就达 9.4 万人,其中1.9万人死亡。

5)分布广泛,种类繁多

微生物在自然界分布极为广泛。不论在动植物体内外,还是土壤、河流、空气、平原、高山、污水、垃圾,即使一些极端环境如冰川、盐湖、沙漠、油井甚至火山口附近,都有微生物活动。

广泛的分布,多样的环境,造就了多样的微生物种类。微生物的种类繁多,迄今为止,人们所知道的微生物有近 15 万种,现在仍然以每年发现几百至上千个新种的趋势在增加。有人估计已发现的微生物种类至多也不超过自然界中微生物总数的 10%。它们具有各种生活方式和营养类型,大多数是以有机物为营养物质,还有些是寄生类型。微生物的生理代谢类型之多是动植物所不及的。分解地球上储量最丰富的初级有机物——天然气、石油、纤维素、木质素的能力,是微生物专有的。微生物有着多种产能方式,如细菌光合作用、自养细菌的化能合成作用、各种厌氧产能途径;生物固氮作用;合成各种复杂有机物的能力;对复杂有机物分子的生物转化能力。自然界的物质循环是由各种微生物参与才得以完成的。

任务1.2　微生物与人类健康及医药生产的关系

微生物是很多疾病发生的元凶,是威胁人类生命健康的主要敌人。在人类发展史上,造成人类大面积死亡的原因不是自然灾害,不是战争,而是一些病原微生物的流行、传播。例如,6世纪、14 世纪和 20 世纪初的 3 次鼠疫流行共导致 2 亿人口死亡,大大地超过两次世界大战的死亡人数(7 350 万,分别为 1 850 万和 5 500 万);发生于 1918—1919 年的"西班牙流感"曾导致 5 000 万以上人口死亡;1981 年发现的艾滋病,至今已导致约 4 000 万人口死亡;直到今天,很多传染病仍然在严重地威胁着人类的健康,一些疾病无药可治,甚至没有疫苗可以预防,如禽流感、疯牛病、SARS(非典型性肺炎)、埃博拉等。

在另一方面,一些微生物却是人们对抗疾病的有力武器。哪一种药物是治疗感染、治疗炎症的最有效药物?答案是"抗生素"。抗生素的生产就是通过培育一些微生物,然后提取其代谢产物或进一步进行化学合成而生产的。抗生素是人类对抗传染病的有力武器,由于抗生素的广泛使用,使许多细菌感染的疾病基本上得到了控制。例如,死亡率很高的鼠疫,传染性很强的流行性脑膜炎,病死率很高的细菌性心内膜炎,严重威胁儿童生命的肺炎,以及肺结核等在抗生素出现以后都能得到很好的治疗,再也没有出现大面积的传染、死亡事件。

除了抗生素,通过微生物生产的药品还有维生素、氨基酸、核酸、酶及酶抑制剂、生物制品、载体激素等。通过基因工程,微生物细胞更是能够提供医疗所必需的一些多肽类药物,如胰岛素、干扰素、细胞因子等。

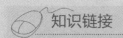知识链接

传染病危害

假想一下:几个近亲、两个最要好的朋友和你的许多邻居患上了令人痛苦的疾病,且很快将要死去;医院中没有可利用的床,大部分医生和护士因为害怕被传染而放弃了工作;地方电视台开始每天广播最近死亡数字和最新爆发的疫情,每次外出,你几乎都会看见出殡的队伍。

几个世纪以来,人们无数次发现自己就处在以上虚构的情境中。一次又一次,人口中大多数人被斑疹、伤寒症、天花和淋巴腺鼠疫等传染病所侵染。14 世纪中叶(1347—1357 年),仅黑死病就在短短的 5 年中毁灭了 2 500 万人(占欧洲和相邻地区人口的 1/4)。在过去几十年间,疫苗和抗生素在很大程度上控制了传染性疾病,甚至清除了如天花那样的昔日祸源。更重要的是,我们拥有的知识水平让我们已不像古人面对传染性疾病爆发时惊慌失措,如今,我们对传染性疾病的认识远非过去可比。

任务 1.3　微生物的命名

微生物的命名有两种:一是俗名(common name),二是学名(scientific name)。俗名即通俗的名称,具有通俗易懂,大众化和简明等特点。例如,"结核杆菌"是 *Mycobacterium tuberculosis* 的俗名,"红色面包霉"是 *Neurospora crassa* 的俗名。俗名往往是区域性的称呼,同种微生物在不同的国家或不同的使用目的时,往往有不同的俗名。例如,酵母(*Saccharomyces cerevisiae*)可用于酿酒、生产啤酒、酒精、做面包等,各个工厂就分别称它为"面包酵母""酒精酵母""啤酒酵母""酿酒酵母"等。这些名称很容易混淆,尤其不便于国际间的学术交流。因此,每种微生物

必须有一个大家公认的科学名称,即学名。

微生物的学名和高等生物一样,采用林奈氏(Linnaeus)所创立的"双名法"。每一种微生物的学名由拉丁文或拉丁化的其他文字的两个字组成。第一个字是属名,字首大写,都是名词;第二个字是种名,字首不大写,往往用形容词。属名在前,规定了微生物的主要形态特征、生理特征等;种名在后,往往补充说明微生物的颜色、形状、用途等次要特征。例如,*Aspergillus niger*(黑曲霉)属名 *Aspergillus*(曲霉),规定该微生物具有分枝分隔的菌丝,足细胞上生出分生孢子梗,顶囊上生辐射小梗,小梗顶端分生孢子串生等性状;而种名 *niger* 表示菌丛黑褐色等次要特征。又如,*Corynebacterium pekinense*(北京棒状杆菌)属名 *Corynebacterium*(棒状杆菌),规定了它是细菌,细胞杆状,不运动、无芽孢,革兰阳性,折断分裂成八字排列,利用葡萄糖产酸等性状;种名 *pekinense* 是拉丁化的中文,表示在中国北京分离获得的,同时代表该菌谷氨酸高产等特性。

有时在种名后还有附加部分,用来表示变种、菌株、命名者。例如,金黄色葡萄球菌的学名为 *Staphylococcus aureus* Rosenbach 1884,依次代表属名、种名、命名人的姓和命名年份。当泛指某一属细菌而不特指该属中任何一个种(或未定名时),可在属名后加 sp. 或 spp. 例如,*Mycobacteruum* sp. 。

项目2　微生物学的认识

任务 2.1　微生物学的定义与分科

2.1.1　微生物学的定义

　　微生物学(Microbiology)是一门在分子、细胞或群体水平上研究微生物生命活动规律,并将其应用于工业发酵、医药卫生、生物工程和环境保护等实践领域的科学。微生物学的主要研究对象是微生物的形态结构、营养特点、生理生化、生长繁殖、遗传变异、分类鉴定、生态分布等,根本任务是发掘、利用、改善和保护有益微生物,控制、消灭或改造有害微生物,为人类社会的进步服务。

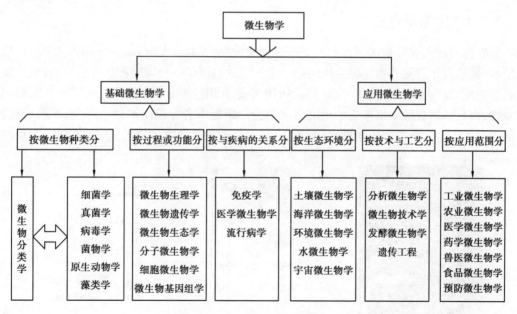

图 1.2　微生物学主要分支学科

2.1.2 微生物学的主要分支学科

微生物学既是一门研究微生物基本规律的基础性科学,又是一门在生产、生活、医疗有着诸多应用的科学。因此,从研究应用的角度可分为基础微生物学与应用微生物学两大分支。根据研究对象和应用场合的不同,在这两大分支基础上又可分为很多分支学科。其主要分科如图1.2所示。

任务2.2　微生物学的发展简史

人类在很早以前就在从事一些与微生物有关的生产或应用,如公元前3 500年就有了葡萄酒的酿造;约2 000年前中国就有了食醋的生产,约1 500年前就开始制酱;约1 000年前,罗马人用雪来包裹虾和其他易烂的食品,同时用烟熏肉的方法储藏食品。这些生产都使用了大量微生物学的知识和技术,而且非常有效,但人们并未认识到这些生产中微生物发挥了什么作用,这些生产中人们对微生物的应用都是无意识的。微生物学作为一门科学比动物学、植物学要晚得多,这都是因为微生物太小,人们肉眼看不到它们。在缺乏有效观察工具(显微镜)的年代里,人们很难认识到它的存在。微生物学作为一门学科,是从有显微镜开始的,微生物学发展经历了3个时期:形态学时期、生理学时期和近代微生物学时期。

2.2.1 形态学时期

微生物的形态观察是从荷兰商人安东·列文虎克(Antony Van Leeuwenhoek,1632—1723)开始的,他是真正看见并描述微生物的第一个人。他自制了一台当时被认为最精巧、最优良的单式显微镜,其放大倍数为50~300倍。1676年他利用这种显微镜,观察到了一些细菌和原生动物,而且还把观察结果报告给英国皇家学会。报告中有详细的描述,并配有准确的插图,首次揭示了一个崭新的微生物世界(见图1.3)。由于他的划时代贡献,1680年被选为英国皇家学会会员。

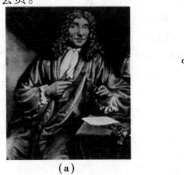
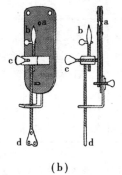
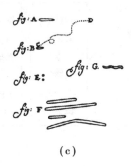

(a)　　　　　　　　(b)　　　　　　　　(c)

图1.3　列文虎克及其显微镜和微生物草图
(a)列文虎克;(b)显微镜;(c)微生物草图
a—透镜;b—样品;c,d—调节器

2.2.2　微生物生理学时期

继列文虎克发现微生物世界以后的 200 年间,微生物学的研究基本上停留在形态描述和分门别类的阶段。直到 19 世纪中期,以法国的巴斯德(Louis Pasteur,1822—1895)(见图 1.4)和德国的柯赫(Robert Koch,1843—1910)(见图 1.5)为代表的科学家才将微生物的研究从形态描述推进到生理学研究阶段,揭示了微生物是造成腐败发酵和人畜疾病的原因,并建立了分离、培养、接种、灭菌及染色等一系列独特的微生物技术,从而奠定了微生物学的基础,同时开辟了医学和工业微生物等分支学科。

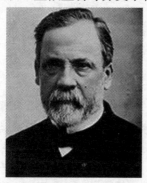

图 1.4　微生物学奠基者——路易·巴斯德

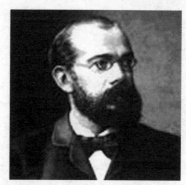

图 1.5　微生物学奠基者——罗伯特·柯赫

1)巴斯德的贡献

巴斯德是微生物学的奠基人,他在微生物学研究领域的卓越贡献主要集中在以下 4 方面:

(1)彻底否定了"自然发生说"

1857 年他利用曲颈瓶试验证实,空气中确实含有微生物,它们引起有机质的腐败。巴斯德自制了一个具有细长而弯曲颈的玻璃瓶,其中盛有有机物水浸液,经加热灭菌后,瓶内可一直保持无菌状态,有机物不发生腐败,因为弯曲的瓶颈阻挡了外面空气中微生物直达有机物浸液内,一旦将瓶颈打断,瓶内浸液中才有了微生物,有机质发生腐败。

(2)发展了免疫学,创立了预防接种的方法

1877 年,巴斯德研究了鸡霍乱,发现将病原菌减毒可诱发免疫性,以预防鸡霍乱病。其后他又研究了牛、羊炭疽病和狂犬病,并首次制成狂犬疫苗,证实其免疫学说,为人类防病、治病作出了重大贡献。

(3)证实发酵是由微生物引起的

巴斯德证实酒精发酵是由酵母菌引起的,还发现乳酸发酵、醋酸发酵和丁酸发酵都是由不同细菌所引起的。为进一步研究微生物的生理生化奠定了基础。

(4)其他贡献

一直沿用至今的巴氏消毒法和家蚕软化病问题的解决也是巴斯德的重要贡献。他不仅在实践上解决了当时法国酒变质和家蚕软化病的实际问题,而且也推动了微生物病原学说发展,并深刻影响医学的发展。

2)柯赫的贡献

柯赫是细菌学的奠基人,在病原菌的研究及微生物学实验方法的建立等方面作出了突出的贡献。在病原菌研究方面的主要贡献有:具体证实了炭疽病菌是炭疽病的病原菌;发现了肺结核病的病原菌,这是当时死亡率极高的传染性疾病,因此获得了诺贝尔奖;提出了证明某种微生物是否为某种疾病病原体的基本原则——柯赫法则。

柯赫在微生物基本操作技术方面的贡献更是为微生物学的发展奠定了技术基础。这些技术包括:配制培养基;利用固体培养基分离纯化微生物的技术;创立了许多显微观察技术,如细菌鞭毛染色法、悬滴培养法和显微摄影技术等。这些技术仍是当今微生物学研究的重要基本技术。

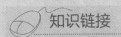

知识链接

纯培养技术

在 19 世纪,法国和德国科学家们展开了激烈的竞争。其中,一个竞争领域是纯培养技术。柯赫利用固体培养基上菌落来制备纯培养物的方法非常可靠,这使德国微生物学家们处于领先地位。法国微生物学家们建立了肉汤培养基稀释法,这种方法现在常用于微生物计数,但在纯培养技术上这种思路阻碍了他们的进步。他们在新鲜的培养基中加入数滴细菌培养物,混合后,再取数滴加到另一个新鲜培养基中,经过数次连续稀释,他们推断最后一个稀释培养基中只含有一个微生物个体。不幸的是,最后的稀释液中常常含有多个微生物个体,这种有缺陷的技术使他们在许多方面落后于德国微生物学家们,如在给动物接种时,错误的接入致命微生物。

2.2.3　现代微生物学的发展

进入 20 世纪,由于电子显微镜的发明,同位素示踪原子的应用,生物化学、生物物理学等边缘学科的建立,推动了微生物学向分子水平的纵深方向发展。表 1.1 列举了现代微生物学发展过程中的一些重要事件。

表 1.1　现代微生物学发展过程中的一些重要事件

年　份	现代微生物学发展的主要事件
1923	《伯杰氏手册》第一版
1929	Fleming 发现青霉素
1933	Ruska 研制出第一台透射电镜
1935	Stanley 得到结晶烟草花叶病毒
1941	Beadle 和 Tatum 提出一个基因一个酶的假设
1953	Watson 和 Crick 提出 DNA 的双螺旋结构

续表

年　份	现代微生物学发展的主要事件
1961—1966	Nirenberg, Khorana 等人阐明遗传密码
1970	Arber 和 Smith 发现限制性内切核酸酶
1979	正式宣布天花被消灭
1982	重组乙肝病毒疫苗研制成功
1986	第一个遗传工程生产的疫苗(乙肝疫苗)批准用于人类
1995	流感嗜血菌基因组测序完成
1996	酵母基因组测序完成
1997	发现纳米比亚硫珍珠状菌,这是已知的最大细菌 埃希氏大肠杆菌基因组测序完成
2000	发现霍乱弧菌有两个独立的染色体

21世纪微生物学将进一步向地质、海洋、大气、太空等领域渗透,使更多的边缘学科得到发展,如地质微生物学、海洋微生物学、大气微生物学、太空微生物学及极端环境微生物学等。微生物与能源、信息、材料、计算机的结合也将开辟新的研究领域。微生物学的研究技术和方法也将会在吸收其他学科的先进技术的基础上,向自动化、定向化和定量化发展。

【学习情境1】技能实训

技能实训1.1　环境和人体表面的微生物检查

【实训目的】

证明实验室环境与体表存在大量的微生物;观察不同类型的微生物的形态特征;比较不同场所不同条件下的细菌的数量和类型。

【实训原理】

平板培养基含有细菌生长所需要的营养成分,当取自不同来源的样品接种于培养基上,在适宜温度下培养1~2 d内,每一菌体即能通过很多次细胞分裂而进行繁殖,形成一个可见的细胞群体集落,称为菌落。

每一种细菌所形成的菌落都有它自己的特点,如菌落的大小、表面干燥或湿润、隆起或扁平、粗糙或光滑,边缘整齐或不整齐,菌落透明或半透明或不透明,颜色以及质地疏松或紧密等。因此,可通过平板培养来检查环境中细菌的数量和种类。

【实训器材】

1. 培养基:肉膏蛋白胨琼脂平板。

2. 溶液和试剂:无菌水。

3. 仪器和其他用品:灭菌棉签(装在试管内)、试管架、煤气灯或酒精灯、记号笔和废物缸等。

【实训方法与步骤】

1) 接种空气中的微生物

取3个无菌培养基分别标号为:空气-5′-1-37 ℃,空气-5′-2-37 ℃,空气-5′-3-28 ℃,同时开盖放置5 min后盖上盖子;另取3个无菌培养基分别标号为:空气-10′-1-37 ℃,空气-10′-2-37 ℃,空气-10′-3-28 ℃,开盖放置10 min后盖上盖子。

2) 对比接种手上的微生物

取1个无菌培养基,在火焰旁无菌区内,使用灭菌处理后的棉棒沾一下未洗手之前的手,然后接种到刚取出的无菌培养基上。之后分别使用同样的方法,制作另外的两个培养基,3个培养基分别标号为:手-前-1-37 ℃,手-前-2-37 ℃,手-前-3-28 ℃。然后将手用去污粉洗净,并使用同样的方法,用无菌棒获取手上同位置的微生物,分别标号为:手-后-1-37 ℃,手-后-2-

37 ℃,手-后-3-28 ℃。

3)接种环境中的微生物

使用同样的方法用无菌棉棒获取实验台桌面、钱、衣服、手机上的微生物,分别标号为:桌-1-37 ℃,桌-2-37 ℃,桌-3-28 ℃,钱-37 ℃,衣服-37 ℃,手机-37 ℃。

4)微生物的培养

将标号为37 ℃的培养基放入37 ℃培养箱中培养,标号为28 ℃的培养基放入28 ℃培养箱中培养。

5)微生物的观察

观察微生物的数目、大小、干湿、形态、边缘、凹凸等。

【实训结果】

将观察的实训结果记入表1.2中。

表1.2　实训结果

编号	来源	菌落数	描　　述						记录人
			大小	干湿	颜色	形态	边缘	表面	

【思考题】

1.分析实验数据,哪种环境中的微生物数量最多,并思考其原因。

2.比较洗手前后微生物的菌落数,你能得到什么结果?

·情境小结·

微生物是生物界中所有微小生物的总称,与高等生物相比具有显著的特点:代谢能力强,生长繁殖快,易培养,易变异,分布广泛,种类繁多。

微生物是很多疾病发生的元凶,是威胁人类生命健康的主要敌人;在另一方面,一些微生物却是人们对抗疾病的有力武器。抗生素是治疗炎症、治疗感染最有效的药物,抗生素的生产就是通过培育一些微生物,然后提取其代谢产物或进一步进行化学合成而生产的。由于抗生素的广泛使用,使许多细菌感染的疾病基本上得到了控制。除了抗生素,通过微生物生产的药品还有维生素、氨基酸、核酸、酶及酶抑制剂、生物制品、载体激素等。

微生物的名称有两种:一是俗名(common name),二是学名(scientific name)。俗名即通俗的名称,具有通俗易懂、大众化和简明等特点。俗名不便于学术间的交流,在正式的文献、报告中要用其学名。微生物的学名和高等生物一样,采用林奈氏(Linnaeus)所创立的"双名法"。每一种微生物的学名由拉丁文或拉丁化的其他文字的两个字组成。第一个字是属名,字首大写,都是名词;第二个字是种名,字首不大写,往往用形容词。

微生物学(Microbiology)是一门在分子、细胞或群体水平上研究微生物生物活动规律,并将其应用于工业发酵、医药卫生、生物工程和环境保护等实践领域的科学。微生物学作为一门科学比动物学、植物学要晚得多,这都是因为微生物太小,人们肉眼看不到它。在缺乏有效观察工具(显微镜)的年代里,人们很难认识到它的从在。荷兰商人安东·列文虎克是真正看见并描述微生物的第一个人。法国的巴斯德(Louis Pasteur,1822—1895)和德国的柯赫(Robert Koch,1843—1910)为代表的科学家将微生物的研究从形态描述推进到生理学研究阶段,揭示了微生物是造成腐败发酵和人畜疾病的原因,并建立了分离、培养、接种、灭菌及染色等一系列独特的微生物技术,从而奠定了微生物学的基础,同时开辟了医学和工业微生物等分支学科。

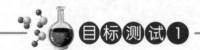

目标测试 1

一、选择题

1. 微生物是一些个体微小、构造简单的低等生物的总称,它们的大小一般小于(   )。

　　A. 1 cm　　　　　　B. 1 mm　　　　　　C. 0. 1 mm　　　　　　D. 1 μm

2. 发现第一个有实用价值抗生素(青霉素)的学者是(   )。

　　A. 瓦克斯曼　　　　B. 弗莱明　　　　　C. 秦纳　　　　　　　D. 欧立希

3. 只有在发明(   )后,人类才能确定某种微生物是有益菌还是有害菌。

　　A. 显微镜技术　　　B. 消毒灭菌技术　　C. 纯种培养技术　　　D. 纯种分离技术

4. 路易·巴斯德对微生物学的贡献在于他(   )。

　　A. 发现了病毒　　　　　　　　　　　　B. 否定了自然发生说理论

　　C. 抨击了进化论　　　　　　　　　　　D. 号召人们关注微生物在日常生活中的重要性

5. 微生物学中铭记柯赫是由于(   )。

　　A. 证实病原菌学说　　　　　　　　　　B. 在实验室中成功地培养了病毒

　　C. 发展了广泛采纳的分类系统　　　　　D. 提出了原核生物术语

二、简答题

1. 什么是微生物? 什么是微生物学? 微生物学的主要任务是什么?

2. 微生物主要包括哪些类群?

3. 如何对微生物进行命名?

4. 列文虎克、巴斯德和柯赫在微生物学发展史上都有哪些杰出贡献?

5. 微生物相对于动植物有哪些显著特点?

6. 简述微生物与人类健康及医药生产的关系。

学习情境 2
微生物形态观察技术

📖【学习目标】

1. 掌握细菌、放线菌、酵母菌、霉菌、病毒等微生物的形态结构特点。

2. 熟悉细菌、放线菌、酵母菌、霉菌等微生物的繁殖方式。

3. 了解各类微生物与制药工业的关系。

4. 能正确制作微生物载玻片样本,并用显微镜识别常见的细菌、放线菌、酵母菌、霉菌。

微生物个体微小、构造简单,肉眼看不见,必须借助放大镜放大几倍、几百倍、上千倍乃至数万倍才能看清。与制药工业关系紧密的微生物包括细菌、放线菌、霉菌、酵母菌及病毒等。对各类微生物形态的观察有助于我们了解微生物的各种生理特性,从而更好地认识工作中涉及的微生物,掌握微生物的相关知识,利用微生物为制药产业作出贡献。

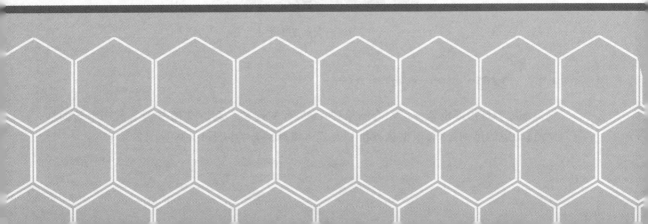

项目3　细　菌

细菌(bacterium)是单细胞原核细胞型微生物,以典型的二分裂方式繁殖。细菌是自然界中分布最广、数量最多的微生物。细菌在各个领域都发挥着重要的作用,如抗生素、维生素、氨基酸、甾体激素、酶及酶抑制剂以及微生物菌体制剂等医药工业;酿酒、食醋、酱油、味精、酸奶、泡菜、豆腐乳等食品发酵工业;以及农业和环境保护等。同时,细菌也是药品污染的重要来源,药品被某些致病菌污染会引起严重的后果,所以要严格控制非规定灭菌制剂中的细菌总数。

任务3.1　细菌的形态和大小

细菌属于有细胞壁的单细胞原核型微生物,形体微小,结构简单。大多数细菌具有一定的基本细胞形态并保持恒定。

细菌基本形态可分为球状、杆状和螺旋状,分别称为球菌、杆菌和螺旋菌(见图2.1)。

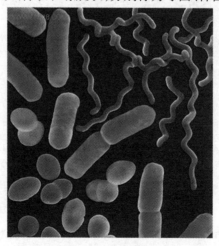

图2.1　细菌的基本形态

3.1.1　球菌

细菌细胞呈球形或近似球形。有的单独存在,有的连在一起。球菌分裂之后产生新的细胞,常保持一定的排列方式,根据这种排列方式可将球菌分为以下5种(见图2.2):

1) 单球菌

分裂后的细胞分散而能单独存在的为单球菌,如尿素微球菌。

2) 双球菌

分裂后两个球菌成对排列,如肺炎双球菌。

3) 四联球菌

沿两个相互垂直的平面进行分裂,分裂后4个细胞在一起,如四联微球菌。

4) 链球菌

沿一个平面分裂,分裂后细胞排列成链状,如溶血性链球菌。

5) 葡萄球菌

沿多个不同方向的平面分裂,分裂后排列不规则,似一串葡萄,如金黄色葡萄球菌。

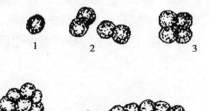

图2.2　各种球菌的形态
1—单球菌;2—双球菌;3—四联球菌;
4—葡萄球菌;5—链球菌

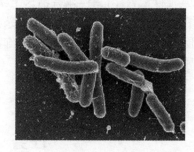

图2.3　杆菌

3.1.2　杆菌

杆菌是细菌中种类最多的类型。杆菌的大小、粗细、长短差别很大。长的杆菌呈圆柱形(见图2.3),有的甚至呈丝状;短的杆菌有时接近椭圆形,称为球杆菌。

杆菌按其细胞的长宽比及排列方式可分为不同的类型。杆菌菌体一端比另一端膨大使整个杆菌呈棒状的为棒状杆菌,如可发酵生产谷氨酸的北京棒杆菌、白喉棒状菌;形如梭状的为梭杆菌,如破伤风芽孢梭菌。成对排列的为双杆菌;形成链状的为链杆菌;还有些杆菌可产生芽孢,称为芽孢杆菌,如用来生产淀粉酶和蛋白酶的枯草芽孢杆菌。

3.1.3　螺旋菌

螺旋菌菌体呈弯曲状,根据其弯曲程度不同可分为弧菌和螺菌。

1) 弧菌

菌体只有一个弯曲,呈弧形或逗号形。如霍乱弧菌。

2) 螺菌

菌体有多个弯曲,形如螺旋,螺旋数目的多少及螺距大小随菌种不同而异。如鼠咬热螺菌。

细菌细胞一般都很小,必须借助光学显微镜才能观察到,因此细菌的大小通常要使用放在显微镜中的显微测微尺来测量。通常用微米(μm)作为测量细菌大小的单位。球菌的大小以其直径表示,杆菌、螺旋菌的大小以"宽度×长度"来表示。螺旋菌的长度是其自然弯曲状的长度,不是其真正的长度。

虽然细菌的大小差别很大,但一般都不超过几微米,大多数球菌的直径为 0.8~1.2 μm。杆菌一般为(0.5~1)μm ×(2~3)μm,螺旋菌一般为(0.3~2)μm ×(1~20)μm。

细菌的形态可受各种理化因素的影响,例如培养温度、培养基的成分与浓度、培养的时间等。一般来说,在生长条件适宜时培养 8~18 h 的细菌形态较为典型。当细菌衰老或环境中有不合适细菌生长的物质(如药物、抗生素、抗体、过高的盐分等)时,常常引起细菌形态的改变,尤其是杆菌,有时菌体显著增长呈丝状、分枝状或呈膨大状,称为异常形态。这种培养物重新转移到新鲜培养基上,并在合适的条件下生长,它们又将恢复其原来的形态。因此,在观察细菌形态特征时,应选择典型形态的细菌进行观察,同时必须注意因培养条件的变化而引起细菌形态的改变。

任务 3.2　细菌的结构

细菌细胞的结构可分为两类:一是基本结构,是各种细菌都共有的结构;二是特殊结构,是某些细菌在一定条件下所特有的结构。基本结构包括细胞壁、细胞膜、细胞质及核质等;特殊结构包括鞭毛、芽孢、菌毛和荚膜等(见图 2.4)。

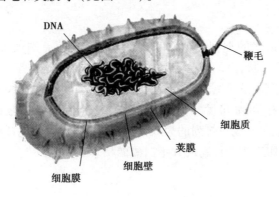

图 2.4　细菌细胞结构模式图

3.2.1　基本结构

1) 细胞壁

细胞壁位于细胞最外层,紧贴在细菌膜之外,坚韧而有弹性,占细胞干重的 10%~25%,

是无色透明的网状结构。

细胞壁具有保护细胞及维持细胞外形的功能。若细菌失去细胞壁,菌体将呈球形。细菌在一定范围内的高渗溶液中细胞质收缩,发生质壁分离,在一定的低渗溶液中细胞会吸收水分膨大,但由于细胞壁的保护作用菌体不至破裂。

构成细胞壁的基本骨架是肽聚糖层,肽聚糖是由肽聚糖单体聚合而成的网状大分子。肽聚糖单体是由 N-乙酰葡萄糖胺(N-acetylglucosamine,NAG)和 N-乙酰胞壁酸(N-acetylglucosam-icacid,NAM)两种氨基酸经 β-1,4-糖苷键连接而成的多糖骨架,由 N-乙酰胞壁酸分子上连接四肽侧链。根据细菌细胞壁的结构和成分不同,通过革兰氏染色可将细菌分为革兰阳性菌(G⁺)和革兰阴性菌(G⁻)两大类(见图 2.5)。

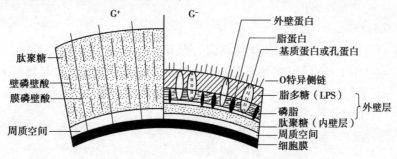

图 2.5　革兰阳性菌和革兰阴性菌细胞壁构造的比较

(1)革兰阳性菌细胞壁

革兰阳性菌细胞壁较厚,其化学成分中 90% 是肽聚糖,形成 15~30 层的聚合体,占细胞壁物质的 40%~95%,它同细胞膜的外层紧密相连。革兰阳性菌细胞壁含有大量磷壁酸,为革兰阳性菌特有的成分。磷壁酸是革兰阳性细菌重要的表面抗原,可维持细胞膜上一些酶的活性,某些细菌的磷壁酸具有黏附于宿主细胞表面的功能,与致病性相关。溶解细胞壁的肽聚糖层,革兰阳性菌的细胞则会形成原生质体(protoplasts),细胞壁缺陷型的细菌又被称为 L 型细菌。革兰阳性菌肽聚糖的四肽侧链之间再由五肽桥(5 个甘氨酸短肽)联系起来,共同构成十分坚韧的三维立体结构。

(2)革兰阴性菌细胞壁

与革兰阳性菌相比,革兰阴性菌细胞壁较薄,组成和结构较复杂,肽聚糖无五肽桥,四肽侧链之间直接相连。可分为内壁层和外膜层。内壁层紧贴细胞膜,由肽聚糖组成,大肠杆菌的肽聚糖仅由 1~2 层网状分子组成。外膜层由脂蛋白、脂质双层、脂多糖 3 部分组成,位于细胞壁肽聚糖层的外侧。外膜层能阻止许多化学药物透过,所以革兰阴性菌对溶菌酶、青霉素等比革兰阳性菌具有较大的抵抗力。脂多糖为细菌内毒素(见表 2.1)。

表2.1　细菌内毒素和外毒素比较

项　目	细菌外毒素	细菌内毒素
来源	G⁺(主要)和部分 G⁻产生,并分泌到菌体外	G⁻菌细胞壁成分,细菌死亡破裂后才释放
化学组成	蛋白质	脂多糖(类脂 A 是毒性成分)
热稳定性	不耐热,不稳定,60~80 ℃约 30 min 即破坏	耐热,180 ℃ 4 h 或 250 ℃ 45 min 才灭活

续表

项目	细菌外毒素	细菌内毒素
毒性作用	强,各种外毒素对组织、器官有选择作用,引起特殊病变	弱,各种细菌内毒素的毒性作用大致相同,引起发热、休克、低血压等。微量即可引起恒温动物体温异常升高
抗原性	强,可刺激机体产生抗毒素,经甲醛处理可脱毒成为类毒素	弱,刺激机体不产生抗毒素,不能经甲醛处理成为类毒素

注:G⁺表示革兰阳性细菌,G⁻表示革兰阴性细菌。

(3)细胞壁的功能

细菌细胞壁坚韧而富有弹性,能维持细菌的固有形态,保护菌体耐受低渗环境;细胞壁可允许水分及直径小于 1 nm 的可溶性小分子自由通过,与细胞膜共同参与细胞内外的物质交换;细胞壁与细菌的耐药性、致病性、抗原性以及对噬菌体和抗菌药物的敏感性有关。

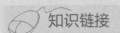知识链接

部分抗菌药物的作用位点

凡能破坏肽聚糖结构或抑制其合成的物质,都能损伤细胞壁而使细菌变形或杀伤细菌。例如:溶菌酶能切断肽聚糖中 N-乙酰胞壁酸 C-1 和乙酰葡萄糖胺 C-4 之间的 β-1,4-糖苷键,破坏肽聚糖支架,引起细菌裂解:青霉素和头孢菌素的作用是抑制肽聚糖合成最后阶段的交联,不论对革兰阳性菌还是革兰阴性菌,使细菌不能合成完整地细胞壁而导致细菌死亡。革兰阴性菌对青霉素没有革兰阳性菌敏感,是因为革兰阴性菌外膜层的屏障作用,使药物不易达到作用靶部位的缘故。人和动物没有细胞壁结构,也无肽聚糖,故溶菌酶和青霉素对人体细胞无毒性作用。

L 型细菌

L 型细菌是指细胞壁缺陷的细菌,可自然发生,也可经过理化因素人工诱变。因 L 型细菌首次由 lister 研究所发现,故以其第一个字母命名。用青霉素或溶菌酶处理可完全除去细胞壁,原生质仅被一层细胞膜包裹,称为原生质体,一般由革兰阳性细菌形成;用溶菌酶和 EDTA(乙二胺四乙酸)处理,可除去肽聚糖层以及部分脂多糖,得到细胞壁部分缺陷的圆球体,一般由革兰阴性细菌形成。L 型细菌的形态因缺失细胞壁而呈高度多形性,有球状、杆状和丝状,大小不一,对环境尤其是渗透压非常敏感。在普通生长环境条件下,其因不能承受细胞内巨大的渗透压而破裂;但通常在高渗透液、适宜的培养条件下,L 型细菌仍可生长。L 型细菌生长较慢,一般培养 2~7 d 后才能在琼脂平板上形成"荷包蛋样"细小菌落。

2) 细胞膜

细胞膜又称质膜,是细胞壁与胞浆之间的半渗透性生物膜,使细胞具有选择吸收性能,控制物质的吸收与排放,也是许多生化反应的重要部位。质膜的基本骨架是磷脂双分子层,每一个磷脂分子由一个带正电荷且亲水的极性头(磷酸端)和一个不带电荷、疏水的非极性尾(烃端)构成。疏水的两层脂肪酸链相对排列在内,亲水的两层磷酸基则相背排列在外。在双分子层中含各种功能的蛋白质(见图2.6)。

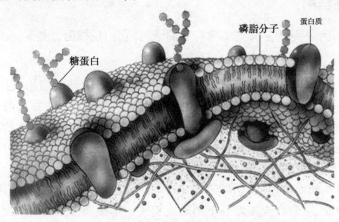

图2.6　细胞膜镶嵌模式

细胞膜的功能可归纳为:渗透屏障,维持细胞内正常渗透压;具有选择性通透作用,与细胞壁共同完成菌体内外的物质交换;细胞膜上分布多种酶,参与产能代谢和合成代谢过程。

3) 细胞质

细胞质是位于细胞膜内的无色透明、均质的黏稠胶体,是细菌细胞的基础物质,主要成分是水、蛋白质、核酸、脂类、多糖类及少量无机盐类。细胞质内含有丰富的酶系统,是细菌进行新陈代谢的主要场所,细胞质中还含有核糖体、质粒、储藏物等内含物。

(1)核糖体

核糖体又称核蛋白体,由核酸(RNA)与蛋白质组成。其中,RNA约占70%,蛋白质占30%,是细胞合成蛋白质的场所,其数量多少与蛋白质合成直接相关,随菌体生长速度而异。细胞内核糖体是许多抗菌药物选择作用靶位,如链霉素和红霉素能干扰细菌蛋白质的合成而导致细菌的死亡。

(2)质粒

质粒是染色体外遗传物质,游离于细胞质中,为共价闭合环状的双链DNA分子,分子量很小。质粒携带细菌生命非必需基因,控制细菌某些特殊的遗传性状,如细菌的耐药性,产生抗生素、性菌毛、毒素等遗传性状。质粒能进行独立复制,可随分裂传递给子代菌体,也可由性菌毛在细菌间传递。因其不是细菌生存所必需,故失去质粒的细菌仍能正常存活。

(3)储藏物

细菌细胞内含有各种储存营养物质及其他物质的颗粒。如脂肪滴、糖原、淀粉粒及异染颗粒等。其中,异染颗粒是一种酸性小颗粒,对碱性染料亲和力特别强,产生与所用染料不同的颜色,因而得名异染颗粒。如用碱性美蓝染色后呈紫红色,菌体其他部分则呈蓝色。其功能是储存磷酸盐和能量,当培养基中缺磷时,异染颗粒可作为磷的补充来源。

4)核质

细菌是原核型微生物,不具典型核结构,没有核膜、核仁,只有核质,一般呈球状、棒状或哑铃状。它由裸露的双链 NDA 缠绕而成,是细菌遗传变异的物质基础,决定细菌的遗传特征。

3.2.2 特殊结构

荚膜、鞭毛、菌毛、芽孢等是某些细菌特有的结构,它们在细菌分类鉴定上具有重要作用。

1)荚膜

有些细菌在生命过程中,可在细胞壁外面产生一层透明的黏液物质,包围整个菌体,称为荚膜。当多个细菌的荚膜融合在一起形成大的胶状物,其中包含多个细菌时,称为菌胶团。

荚膜主要成分是水,占90%以上,还有多糖或多肽,荚膜用普通染色方法不易着色,必须通过特殊的荚膜染色方法,一般用负染色法(如墨汁负染色法),即使背景和菌体着色,而荚膜不着色,使之衬托出来,可用光学显微镜观察到(见图2.7)。

细菌荚膜一般在动物体内或营养丰富的培养基上容易形成。某些病原菌如炭疽芽孢杆菌只在寄主体内才形成荚膜,在人工培养下不形成荚膜。形成荚膜的细菌也不是整个生活期都形成荚膜,如肺炎双球菌在生长缓慢时才形成荚膜。某些链球菌在生长早期形成荚膜,后期则消失。

荚膜不是细菌的必需结构,失去荚膜对细菌的代谢没有影响。荚膜具有一定的生理功能:

①保护细胞免受吞噬细胞的吞噬和消化作用,因而与细菌的毒力有关。

②能储留水分,使细菌具有抗干燥能力。

③储存养料,当营养物质缺乏时可作为碳源及能源而被利用。

④可使菌体附着于适当的物体表面,如某些链球菌的荚膜物质黏附于人的牙齿而引起龋齿。

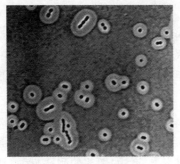

图 2.7 细菌的荚膜

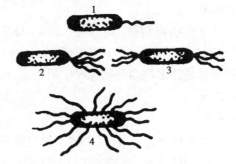

图 2.8 细菌各种鞭毛的着生方式
1—一端单毛菌;2—一端丛毛菌;
3—两端丛毛菌;4—周生鞭毛菌

2)鞭毛

某些细菌能从体内长出细长而弯曲的丝状物称为鞭毛,其数目为一至数十根。鞭毛的化学成分主要是蛋白质,长度常超过菌体若干倍,需用电镜观察,或经过特殊的鞭毛染色法,才可用光学显微镜观察到。另外,用悬滴法观察细菌的运动状态以及用半固体琼脂穿刺培养,从菌体生长扩散情况也可以初步判断细菌是否具有鞭毛。

大多数球菌没有鞭毛,杆菌中有的生鞭毛,有的不生,弧菌与螺旋菌一般都有鞭毛。细菌是否产生鞭毛以及鞭毛的数目和着生位置都是细菌鉴定的依据之一。根据鞭毛着生的位置、数目的不同,可将细菌分为以下5种类型(见图2.8):

①一端单毛菌。整个菌体的一端长一根鞭毛,如霍乱弧菌。

②两端单毛菌。在菌体两端各生一根鞭毛,如空肠弯曲菌。

③一端丛毛菌。在菌体一端生有一丛菌毛,如铜绿假单胞菌。

④两端丛毛菌。在菌体两端各生一丛鞭毛,如红色螺菌。

⑤周生鞭毛菌。菌体周身长有鞭毛,如枯草芽孢杆菌、大肠杆菌、沙门菌、破伤风芽孢杆菌。

鞭毛是细菌的运动器官,有鞭毛的细菌在液体中借鞭毛运动。其运动方式依鞭毛着生位置与数目不同而不同。单毛菌和丛毛菌多作直线运动,运动速度快,有时也可轻微摆动,周毛菌常呈不规则运动,而且常伴有活跃的滚动。鞭毛蛋白具有很强的抗原性,通常称为 H 抗原,对某些细菌的鉴定,分型及分类具有重大意义;有些细菌的鞭毛与致病性密切相关,如霍乱弧菌、空肠弯曲菌等的鞭毛运动活泼,可帮助细菌穿透小肠黏膜层,使细菌易于黏附而导致病变发生。鞭毛虽是某些细菌的特征,但在不良的环境条件下(如培养基成分的改变,培养时间过长,干燥,芽孢形成,防腐剂的加入等)可能会使细菌丧失生长鞭毛的能力。

3) 菌毛

菌毛是许多革兰阴性菌和少数革兰阳性菌体表面遍布的比鞭毛更为纤细、短而直的丝状物,又称为纤毛。直径为 5 ~ 10 nm,长度为 0.2 ~ 1.5 μm,需用电镜才能观察到。菌毛是一种空心的蛋白质管,具有良好的抗原性。根据形态和功能的不同,菌毛可分为普通菌毛和性菌毛两种。

(1)普通菌毛

普通菌毛短、细、直,菌体周身都有,能使菌体牢固地吸附在动物消化道、呼吸道和泌尿生殖道的黏膜上皮细胞上,以利于获取营养。对于致病菌来讲,菌毛与细菌的致病性密切相关,无菌毛的细菌则易被黏膜细胞的纤毛运动、肠蠕动或尿液冲洗而被排出(见图2.9)。

(2)性菌毛

性菌毛比普通菌毛粗、长,为 1 ~ 4 根。有性菌毛的细菌为雄性菌,雄性菌和雌性菌可通过菌毛接合,发生基因转移和质粒传递。例如,细菌的毒性及耐药性可通过这种方式在细菌间传递,这是某些肠道杆菌容易产生耐药性的原因之一。

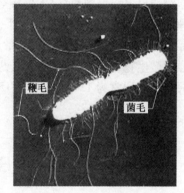

图 2.9 细菌菌毛与鞭毛

4) 芽孢

有些细菌在一定条件下,菌体的细胞原生质浓缩,在菌体内形成一个圆形或椭圆形的折光性强的特殊结构,称芽孢。芽孢是细菌的休眠体,未形成芽孢之前的菌体称繁殖体或营养体,一个细胞只形成一个芽孢,一个芽孢萌发也只能产生一个营养体。芽孢在菌体内成熟后,菌体崩解,形成游离芽孢。芽孢在营养、水分、温度等条件适宜时又能萌发形成一个新的繁殖体。

产芽孢的细菌,当环境中营养物质缺乏,有害代谢产物积累过多时就开始形成芽孢。芽孢有较厚的壁和高度折光性,在显微镜下观察芽孢为透明体。芽孢难以着色,需用特殊芽孢染色法才能让芽孢着色。

细菌能否形成芽孢,芽孢的形状、大小以及在菌体的位置,都是细菌鉴定的重要依据(见图2.10)。芽孢在菌体中央时,如果其直径大于细菌的宽度,细胞成梭形,如肉毒杆菌;芽孢在菌体末端时,如果芽孢直径大于细菌的宽度,则细胞呈鼓槌状,如破伤风梭菌。芽孢直径如果小于细菌细胞宽度,则细胞不变形,如常见的枯草杆菌、蜡状芽孢杆菌等。

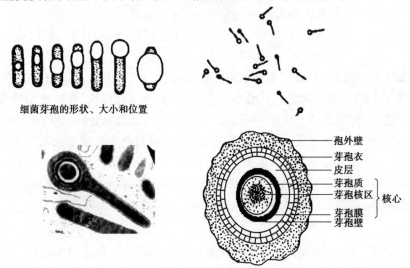

细菌芽孢的形状、大小和位置

孢外壁
芽孢衣
皮层
芽孢质
芽孢核区 } 核心
芽孢膜
芽孢壁

图 2.10 芽孢的形态

芽孢在自然界中分布广泛,有的芽孢在自然界中可存活长达数十年之久,因此,要严防芽孢对伤口、用具、敷料、手术器械等的污染。芽孢的抵抗力强,对热、干燥、辐射、化学消毒剂等理化因素均有强大的抵抗力,用一般的方法不易将其杀死。因此,当进行消毒灭菌时,往往以芽孢是否被杀灭作为判断灭菌效果的指标。嗜热脂肪芽孢杆菌的芽孢是目前所知抗热能力最强的微生物,121 ℃下湿热蒸汽处理12 min才被杀灭,因此在实验室或发酵工业上,高压蒸汽灭菌条件通常为121.3 ℃处理15~30 min。

任务 3.3 细菌的繁殖

细菌的繁殖方式比较简单,一般为无性繁殖,主要方式是二分裂。细菌的二分裂主要分3个阶段:核分裂、形成横隔、子细胞分离(见图2.11)。

1)核分裂

首先细菌染色体复制,经过复制的核物质随着细胞的生长而移向细胞两极,形成两个核区,在两个核区之间形成一个垂直于长轴的细胞质隔膜,将细胞质和核物质均分为二。

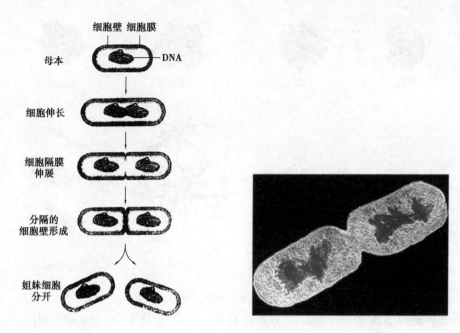

图 2.11　细菌的二分裂

2) 形成横隔

随着细胞膜的内陷,母细胞的细胞壁也向内分开,将细胞质隔膜分成两层,每层分别成为子细胞的细胞膜,随后细胞壁横隔也分成两层,这时每个细胞都具有了完整的细胞结构。

3) 子细胞分离

有些细菌形成完整横隔后不久便会互相分离,成单个菌体游离存在,有些则暂不分开,形成双球菌、双杆菌、链球菌等,有些还形成四联球菌、八叠球菌等。

任务 3.4　细菌的群体形态

3.4.1　细菌在普通固体培养基中的生长现象

1) 菌落

菌落是固体培养基上由单个微生物细胞繁殖而成的肉眼可见的集团。不同的菌落其菌落特征是不同的,同一菌种因为不同的生活条件形成的菌落特征也会有差异,所以菌落的形态特征对菌种的鉴定有重要的意义。菌落还用于微生物分离、纯化、计数、选种和育种等一系列工作。

2) 细菌的菌落特征

细菌的菌落一般较小、较薄、质地均匀、易挑起、正反面颜色相同。不同的细菌形成的菌落大小、形状、颜色、边缘、透明度、湿润度、表面光泽、黏稠度有所差异(见图 2.12)。

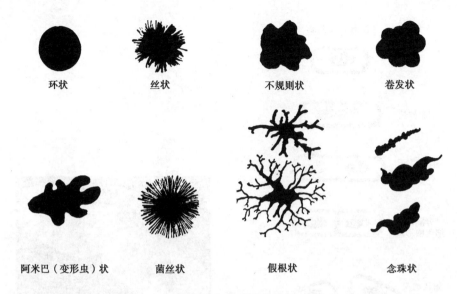

环状   丝状   不规则状   卷发状

阿米巴（变形虫）状   菌丝状   假根状   念珠状

图 2.12 细菌的菌落特征

菌落的特征与细菌个体的形态、生理特征有关。例如,无鞭毛、不能运动的细菌,尤其是球菌通常为较小、较厚、边缘圆整的半球状菌落;具有鞭毛能运动的细菌一般形成大而平坦、边缘多缺（甚至为树根状）、不规则的菌落;有荚膜的细菌,会长出大型、透明、蛋清状的菌落等。

3）菌苔

在固体培养基表面上,形成的许多菌落融合成一片,密集如苔,称为菌苔。

3.4.2 细菌在半固体培养基中的生长现象

细菌穿刺接种在半固体培养基中培养,可以鉴定细菌有无运动性（见图 2.13）。有鞭毛的细菌除了沿穿刺线生长外,在穿刺线两侧也可见羽毛状或云雾状混浊生长;无鞭毛的细菌只沿穿刺线成明显的线状生长,穿刺线两边的培养基仍然透明。此外,半固体培养基还常用于菌种保存。

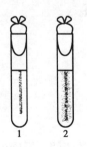

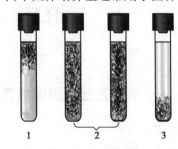

图 2.13 细菌在半固体培养基中的生长现象 图 2.14 细菌在液体培养基中的生长现象
1—没鞭毛的细菌;2—有鞭毛的细菌   1—表面生长;2—均匀混浊生长;3—沉淀生长

3.4.3 微生物在液体培养基中的生长现象

细菌在液体培养基中典型的生长现象有以下 3 种（见图 2.14）:

1)均匀混浊生长

细菌分散在液体培养基中,清亮的液体培养基变浑浊,是大多数兼性厌氧的生长现象,如大肠埃希菌、沙门菌、金黄色葡萄球菌。

2)液面菌膜

培养基表面一层膜状物,这是专性需氧的生长形成的,如枯草芽孢杆菌。

3)沉淀生长

培养基底部可见絮状或渣样沉淀,上部基本澄清,见于厌氧菌及少数呈链状生长的细菌,如炭疽杆菌、链球菌在肉汤培养基中的生长。

任务 3.5　常见的细菌

3.5.1　葡萄球菌

葡萄球菌在自然界分布广泛,存在于空气中、土壤、水及物品上,人和动物的皮肤及于外界相通的腔道中也有,可分为金黄色葡萄球菌(见图 2.15)和表皮葡萄球菌。前者致病性强,常引起化脓性感染,后者致病性弱。

典型的葡萄球菌为球形,直径 0.4 ~ 1.2 μm,革兰阳性,呈葡萄串状排列,无鞭毛和芽孢。需氧或兼性厌氧,耐盐性强,能在含 10% ~ 15% NaCl 的培养基生长,在液体培养基中呈混浊生长,在固体培养基中形成圆形凸起、光滑湿润、边缘整齐的菌落,在血平板中可形成透明溶血环。凝固酶阳性的金黄色葡萄球菌常引起局部或全身化脓性感染,也可致食物中毒;凝固酶阴性的葡萄球菌是人体皮肤黏膜正常菌群之一,是医院内感染的主要病原菌。

2010 年版《中国药典》规定每克或每毫升局部给药制剂均不得检出金黄色葡萄球菌。

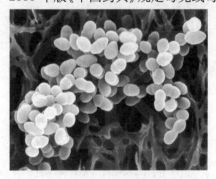

图 2.15　金黄色葡萄球菌图

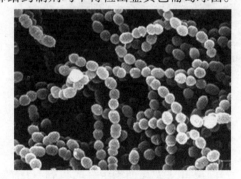

图 2.16　链球菌

3.5.2　链球菌

链球菌是一大类引起化脓性感染的常见细菌,广泛分布于自然界及人和动物的咽喉、胃肠道等部位,根据溶血能力和溶血现象的不同可分为甲型溶血性链球菌(又称草绿色链球菌)、乙型溶血性链球菌(又称化脓性链球菌)、丙型链球菌(又称不溶血性链球菌)。草绿色链球菌是人体口腔、消化道、阴道的正常菌群,是条件致病菌;化脓性链球菌治病力强,可引起皮肤及呼吸道的化脓性感染(如丹毒、蜂窝组织炎、咽喉炎、扁桃体炎、鼻窦炎、乳腺炎等)、猩红热、急性肾小球肾炎、风湿热等;丙型链球菌一般不致病。

链球菌呈球形或卵圆形,链状排列,链的长短不一,短的由 4~8 个细菌组成,长的由 20~30 个细菌组成(见图2.16)。该菌营养要求高,在血平板上形成灰白色、光滑、边缘整齐的细小菌落。

3.5.3　大肠埃希菌

大肠埃希菌为革兰阴性直短杆菌,无芽孢,多数有周鞭毛,大小为 $(1.1~1.5)$ μm × $(2.0~6.0)$ μm;兼性厌氧,在普通营养琼脂平板上形成较大的圆形、光滑、湿润、灰白色的菌落,在血琼脂上可产生 β 溶血,发酵乳糖产酸产气,在 EMB 平板上为紫黑色有金属光泽的菌落,在 MacC 平板上为桃红色菌落,IMViC 实验结果为" + + − − "。大肠埃希菌是肠道细菌中的主要成员,常引起各种肠内外感染,是腹泻和泌尿道感染的主要病原菌,根据所致临床症状的不同,可将致腹泻的大肠埃希菌分为 5 类:肠毒素型、肠致病型、肠侵袭型、肠出血型及肠凝聚型。肠出血型大肠埃希菌中的 O157:H7 血清型是血便中分离到的最常见的病原菌,感染率较高(见图2.17)。

2010 年版《中国药典》规定,每克或每毫升口服给药制剂、鼻及呼吸道吸入给药制剂均不得检出大肠埃希菌。

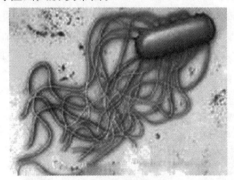 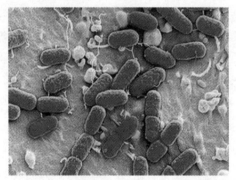

图2.17　大肠埃希菌　　　　　　　　图2.18　沙门氏菌

3.5.4　沙门菌

沙门菌可从人和动物中分离得到,目前发现有 2 200 种以上的血清型,仅有少数能引起人和动物致病,形态特征与大肠埃希菌相似,兼性厌氧,发酵葡萄糖产酸产气,不发酵乳糖,在肠道鉴别培养基中菌落小,透明或半透明,有些能产生 H_2S,沙门菌是主要的肠道病原菌之一,能引起食物中毒,菌血症和肠热症等,最常见的沙门菌是发热持续两天,腹泻持续在 7 d 之内的自愈性胃肠炎(见图2.18)。

2010年版《中国药典》规定,每10 g或每10 mL含动物组织(包括提取物)的口服给药制剂不得检出沙门菌。

3.5.5 志贺菌

志贺菌形态特征与大肠埃希菌相似,但无鞭毛,有菌毛,兼性厌氧,发酵葡萄糖产酸但不产气,不发酵乳糖,在肠道鉴别培养基中形成中等大小、无色半透明的菌落,不能产生 H_2S。志贺菌是主要的肠道病原菌之一,引起人类细菌性痢疾(见图2.19)。

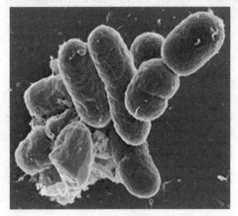 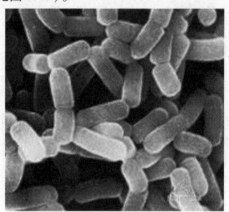

图2.19 志贺菌 　　　　　　　　　　　　图2.20 铜绿假单胞杆菌

3.5.6 铜绿假单胞杆菌

铜绿假单胞菌为革兰阴性短杆菌,无芽孢,单端丛生鞭毛1~3根,运动活泼,细菌大小为$(1.5~5.0)\mu m \times (0.5~1.0)\mu m$,长短不一,呈球杆状或长丝状,单个、成双或成短链排列(见图2.20)。专性需氧型,在普通营养琼脂平板上形成圆形、大小不一、边缘不整齐、扁平、隆起、光滑、湿润、常成融合状态的菌落,可产生水溶性绿脓素及荧光素,使培养基染成绿色。该菌分布广泛,为条件致病菌,是医院内感染的主要病原菌之一,人体免疫力下降时,可致皮肤、呼吸道、泌尿道、眼部等的化脓性感染。该菌具有多重耐药性的特性,能天然抵抗多种抗菌药物。2010年版《中国药典》规定,每克或每毫升口服给药制剂均不得检出铜绿假单胞杆菌。

3.5.7 炭疽芽孢杆菌

炭疽芽孢杆菌是人类历史上最早被发现的病原菌,是炭疽病的病原菌(见图2.21)。炭疽病为人畜共患、死亡率较高的烈性传染病,曾对人类带来极大的危害,被列为世界5大兽疫之一。由于炭疽菌宿主广泛,传播方式多样,芽孢抵抗力极强,恐怖分子曾利用该菌制造"生物武器"危害人类。

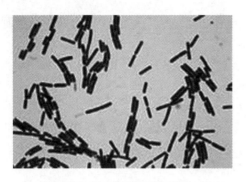

图 2.21　炭疽芽孢杆菌

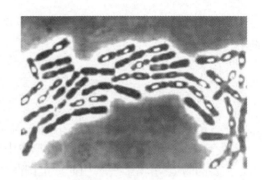

图 2.22　枯草芽孢杆菌

3.5.8　枯草芽孢杆菌

枯草芽孢杆菌为革兰阳性大杆菌,大小为$(1 \sim 1.3)\mu m \times (3 \sim 5)\mu m$,易形成芽孢,芽孢不突出菌体,菌体两端较平整,多数呈链状排列。分解淀粉的能力强,可选育为淀粉酶生产菌。常用作抗生素效价测定的实验菌(见图 2.22)。

3.5.9　破伤风芽孢杆菌

破伤风芽孢杆菌为革兰阳性大杆菌,菌体细长,芽孢正圆形,比菌体大,位于菌体顶端,使细胞呈鼓槌状(见图 2.23)。专性厌氧,在普通培养基上不易生长,在血平板上呈薄膜状生长,菌落半透明,灰白色,边缘呈羽毛状,伴 β 溶血。广泛存在于土壤和肠道中,可通过创伤和新生儿脐带断端感染,破伤风痉挛毒素可导致病人出现肌肉痉挛性强烈收缩,出现"牙关紧闭、苦笑面容、颈项强直、角弓反张"等特殊症状,病人常因呼吸困难,最后窒息死亡。

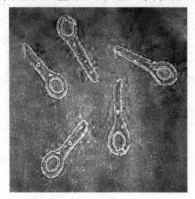

图 2.23　破伤风芽孢杆菌

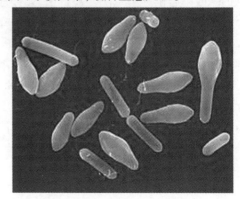

图 2.24　肉毒梭菌

3.5.10　肉毒梭菌

肉毒梭菌为革兰阳性粗短大杆菌,芽孢椭圆形,位于菌体次级端,比菌体大,是细菌呈汤匙状或网球拍状(见图 2.24)。严格厌氧,在疱肉培养基中,能消融肉渣,使之变黑,有腐败恶臭的气味。本菌产生的肉毒梭菌毒素是目前已知的毒物中毒性最强者,其毒性比氰化钾强 1 万倍,比响尾蛇毒素约高 10 万倍,对人的致死量为 0.1~1.0 μg,1 mg 可毒死 2 亿只小白鼠。人通过误食被毒素污染的食物而中毒,国外以罐头腊肠、香肠等制品为主,国内以发酵豆制品及发酵面制品为主。病人的主要症状为头晕、头痛、复视、眼睑下垂、吞咽困难、语言障碍、呼吸困难,重者可死于呼吸困难与心力衰竭。

2010 年版《中国药典》规定,每克或每毫升阴道、尿道给药制剂不得检出梭菌。

3.5.11 结核分枝杆菌

结核分枝杆菌为分枝状无芽孢杆菌,是人和动物结核病的病原菌(见图 2.25)。目前,全球大约有 2 000 万活动性结核病患者,每年约有 300 万人死于结核病。WHO 已把结核病与AIDS、疟疾一起列为人类的最主要杀手。儿童可接种"卡介苗"进行预防。

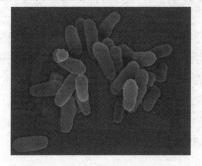 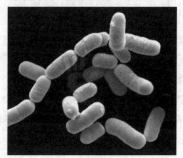

图 2.25 结核分枝杆菌　　　　　　　图 2.26 乳酸杆菌

3.5.12 乳酸杆菌

乳酸杆菌是人和动物肠道内的重要正常菌群,在体内起到调节和维持人体微生物生态平衡的重要作用,能合成人体所必需的多种维生素等营养物质,拮抗多种致病菌,有抗感染、抗肿瘤、增加免疫力、调节肠道菌群等多种生理功能,常应用于食品和药品(见图 2.26)。

项目4 放线菌

放线菌是一类主要呈菌丝状生长和以孢子繁殖的原核微生物。它是介于细菌和真菌之间的单细胞微生物。一方面,放线菌的细胞结构和细胞壁的化学组成与细菌相似,且与细菌属于原核微生物;另一方面,放线菌菌体呈丝状,有分枝,以孢子的形式繁殖,这些特征与霉菌相似。放线菌因菌落中的菌丝呈放射状生长而得名。

放线菌广泛分布在含水量较低、有机物丰富和呈碱性的土壤中。泥土特有的泥腥味就是由放线菌产生的土腥素所引起的。大多数放线菌生活方式为腐生,少数寄生。放线菌与人类的关系极其密切,绝大多数属于有益菌,最突出的是产抗生素,为人类健康作出了重大贡献。只有少数寄生型的放线菌能引起人、动物、植物病害,如人畜皮肤病、脑膜炎、肺炎等,以及马铃薯疮痂病和甜菜疮痂病等植物病害。放线菌具有特殊的土霉味,易使食品和水变味,失去使用价值。有的放线菌能破坏棉毛织品和纸张等,给生产者带来巨大经济损失。

任务 4.1　放线菌的形态结构

4.1.1　放线菌的基本形态

大部分放线菌由分枝菌丝组成,菌丝无隔膜,属于单细胞微生物。菌丝粗细与杆菌相近(1 μm左右)。放线菌的菌丝由于形态、功能的不同,可分为基内菌丝、气生菌丝和孢子丝3类(见图2.27)。

1)基内菌丝

当放线菌孢子落在固体培养基表面并发芽后,就不断生长、分枝并以放射状向培养基表面和内层扩散,形成基内菌丝,又称营养菌丝或初级菌丝体,主要功能是吸收营养成分。基内菌丝一般无隔(除卡诺菌体外),直径为 $0.2 \sim 1.2$ μm,但是长度差别较大,短的约小于 100 μm,长的为 600 μm 以上。有的不产色素,有的产生色素,呈黄、橙、红、紫、蓝、绿、褐、黑等不同颜色,有的色素是水溶性的,有的则为脂溶性。

2)气生菌丝

基内菌丝发育到一定阶段,长出培养基外,向空气中分化的分枝菌丝,又称二级菌丝。气生菌丝比基内菌丝粗,直径为 $1 \sim 1.4$ μm,气生菌丝的形状有直的、弯曲的,有的还有分支。有

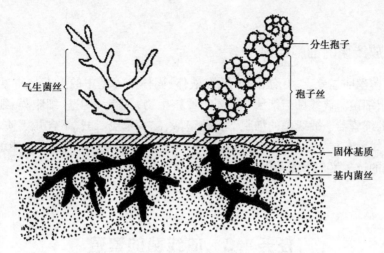

图 2.27　放线菌的菌丝结构图

的气生菌丝产生色素,在显微镜下色泽较深。

3)孢子丝

气生菌丝生长发育到一定阶段,在成熟的气生菌丝上分化出可以形成孢子的菌丝,称为孢子丝,又名产孢丝或繁殖菌丝。孢子丝的形状以及在气生菌丝上的排列方式随种而异,有直形、波浪形和螺旋形等,螺旋的数目、疏密程度、旋转方向等都是种的特征。螺旋的数目通常为5~10转,也有1转或20转的;螺旋的旋转方向大多数为逆时针,少数为顺时针旋转。孢子丝排列方式有的交替着生,有的丛生或轮生(见图2.28)。孢子丝的形状及其在气生菌丝上的排列方式可作为菌种鉴定的依据。

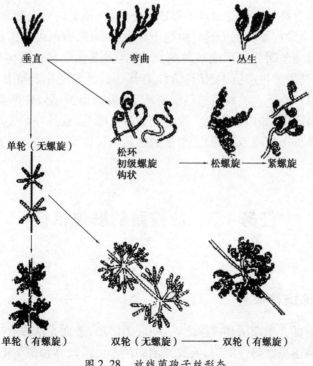

图 2.28　放线菌孢子丝形态

4.1.2　放线菌的细胞结构

放线菌的菌丝明显分支,有分生孢子,在液体、固体培养基中的形态似霉素,但是在结构上,它更类似于细菌。放线菌与细菌一样属于原核生物;具有细胞壁、细胞膜、细胞质和核区,无核膜、核仁的细胞器。放线菌的细胞壁含磷壁酸、二氨基庚二酸,不含几丁质、纤维素;革兰染色阳性。放线菌对抗生素的反应与细菌相同,凡是能杀灭细菌的抗生素也能杀灭放线菌,但是能杀灭真菌的抗生素却不能杀灭放线菌;对溶菌酶敏感。

任务4.2　放线菌的繁殖

放线菌主要是借形成各种无性孢子来进行繁殖,也可通过菌丝断裂成断片来繁殖。放线菌产生的无性孢子主要有分生孢子、节孢子和孢子囊孢子。

分生孢子为放线菌生长到一定阶段,孢子丝细胞壁的原生质围绕核质体,从菌丝的顶部向基部逐渐凝聚成一串体积相等,大小相似的小段,然后小段收缩,并且每个小段的周围生长出膜和壁,最终形成圆形或椭圆形的孢子。其孢子丝壁最后裂开,释放出这些成熟的孢子。

节孢子又称粉孢子,当放线菌孢子丝生长到一定阶段,细胞壁与细胞膜同时内陷,逐渐呈环状收缩,最后形成横隔然后在横隔处断裂,形成一串孢子,粉孢子多为杆状或柱形,诺卡菌属常以这种方式繁殖。

孢子囊孢子则是有些放线菌在菌丝上形成孢子囊,在孢囊内形成孢囊孢子,孢囊成熟后破裂,可释放出大量的孢囊孢子。孢子囊可由孢子丝盘绕而成,有的可由菌丝顶端膨大而成。

放线菌也可通过菌丝断片来形成新的菌丝体,这种现象经常在液体培养放线菌时出现。例如,采用液体培养基发酵生产抗生素时,放线菌就是以菌丝断片繁殖方式来繁殖的。此外,放线菌偶尔也产生厚垣孢子。放线菌的孢子有球形、椭圆形、杆形、柱形及瓜子形等。放线菌的孢子表面往往带有颜色,如白色、灰色、橙黄色、红色、绿色、蓝色等。成熟孢子的颜色在一定培养基和一定培养条件下较稳定。因此,孢子的颜色也可作为菌种鉴定的依据。

任务4.3　放线菌的群体特征

4.3.1　在固体培养基上

放线菌的菌落特征介于细菌和霉菌之间,一般为圆形,表面光滑或有褶皱,呈毛状、绒状或粉状。放线菌因为菌落呈放射性而得名,放线菌的菌落由菌丝体和孢子组成(见图2.29)。

大部分放线菌具基内菌丝、气生菌丝和孢子丝,基内菌丝深入基质。菌落紧贴培养基表

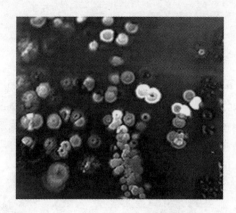 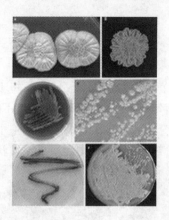

图 2.29 放线菌的菌落特征

面,接种针难以挑起;因为其气生菌丝较细,生长缓慢,菌丝分枝并相互交错缠绕,所以形成的菌落质地硬而且致密,菌落较小,不广泛延伸;菌落表面呈紧密的绒状,或坚实、干燥、多皱。幼龄放线菌菌落因为气生菌丝尚未分化成孢子丝,其菌落表面与细菌菌落很相似,光滑而坚硬,有时气生菌丝呈同心环状。当孢子丝产生大量的干粉状孢子后,布满整个菌落,菌落表面成絮状、粉末状或颗粒状,上面有一层彩色的"干粉";由于菌丝和孢子丝常具有不同色素,使菌落正面、背面呈现不同颜色。水溶性色素可扩散,脂溶性色素则不扩散。用放大镜观察,可看到菌落周围具放射状菌丝。少数放线菌(如诺卡菌)不形成大量的菌丝,其黏着力不强,结构为粉质,用针挑易碎。

4.3.2 在液体培养基中

若将放线菌接种于液体培养基内静置培养,则会在培养基壁和液面处形成斑状或膜状菌落,或沉降于培养基底部,但是不会使培养液变混浊;如采用摇瓶培养,则在培养液中悬浮着许多珠状菌丝团,一些大型菌丝团则沉淀在瓶底。

任务 4.4　重要的放线菌属

放线菌最大的经济价值是能产生多种抗生素。从微生物中发现的近万种抗生素中,约有70%是由放线菌生产的。常用的抗生素除了青霉素和头孢菌素外,绝大多数是放线菌的产物。放线菌中绝大多数能产生抗生素,如链霉素属的放线菌可以生产链霉素、土霉素、卡那霉素、井冈霉素、丝裂霉素、博来霉素、制菌霉素等;诺卡菌属的某些种可产生利福霉素、间型霉素、瑞斯托霉素等抗生素;小单孢菌属的不少种产生庆大霉素、利福霉素;孢囊链霉属也可产生许多抗生素,如抑制细菌、病毒和肿瘤的多霉素。

近年来筛选出许多生化药物多数是放线菌的次生代谢产物,如抗癌剂、酶抑制剂、抗寄生虫剂、免疫抑制剂和农用杀虫剂等。放线菌还可用于制造酶制剂(如蛋白酶、淀粉酶、纤维素酶等)、维生素和有机酸。此外,放线菌在甾体转化、石油脱蜡和污水处理中也有重要应用。

4.4.1 链霉菌属

链霉菌菌丝多分枝,无分隔,长短不一,多核,直径为 0.4~1.0 μm。菌丝体可分为营养菌丝、气生菌丝和孢子丝。其营养菌丝不断裂,气生菌丝分化成直的、弯曲的或螺旋状的孢子丝,孢子丝发育到一定阶段可产生分生孢子。孢子为圆形、椭圆形或杆状,表面光滑,附有瘤状物,有的长短、粗细不一,有的表面呈毛发状或鳞片状(见图 2.30—图 2.32)。

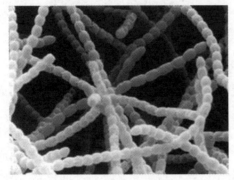
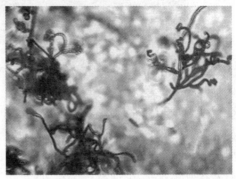

图 2.30　链霉菌(垂直型)　　　　　图 2.31　链霉菌(双轮螺旋形)

链霉素属中有不少菌种产生抗生素,这些抗生素占各种微生物所产抗生素的 50% 以上。生产的抗生素主要有链霉素、土霉素、金霉素、四环素、博来霉素、丝裂霉素、制霉菌素、红霉素及卡那霉素等。

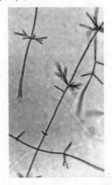
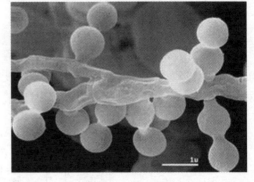

图 2.32　链霉菌(单轮无螺旋形)　　　　图 2.33　小单孢菌

4.4.2 小单孢菌属

小单孢菌属的菌丝体纤细,直径为 0.3~0.6 μm,无横膈膜,不断裂,菌丝体长入培养基内,不形成气生菌丝,在营养菌丝上长出很多孢子梗,其顶端生一个球形、椭圆形或长圆形的孢子(见图 2.33)。其菌落较链霉菌的菌落小得多,一般为 2~3 mm,通常呈橙黄色或红色,也有深褐色、黑色、蓝色等。菌落表面覆盖着一薄层孢子堆。

此属多为好气性腐生菌,大多数分布在土壤或湖底泥土中。这是产生抗生素较多的一个属,现已在这个属中发现了 50 多种抗生素,例如绛红小单孢菌和棘孢小单孢菌都能产生庆大霉素。

4.4.3　诺卡菌属

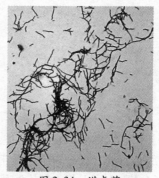

诺卡菌中的多数种没有气生菌丝,只有基内菌丝。基内菌丝较链霉菌纤细,有横隔。基内菌丝培养十几个小时产生横膈膜,以横隔断裂的方式产生杆状或球状的孢子。每个孢子可以形成新的多核的菌丝体。少数种在营养菌丝表面覆盖极薄的一层气生菌丝(见图2.34)。诺卡菌属的菌落外貌和结构多样,一般比链霉菌菌落小,表面多皱、致密、干燥,一触即碎,或如面团;有的种,菌落平滑或凸出,无光泽或发亮呈水浸样。

图2.34　诺卡菌

此属多为好气性腐生菌,少数为厌气性寄生菌,主要分布在土壤中。现已发现100多种,能产生多种抗生素。例如,对结核分枝杆菌和麻风分枝杆菌有特效的利福霉素,对引起植物白叶枯病的细菌以及对原虫和病毒有作用的间型霉素,对革兰阳性菌有作用的瑞斯托菌素,等等。另外,有些诺卡菌还用于石油脱蜡、烃类发酵及污水净化中脱氰。

4.4.4　链孢囊菌属

链孢囊菌营养菌丝体分枝较多,但横隔稀少,直径为 $0.5 \sim 1.2 ~\mu m$,气生菌丝体呈丛生、散生或同心环排列。能形成孢子囊孢子,有时还可以形成螺旋孢子丝,成熟后分裂出分生孢子(见图2.35)。

这类菌可产生不少广谱抗生素:粉红链孢囊菌产生的多霉素,可抑制革兰阳性菌、革兰阴性菌和病毒等,对肿瘤也有抑制作用;绿色链孢囊菌产生的绿菌素对细菌、霉菌、酵母菌都有作用;由西伯利亚链孢囊菌产生的两性西伯利亚霉素,对肿瘤有抑制作用。

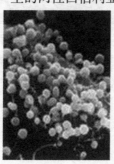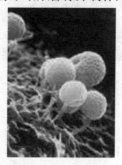

图2.35　链孢囊菌属孢子丝的形态

项目5　真　菌

真菌包括酵母菌和霉菌。真菌在自然界分布非常广泛,土壤、水体和空气中都可以找到它们的踪影,潮湿及有机物质的存在都是真菌生长的良好环境。真菌对于有机物有很强的分解能力,它的存在有利于土壤中元素循环,对生态平衡起着重要的作用。同时真菌也给人类带来了危害,它可引起一些人畜疾病和农作物病害。

任务5.1　酵母菌的形态、结构、繁殖及群体特征

酵母菌属于单细胞真核微生物,酵母菌是一个通俗名称,无分类学意义,一般泛指能发酵糖类的各种单细胞真菌;多数以出芽方式进行繁殖;能利用糖类的发酵产生能量;通常生活在高糖、高酸度环境中。酵母菌在自然界分布非常广泛,主要生长在偏酸的含糖环境中,在水果、蔬菜、蜜饯的表面及果园的土壤中最为常见;有些酵母菌还能利用烃类物质,所以在油田、炼油厂附近的土壤中都可分离到酵母菌。

酵母菌的种类很多,与人类关系密切。广泛应用在酿造工业、食品工业及医药工业。如酵母菌可用于制作面包、酿酒;人们以酵母菌为原料制造营养价值极高的单细胞蛋白(SCP);还可用于生化药物的生产。在基因工程中,酵母菌还以最好的模式真核微生物而被用作表达外源蛋白功能的优良受体菌。少数酵母菌会给人类带来危害。例如,腐生型的酵母菌能使食品纺织品和其他原料发生腐败变质;有些酵母菌还可引起人和植物的病害,如白假丝酵母(又称白色念珠菌)可引起皮肤、黏膜、呼吸道、消化道以及泌尿系统等多种疾病,有些新型酵母还能引起慢性脑膜炎、肺炎等疾病。

5.1.1　酵母菌的形态和大小

酵母菌为单细胞真核微生物,其细胞形态有球形、卵圆形、柱状和香肠状等,少数酵母菌为柠檬形、尖顶形。酵母菌大小为细菌大小的十倍乃至几十倍,其直径一般为 $2 \sim 5 \ \mu m$,长度为 $5 \sim 30 \ \mu m$。酵母菌进行一连串芽殖后,如果长大的子细胞和母细胞并不分离,其间仅以极狭小的面积相连,这种藕节状的细胞串就称为假菌丝。

5.1.2 **酵母菌的细胞结构**

酵母菌属于真核微生物,它的典型构造如图,一般具有细胞壁、细胞膜、细胞质、细胞核、一个或多个液泡、线粒体、核糖体、内质网、微体及内含物等(见图2.36)。

1) 细胞壁

细胞壁占细胞干重的25%,是一种坚韧的结构。在电镜下,酵母菌的细胞壁可分为3层:外层为甘露聚糖,内层为葡聚糖,中间夹着一层蛋白质。葡聚糖是赋予细胞壁机械强度的主要成分,在出芽痕周围还含有几丁质。用蜗牛或玛瑙胃液制成的蜗牛消化酶可以水解酵母菌的细胞壁,从而制得酵母菌的原生质体;此外蜗牛消化酶还可以用于水解酵母菌的子囊,使其中的子囊孢子得以释放。

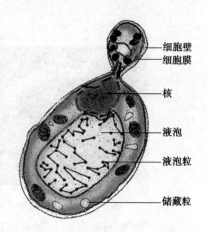

图2.36 酵母菌的典型构造

2) 细胞膜

酵母菌的细胞膜与细菌的细胞膜基本相同,也是由磷脂双分子层构成,其间镶嵌着蛋白质和甾醇。酵母菌细胞膜中的甾醇主要是麦角甾醇。酵母菌细胞膜的主要功能是选择性地运入营养物质,排出代谢废物;同时,它还是细胞壁等所含大分子物质的生物合成和装配基地,也是部分酶合成和作用的场所。

3) 细胞质

酵母菌的细胞质是一种透明、黏稠、不流动并充满整个细胞的溶胶状物质,在细胞质中悬浮所有的细胞器,如内质网、核糖体、溶酶体、微体、线粒体、高尔基体、液泡等。细胞质中含有丰富的酶、各种内含物及中间代谢产物等,所以细胞质是细胞代谢活动的重要场所。

4) 细胞核

酵母菌具有用多孔核膜包裹起来的细胞核,具有完整的核结构:核膜、核基质、核仁及染色体等。酵母菌的细胞核是细胞内遗传信息(DNA)的储存、复制和转录的主要场所,每个细胞通常有一个核或多个核。

5.1.3 **酵母菌的繁殖方式**

酵母菌的繁殖方式分为两大类:无性繁殖和有性繁殖。无性繁殖包括芽殖、裂殖、产生无性孢子,有性繁殖主要是产生子囊孢子。在实际生产中,常见的酵母菌的繁殖方式是以无性繁殖中的芽殖为主。

1) 无性繁殖

无性繁殖是指不经过性细胞的结合,由母体直接产生子代的生殖方式。

(1) 芽殖

芽殖是酵母菌最常见的遗传方式,在营养条件和其他生长条件良好的情况下,酵母菌生长速度很快,这时可以看到酵母菌细胞上有芽体生成,而且在芽体上还会有新的芽体产生(见图2.37)。

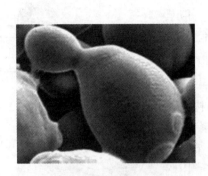

图 2.37　酵母细胞的芽殖

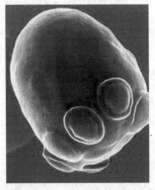

图 2.38　酵母细胞的多个芽痕

芽体形成时首先分泌一种水解酶,在这种酶的作用下要形成芽体部位的细胞壁变薄,这时已经形成的大量的新细胞物质开始向芽体部位堆积,使芽体逐步长大。当芽体达到最大体积时,在与母体连接的位置形成了两层新的细胞壁,成熟后芽体与母细胞分离。在母细胞上分离的地方留下一个芽痕(见图2.38),同时在子细胞留下一个蒂痕。一个成熟的酵母细胞一生中靠芽殖可产生9~43个子细胞。有许多酵母菌细胞在芽体成熟后不分离,并且在这个芽体上形成新的芽体,致使酵母菌细胞成串排列,形成假菌丝,称为假丝酵母。

(2)裂殖

酵母菌的裂殖与细菌裂殖相似,是通过细胞横分裂进行的繁殖方式。进行裂殖的酵母菌种类很少,如裂殖酵母属的八孢裂殖酵母。

(3)产无性孢子

少数酵母菌可产生无性孢子,如掷孢酵母。掷孢酵母产生的掷孢子是在掷孢酵母卵圆形的营养细胞上生出的小梗上形成的,孢子成熟后通过一种特有的喷射机制将孢子射出。因此,在倒置培养皿培养掷孢酵母并形成菌落时,通常因为掷孢子的射出而导致培养皿盖上呈掷孢子菌落镜像。

2)有性繁殖

有性繁殖是指通过两个不同性别的细胞结合,形成新的个体的繁殖方式。其过程分为质配、核配和形成子囊孢子3个阶段。

(1)质配

两个相临近的不同性别的细胞各自相向伸出一根管状的原生质体突起,突起接触后局部融合并成一条通道,两个细胞的细胞质接触融合。

(2)核配

两个核在结合部分融合,形成二倍体核。二倍体接合子在融合管垂直方向生出芽体,二倍体核移入芽内。芽体从融合管上脱落形成二倍体细胞。二倍体细胞生命力强,广泛应用于发酵工业和科学研究。

(3)子囊和子囊孢子

营养贫乏时,二倍体细胞停止生长而进入繁殖阶段。营养细胞形成子囊,子囊内的核经过减数分裂,形成子囊孢子。成熟后子囊破裂,释放出子囊孢子,萌发形成单倍体酵母细胞。

5.1.4　酵母菌的群体特征

1)在固体培养基上的菌落特征

酵母菌一般都是单细胞真核微生物。其菌落与细菌类似，一般比较湿润，表面较光滑，容易挑起，菌落质地均匀，正面与反面以及边缘与中央部位的颜色都很均一。但酵母菌菌落比细菌的大且厚。酵母菌菌落的颜色比较单调，以乳白色为主，只有少数为红色，个别为黑色。不产假菌丝的酵母菌，其菌落更为隆起，边缘极为圆整(见图2.39)，而能产生大量假菌丝的酵母其菌落较扁平，表面和边缘较粗糙。

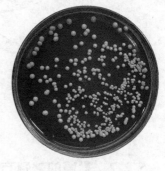

图2.39　酵母菌的菌落形态

2)在液体培养基中

在液体培养基中生长的酵母菌可使培养液变浑浊，依种类不同也有不同的特征：有的在培养基的底部生长且产生沉淀物；有的在培养基中均匀生长；有的则生长在液面，产生不同形态的菌醭，这些均可作为分类鉴定的依据。

任务5.2　霉菌的形态、结构、繁殖及群体特征

霉菌是"丝状真菌"的统称，通常指在营养基质上能形成绒毛状、网状或絮状菌丝体的真菌。霉菌在自然界分布很广，与人类日常生活关系密切，发酵工业利用霉菌发酵生产有机酸、抗生素、维生素、酶制剂、甾体激素、酱油及酿酒等。自然情况下，霉菌也会给人类带来危害，它会造成食物、工农业产品等发生霉变，并引起一些动物、植物疾病，有些霉菌还可产生毒素，如黄曲霉毒素可导致癌症。

5.2.1　霉菌的形态和结构

霉菌菌体是由分枝或不分枝的菌丝构成。许多菌丝缠绕、交织在一起所构成的形态结构称之为菌丝体。组成霉菌营养体的基本单位是菌丝，菌丝直径一般为$3 \sim 10~\mu m$，和酵母菌直径大小相似，但比细菌和放线菌的菌丝粗几倍到几十倍。

根据菌丝是否有隔膜，可将霉菌菌丝分为两类：无隔菌丝和有隔菌丝。无隔菌丝为长管状的单细胞，菌丝中一般含有多个细胞核，例如毛霉和根霉菌；多数霉菌的菌丝为有隔菌丝，横膈膜将菌丝分成一系列的细胞串，每个细胞内含一个或多个细胞核，细胞间通过隔膜上的小孔相连通，如木霉、曲霉菌和青霉菌(见图2.40)。

根据霉菌菌丝在培养基上生长部位的不同，将其分为营养菌丝(又称基内菌丝)和气生菌丝。营养菌丝生长在培养基内，主要功能是吸收营养物质；气生菌丝伸出培养基外，向空气中生长，有些气生菌丝发育到一定阶段分化成繁殖菌丝，产生孢子。

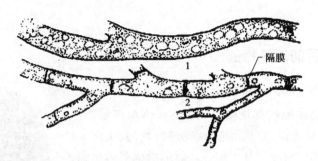

图 2.40　霉菌菌丝结构
1—无隔膜菌丝;2—有隔膜菌丝

5.2.2　霉菌的繁殖方式

霉菌具有极强的繁殖能力,主要是通过无性繁殖和有性繁殖来产生新个体,也可通过菌丝断片来形成新菌丝。

1)无性繁殖

霉菌的无性繁殖主要是通过产生无性孢子的方式来实现的(见图 2.41)。霉菌产生的无性孢子主要有 4 类:孢子囊孢子、分生孢子、厚垣孢子及节孢子。

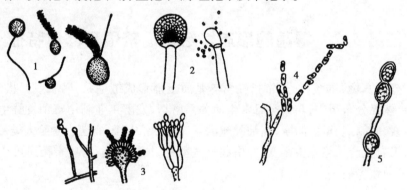

图 2.41　霉菌的无性孢子
1—游动孢子;2—孢子囊孢子;3—分生孢子;4—节孢子;5—厚垣孢子

(1)孢囊孢子

营养菌丝向空气中长出繁殖菌丝,菌丝形成孢囊梗,其顶端发育成孢子囊。孢囊的原生质分裂成小块的单核或多核部分,围绕这些小块自生成一个壁,于是产生了孢囊孢子。孢子囊成熟后孢囊壁破碎,释放出孢囊孢子。孢囊孢子的形状、大小和纹饰因种而异。毛霉、根霉均产生这种孢子。

(2)分生孢子

分生孢子是一种外生孢子,是真菌中最常见的一类无性孢子。分生孢子通常产生在分生孢子梗上。分生孢子梗的顶头形状各不相同,如曲霉是着生在顶端膨大的球形顶囊上;青霉是着生在扫帚状的多分枝小梗上;还有许多则着生在普通的分生孢子梗上。

（3）厚垣孢子

厚垣孢子又称厚壁孢子，是外分生孢子，它的形成类似细菌的芽孢。菌丝生长到一定阶段，其顶端或中间部分细胞的原生质浓缩、变圆，细胞壁加厚，形成圆形、纺锤形或长方形的厚垣孢子。很多真菌都能形成这类孢子，如总状毛霉往往在菌丝中间形成这样的孢子。厚垣孢子能抗热、抗干等不良的因素，属于休眠体。

（4）节孢子

节孢子是由菌丝断裂形成的，属于外生孢子。当菌丝长到一定阶段，菌丝内出现许多横隔膜，然后从横膈膜处断裂，产生许多孢子。如白地霉幼龄菌体为多细胞丝状，衰老时菌丝内出现许多横膈膜，然后自横膈膜处断裂，形成一串串短柱状、筒状或两端钝圆的细胞，即节孢子。

（5）游动孢子

游动孢子是指具有鞭毛可以游动的孢子，真菌中的鞭毛菌菌丝可以直接形成或发育成各种形状的游动孢子囊。游动孢子具1根或2根鞭毛，在水中游动一段时间后，鞭毛收缩，产生细胞壁进行休眠，然后萌发形成新个体。

2）有性繁殖

通过两个性细胞结合而产生新个体的过程称为有性繁殖。有性繁殖一般可以分为3个阶段：质配、核配、减数分裂形成有性孢子。霉菌产生的有性孢子类型主要有以下3种：

（1）卵孢子

卵孢子是由两个大小不同的配子囊结合发育而成，小的配子囊称雄器，大的配子囊称藏卵器，藏卵器内有一个或数个称为卵球的原生质团。如德式腐霉和同丝水霉的有性繁殖方式是产生卵孢子。

（2）接合孢子

接合孢子由两个配子囊结合发育而成。首先由两个相邻的菌丝向对方生出极短的侧枝——原配子囊；原配子囊接触后，顶端各自膨大并形成横隔，分隔形成两个配子囊细胞；然后相接触的两个配子囊之间的横隔消失，发生质配、核配；同时外部形成厚壁，即成接合孢子囊，接合孢子进行减数分裂后，形成4个单倍体的接合孢子。根霉和毛霉均采用接合孢子的有性繁殖方式。

（3）子囊孢子

在子囊内形成的有性孢子，称为子囊孢子。子囊是一种囊状结构。典型的子囊中有8个子囊孢子，也有4个或2个的。子囊孢子的形状、大小、颜色也是多种多样。不同子囊菌形成子囊的方式各异，最简单的是两个营养细胞接合后直接形成子囊孢子。有隔膜霉菌可形成这种有性生殖方式。

5.2.3　霉菌的群体特征

1）在固体培养基上的菌落特征

霉菌的细胞呈丝状，在固体培养基生长时又有营养菌丝和气生菌丝的分化，所以霉菌的菌落

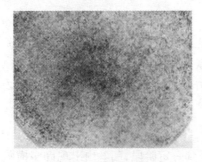

图 2.42 黑根霉的菌落

与细菌或酵母菌不同,较接近放线菌。霉菌菌落形态较大,质地疏松,外观干燥,不透明,呈现或松或紧的蛛网状、绒毛状、棉絮状;菌落与培养基间的连接紧密,不易挑取,菌落正面与反面的颜色、构造,以及边缘与中心的颜色、构造常不一致等(见图2.42—图2.44)。菌落的这些特征都是细胞(菌丝)特征在宏观上的反映。菌落正反面颜色呈现明显差别,其原因是:由气生菌丝分化出来的子实体和孢子的颜色,往往比深入在固体基质内的营养菌丝颜色深。

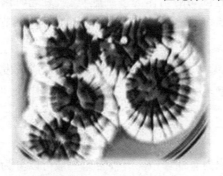

图 2.43 点青霉的菌落

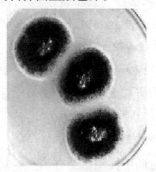

图 2.44 黑曲霉的菌落

2)在液体培养基中

在液体培养基里生长时,菌丝生长常呈球状。静止培养时,菌丝常生长在培养基的表面,培养液不变浑浊。

任务5.3 重要的真菌

5.3.1 重要的酵母菌

1)酿酒酵母

酿酒酵母是发酵工业中最常用的菌种之一(见图2.45)。可用于各种酒类发酵以及面包制作,还能从中提取核酸、维生素C、麦角固醇和辅酶A等。另外,它还可用来制备食用、药用和饲料用的单细胞蛋白。

按细胞的长、宽比例,可将其分为3类:第一类多为圆形或卵形,长与宽之比为1:2,这类酵母菌除用于酿造饮料酒和制作面包外,还可用于乙醇发酵;第二类形状以卵形和长卵形为主,长与宽之比通常为2:1,常形成假菌丝。这类酵母菌主要用于酿造葡萄酒和果酒,也可用于酿造啤酒、蒸馏酒和生产酵母,葡萄酒酿造业称之为葡萄酒酵母;第三类酵母大部分细胞长、宽之比大于2:1,它以俗名为台湾396号酵母为代表,我国南方常将其用于以糖蜜为原材料生产乙醇,其特点是耐高渗透压,可忍受高浓度的盐,该酵母原称魏氏酵母。酿酒酵母在麦芽汁

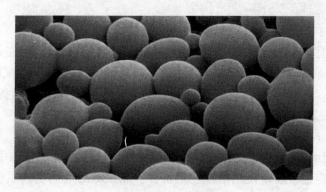

图 2.45　酿酒酵母

琼脂培养基上,菌落呈白色,有光泽、平坦、边缘整齐。繁殖方式主要为无性繁殖的芽殖。

2)白色念珠菌

白色念珠菌又名白色假丝酵母菌,细胞呈卵圆形,产生芽生孢子和假菌丝,是人体内的正常菌群,存在于人的口腔、上呼吸道及阴部的黏膜上。只有当宿主的抵抗力降低时可致病,属条件致病菌。白色念珠菌可侵犯人体许多部位,可引起皮肤念珠菌病、黏膜念珠菌病(如鹅口疮、口角炎)及内脏及中枢神经念珠菌病。对白色念珠菌病的感染可用克霉唑软膏、氟尿嘧啶、两性霉素 B 等药物。2010 版《中华人民共和国药典》规定,阴道、尿道给药制剂每克、每毫升或每 10 cm^2 不得检出白色念珠菌。

5.3.2　重要的霉菌

1)毛霉菌

毛霉菌的菌丝在基物上或基物内能广泛蔓延,无假根和匍匐菌丝,以孢囊孢子和接合孢子繁殖,毛霉的孢子囊梗直接由菌丝体生出,一般单生、分枝、较少不分枝(见图 2.46)。分枝顶端生有孢子囊,囊内部有囊轴。毛霉菌丝初期为白色,孢子囊大量成熟后变为灰白色至黑色。该菌在土壤、粪便、禾草及空气等环境中存在。在高温、高湿以及通风不良的条件下生长良好。许多毛霉菌可产生草酸、乳酸、琥珀酸和甘油等,有的还可以生产酶制剂。常用的毛霉主要有鲁氏毛霉和总状毛霉。

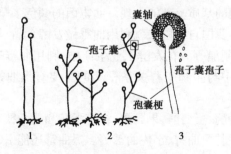

图 2.46　毛霉菌形态图
1—单轴式孢囊梗;2—假轴式孢囊梗;3—孢子囊结构

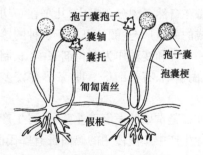

图 2.47　根霉的假根及匍匐菌丝

2) 根霉菌

根霉在培养基上生长时,由营养菌丝体产生匍匐菌丝,向四周蔓延,在匍匐菌丝下生出假根,接触培养基质。在其假根处向上生出丛生、直立、有分枝的孢囊梗,顶端膨大形成圆形的孢子囊,内生孢囊孢子。根霉菌丝常无隔,孢子囊成熟后,孢囊壁消解,露出囊轴,囊轴基部与柄相连处成囊托(见图2.47)。

根霉在自然界分布很广,能利用淀粉产生低糖,是酿造工业的常用菌。有的可以进行甾族化合物转化及生产延胡索酸、乳酸等有机酸。与生物技术关系密切的根霉主要有黑根霉、华根霉和米根霉。黑根霉是目前常使用的微生物菌种。黑根霉的最适生长温度约为28 ℃,超过32 ℃不再生长。

3) 曲霉菌

曲霉的营养菌丝体由具有横隔的分枝菌丝构成。营养菌丝大多匍匐生长,没有假根,分生孢子梗顶端膨大成为顶囊,顶囊表面产生单层或双层小梗,自顶囊表面呈放射状生出,小梗顶端着生成串的分生孢子(见图2.48)。

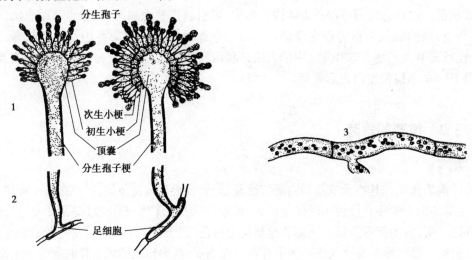

图 2.48　曲霉的分生孢子头和足细胞
1—分生孢子梗结构;2—足细胞;3—营养菌丝

曲霉在自然界中分布极广,几乎在一切类型的基质上都能出现。曲霉菌的颜色多样,不同菌种形成的菌落形态、颜色可用于菌种的鉴别。我国自古以来就利用曲霉做发酵食品,如用曲霉中的一些种和变种作为糖化剂来酿酒、制酱、制醋等。在发酵工业生产中,利用曲霉来生产柠檬酸、酶制剂、有机酸等。曲霉种类较多,其中与生物工程关系密切的主要有黑曲霉和黄曲霉。

黑曲霉是重要的发酵工业菌种,可生产淀粉酶、蛋白酶、果胶酶、纤维素酶和葡萄糖氧化酶等。工业生产中广泛使用的黑曲霉有邬氏曲霉、甘薯曲霉、宇佐曲霉等。黑曲霉还能引起水分较高的粮食和其他工业器材霉变。

黄曲霉菌群中主要是米曲霉和黄曲霉(见图2.49)。米曲霉具有较强的蛋白质分解能力,同时也具糖化活性,很早就被用于酱油和酱类生产上。黄曲霉产生的液化型淀粉酶较黑曲霉强,蛋白质分解能力仅次于米曲霉,并且它还能分解 DNA 产生核苷酸。但黄曲霉菌中的某些菌株是使粮食发霉的优势菌,特别是在花生等食品上易形成,并产生黄曲霉毒素。黄曲霉毒素是一种很强的致癌物质,能引起人、家畜、家畜中毒以致死亡。

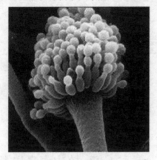

图2.49　黄曲霉

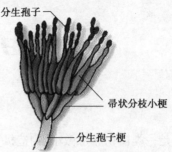

图2.50　青霉的分生孢子头

4)青霉菌

青霉菌菌丝体为无色、淡色或具有鲜明的颜色,有横隔。菌丝体成熟后长出青色有横隔的分生孢子梗,无足细胞,无顶囊,其分生孢子梗经过多次分枝,产生几轮对称或不对称的小梗,形如扫帚,称为帚状体。无性繁殖产生分生孢子,分生孢子大部分呈蓝绿色(图2.50、图2.51)。青霉菌的孢子耐热性较强,菌体繁殖温度较低,酒石酸、苹果酸、柠檬酸等饮料中常用的酸味剂又是它喜爱的碳源,因而常常引起这些制品的霉变。点青霉和产黄青霉可用于青霉素的生产。

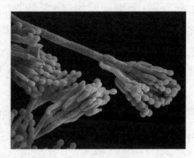

图2.51　青霉的镜下形态

项目6 病 毒

病毒是一类体积非常微小、构造极其简单、专性活细胞内寄生的非细胞型微生物。病毒在自然界分布广泛,种类繁多,根据其感染的对象不同,可分为动物病毒、植物病毒以及噬菌体等。病毒区别于其他生物的主要特征在于:个体极小,病毒能通过细菌滤器,需用电子显微镜才能看到;无细胞结构,病毒是非细胞型微生物,主要由核心核酸和蛋白质外壳组成;只含有一种类型的核酸——DNA 或 RNA,其他的生物均含有 DNA 和 RNA 两类核酸;专性活细胞内寄生,病毒没有独立的代谢机构,缺乏完整的酶系统,只能利用宿主细胞提供原料和能量,寄生于活细胞内才能产生子代病毒;以复制方式增殖;对抗生素不敏感。

病毒与人类的关系非常密切。至今人类和许多动物的疑难疾病和威胁性最大的传染病几乎都是病毒病,如乙型肝炎、流行性感冒、艾滋病等传染性极强、危害大、病死率高的疾病。因病毒性感染缺乏治疗特效药,对人类健康构成极大威胁。此外,发酵工业中的噬菌体会严重危及生产,农作物、家禽、家畜等也存在病毒性病害,有的可在人、畜之间传播。

任务 6.1 病毒的形态

6.1.1 病毒的大小

病毒是自然界中最小的生物,以纳米(nm)作为测量单位。各种病毒的大小有着较大的差异,一般直径为 20~300 nm,较大的如痘病毒,约为 300 nm,较小的如口蹄疫病毒,仅约为 20 nm。

6.1.2 病毒的形态

病毒种类繁多,形态多种多样,有的呈棒状,有的呈球形或多角形。基本形态有球形、砖形、杆形、长丝形和蝌蚪形,哺乳动物病毒多数呈球形或近似球形(见图 2.52)。

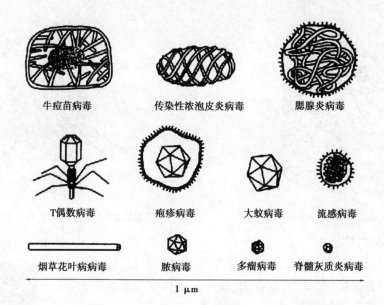

牛痘苗病毒　　　传染性浓泡皮炎病毒　　　腮腺炎病毒

T偶数病毒　　　疱疹病毒　　　大蚊病毒　　　流感病毒

烟草花叶病病毒　　　脓病毒　　　多瘤病毒　　　脊髓灰质炎病毒

1 μm

图 2.52　病毒的形态

任务 6.2　病毒的结构

病毒是非细胞型生物,无细胞结构。成熟的、结构完整的病毒个体称作病毒颗粒或病毒粒子。最简单的病毒颗粒有一个蛋白质外壳,其内包含核酸(DNA 或 RNA)。核酸和衣壳共同组成核衣壳。有些病毒在核衣壳外面还有一层外套称包膜。

6.2.1　核酸

核酸位于病毒颗粒的中心部分,为病毒的基因组。一种病毒只含有一种类型的核酸,即 DNA 或 RNA。根据病毒核酸的类型,可分为两种:DNA 病毒或 RNA 病毒;单链(single strand, ss)或双链(double strand, ds);核酸携带着遗传信息,控制着病毒的遗传、变异、增殖和对宿主的感染性等特性。

6.2.2　衣壳

包围在病毒核酸外面的一层蛋白质外壳为衣壳,由许多蛋白质亚基组成,这些蛋白质亚基称为壳粒。病毒的衣壳和核酸共同组成核衣壳。由于壳粒数目和排列方式不同,因而病毒结构呈现出几种不同的对称形式。

1)螺旋对称型

蛋白质亚单位以螺旋方式叠加上升形成杆状或丝状外壳,形似一个中空柱,里面的核酸以旋梯式绕中心轴上升,从而形成杆状病毒颗粒(见图 2.53)。烟草花叶病毒是典型的杆状病毒。

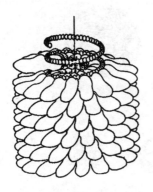

图 2.53 病毒的螺旋对称型结构

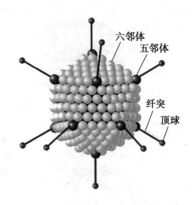

图 2.54 病毒的二十面体对称型结构

2)二十面体对称型

多数外形似球状的病毒颗粒大多具有二十面体对称,它由 20 个等边三角形组成,具有 20 个面,该结构的典型代表是腺病毒,看上去像"球状",没有包膜(见图 2.54)。

3)复合对称型

一般而言,病毒的颗粒有两种基本对称型,即螺旋对称和二十面体对称。既具有螺旋对称又有二十面体对称的病毒颗粒称为复合对称,此类病毒的结构较复杂。如噬菌体,它的头部是二十面体对称,而尾部是螺旋对称(见图 2.55)。

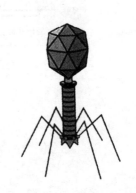

图 2.55 病毒的复合对称结构

病毒衣壳的主要功能有:保护病毒的核酸免受环境中核酸酶或外界理化因素破坏;其蛋白成分易与宿主细胞表面受体结合,使病毒能穿入细胞引起感染;病毒的衣壳蛋白是病毒的重要抗原物质,可刺激机体产生特异性免疫应答。

6.2.3 包膜

有些病毒在核衣壳的外面还包围着一层包膜,这些病毒称为包膜病毒。包膜由磷脂双分子组成,膜中有糖蛋白,包膜是病毒复制成熟后以出芽方式通过宿主细胞膜时获得,所以具有宿主细胞膜类脂成分,易被脂溶性如乙醚、氯仿等溶解破坏。在有些包膜表面还具有呈放射状排列的突起,称为纤突。

任务 6.3 噬菌体

噬菌体是侵染细菌、放线菌、真菌等细胞型微生物的病毒。

6.3.1 噬菌体的形态

以大肠埃希菌噬菌体 T_4 为例:头部为二十面体对称形态,由蛋白质外壳包裹着内部核酸。

尾部外层是可收缩的尾鞘,中间为尾髓。尾鞘末端有六根细长尾丝。头尾相接处呈一收隘,称为颈部。头部的外壳(衣壳)对包在其中的遗传物质起保护作用(见图2.56)。

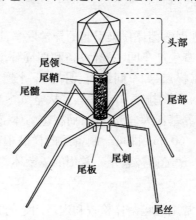

图 2.56　噬菌体的结构示意图

6.3.2　烈性噬菌体与温和噬菌体

根据噬菌体与寄生细胞的关系,可将噬菌体分为烈性噬菌体和温和噬菌体两类。

1)烈性噬菌体

凡能在宿主细胞内增殖,产生大量子代噬菌体并引起细胞裂解的噬菌体,称为烈性噬菌体。温和噬菌体侵染寄主细胞后,并不马上增殖,而是将它们的核酸整合到寄主的染色体上,随着寄主细胞的染色体一起复制,并分配到子代细胞,不断延续传代。把这种噬菌体称为温和噬菌体或溶源性噬菌体。带有温和噬菌体基因组的细胞称为溶源性细菌,整合在染色体上的噬菌体 DNA 称为原噬菌体。带有噬菌体基因的溶原菌,可以抵抗相应的烈性噬菌体的侵染,这种抵抗力具有高度的特异性。某些细菌带上噬菌体后,其性状可能产生某些变化。

2)溶源性噬菌体

溶源性细菌有时会自发丢失原噬菌体,成为非溶源性细菌,此过程称为溶源性细菌非溶原化,结果会导致噬菌体增殖和细胞裂解。

6.3.3　噬菌斑

在含有敏感菌的固体培养基上,噬菌体使寄主菌体细胞裂解而形成不同大小和形状、透亮无菌的空斑,称为噬菌斑。其形态多样,有的形成晕圈,有的呈多重同心圆,也有的近似圆形。大小不一,一般直径为0.1~2.0 mm(见图2.57)。在一定条件下,这些特性相当稳定,可作为鉴定噬菌体的依据之一。一个噬菌斑中约为 10^7 的噬菌体,所以噬菌斑是噬菌体的"菌落"。

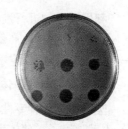

图 2.57　噬菌斑

噬菌斑形成的过程和原理是:噬菌体侵染敏感细胞后,释放子代噬菌体,通过培养基扩散到四周细胞,继续侵染,引起连锁细胞裂解,从而形成形态和大小不同的空斑。

6.3.4 噬菌体的分离检查

在发酵生产中,有时会出现因噬菌体侵染引起的异常发酵,通常需要检查异常发酵液中是否有噬菌体存在。同样也要检查生产车间、发酵设备和四周环境中噬菌体的污染情况。可根据具体情况,选择有代表性的采样点,如车间地面、明沟、下水道、储液桶、排气口和道路等处。所取样品可以是发酵液、污水、土壤、排气和空气等。从空气中分离噬菌体时,可用真空泵抽引,将空气抽入培养基,以此培养基作为分离样品;而在噬菌体密度高的位点,只要将长了菌的培养皿打开,在空气中暴露 30～60 min 即可。制备后的样品中噬菌体含量太少时,可将样品放在寄主菌液内培养适当时间,使噬菌体繁殖。常用的噬菌体检查方法有:

1)双层琼脂检查法

双层琼脂检查法是一种最常用的噬菌体检查和定量测定的方法。

首先配制含 2% 琼脂的培养基,灭菌后倒入无菌培养皿内,每皿 10 mL,制成平板,以此培养基作为底层。另取待检样品 0.1 mL 和细菌悬液 0.2 mL,加入已灭菌并冷却至 45 ℃左右的含 0.6% 琼脂培养基 4～5 mL,于试管中充分混匀,立即倒在底层培养基上并铺平,作为上层,即成双层培养基。待上层培养基凝固后,将平板倒置于 32 ℃恒温箱内培养,一般经 16～20 h 即可取出观察结果,如有噬菌体存在时,会在双层琼脂上层出现透亮无菌的圆形或近似圆形的噬菌斑。根据每个培养皿中噬菌体的数目可以计算噬菌体的效价。效价即每毫升被检样品中含有噬菌体的数量,常以 U/mL 来表示,其计算公式为:

$$效价 = 培养皿中噬菌斑平均数 \times 稀释倍数 \times 10 \tag{2.1}$$

2)载玻片快速检查法

将噬菌体、菌悬液和含有 0.5%～0.8% 琼脂的培养基混合,在无菌载玻片上凝固,经培养后于显微镜或放大镜下观察计数噬菌斑。此法只需数小时即可获知结果,可用于早期检查。

3)液体培养基检查法

用 500 mL 锥形瓶装 50 mL 培养基,灭菌后,接入 0.5 mL 新鲜菌种和 0.5～1 mL 待检液,置摇床培养 10～20 h 观察液体的浑浊度,若液体澄清,说明有噬菌体感染。

6.3.5 噬菌体的防治

利用微生物进行发酵的工业生产常会遭受到噬菌体的污染,造成异常发酵,轻者可使发酵周期延长,发酵单位产量降低,生产的菌体变形,重者则发生明显溶菌,甚至倒罐,造成重大损失。生产菌株本身、空气过滤系统及周围环境不洁都有可能引起噬菌体感染。防治措施有:

1)严格控制活菌体的排放

噬菌体是一种专性寄生的微生物,不能离开寄主自行繁殖,控制好环境中活生产菌的含量,也就杜绝了噬菌体生存繁衍的重要根源。生产中的取样液、废弃的种子液或发酵液等,均需灭菌后经管道或密闭阴沟向远处排放;发酵罐中排出的废气和逃液要通入储有高锰酸钾、漂白粉等药液的容器中或密闭的水封池中,经灭菌后再通过管道或密闭阴沟向远处排放;已被噬菌体侵染的种子液或发酵液应先在 80 ℃以下灭菌 2～5 min,再输去提取工段或向地沟排放;

放罐后,对空罐灭菌时,要加入甲醛进行熏蒸;提取后含有菌体的废弃母液,应通过密闭的阴沟向远处发酵车间和空压机房的地方排放。

2)保证发酵系统和空气过滤系统的合理性与无菌状态

发酵系统与空气过滤的设置和结构必须合理。要通过检查并采取措施消除设备中存在的缺陷和不合理部分,消除设备及管道内的死角。空气过滤器要严格定期灭菌,并确保干燥。

3)净化环境

建立环境卫生制度,定期清扫、消毒、检查;定期用灭菌药剂在厂区喷雾,以消灭空气中的杂菌和噬菌体;车间四周保持清洁,经常清扫、冲刷;车间地面和墙壁定期用漂白粉或石灰粉刷洗消毒,玻璃窗可用酒精或新洁尔灭擦拭,室内空气可用次氯酸钙烟雾剂、甲醛或紫外线进行消毒处理。

4)选育和使用抗噬菌体的菌株

选育抗性菌株是防治噬菌体危害的有效措施之一。首先要求菌种有抵抗当地噬菌体侵染的能力。一般自然突变所获得的抗噬菌体菌株较为稳定,但出现抗性突变的频率较低,可辅以理化诱变剂和多种因子复合处理,则可以提高突变频率。

5)菌种轮换使用

应根据生产环境中噬菌体的普查情况,选用几种对各型噬菌体敏感性不同的抗性菌株,定期轮换使用,对防止噬菌体危害也有一定效果。在菌种轮换使用中,应经常对噬菌体变化情况进行监测,以确保轮换使用的有效性。

6)药物防治

防治噬菌体所使用的药物应能抑制噬菌体使之失活,而不能影响生产菌的生长、发酵产物的积累和提取;药物最好用量少,价格低;产品应符合卫生要求。经抗生素、有机酸、螯合剂、染料和表面活性剂等药物试验,发现氯霉素在使用浓度为 1 mg/mL 时,可以抑制丙酮丁醇梭菌和乳糖发酵短杆菌的噬菌体增长,而对菌体生长和发酵均无不良影响。还发现草酸钠、枸橼酸钠和柠檬酸铵,在浓度 0.5% 时,可以抑制谷氨酸棒状杆菌的噬菌体,而对菌体的生长和发酵没有影响。柠檬酸铵及一些相关的盐类,需在感染噬菌体之前加入,才能起到抑制噬菌体的作用,实际上起着预防的效果,并不能作为治疗剂。低剂量的氯霉素和四环素等抗生素能阻止噬菌体的发展,故在发酵液中适当加入抗生素也可起到防治噬菌体的作用。另据报道,三聚磷酸钠和植酸钠也有良好药效。

7)噬菌体感染后的补救措施

针对噬菌体对其寄主范围要求严格的特点,可备有发酵特征基本相近而又不相互抑菌的不同菌株,当发生噬菌体感染时,可大量接入另一菌种的种子液或发酵液继续发酵,可减少损失,避免倒罐。当早期发现噬菌体侵染且残糖较高时,可将发酵液升温至 85~95 ℃维持 10~15 min,既可杀灭噬菌体,培养基中的营养成分又不会遭到大量破坏,加热后再补充一些玉米浆,重新接入大量种子继续发酵。

任务 6.4 常见的病毒

6.4.1 人免疫缺陷病毒

人类免疫缺陷病毒（HIV）是获得性免疫综合征（AIDS，又称艾滋病）的病原体（见图2.58）。AIDS是一种慢病毒病，以全身免疫系统损伤为特征，由于免疫缺陷，抗感染能力下降，以致发生机会感染、恶性肿瘤及神经障碍等一系列临床综合征。自1987年发现首例AIDS病例以来，全世界已有数亿的人死于艾滋病，平均每天有近1.5万人感染HIV病毒。由于尚缺乏有效的控制方法，AIDS已经成为严重威胁人类健康的最严重的病毒传染病之一。HIV的传播途径为性传播、血液传播和母婴传播。

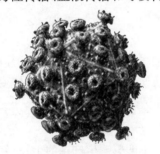

图2.58 艾滋病病毒

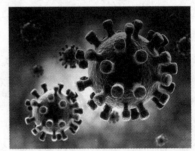

图2.59 SARS冠状病毒

6.4.2 SARS冠状病毒

2002年秋至2003年末，在世界20多个国家和地区暴发严重的急性呼吸道综合征（SARS），是进入21世纪以来的一种严重威胁人类健康的病毒性传染病。SARS是由SARS冠状病毒（见图2.59）引起的病毒性肺炎，其症状主要表现为发烧、干咳、呼吸急促、头疼以及低氧血等，实验室检查有红细胞下降和转氨酶升高等，严重时导致进行性呼吸衰竭，并致人死亡。SARS病毒主要通过近距离的空气飞沫、接触感染者的呼吸道分泌物和密切接触进行传播。

6.4.3 禽流感病毒

禽流感又称真性鸡瘟、欧洲鸡瘟，它是由正黏病毒科的A型流感病毒（AIV）（见图2.60）引起的禽类的一种从呼吸系统病变到严重全身性败血症的烈性传染病。流感病毒根据核蛋白（NP）和基质（M）抗原的抗原性质可分为3个抗原性不同的型：A、B和C型。B型和C型一般只见于人类，A型流感病毒感染范围较广，可见于人类、猪和马，偶见于水貂、海豹和鲸等其他哺乳动物，家禽的流感是由A型流感病毒引起的。A型流感病毒根据血凝素（HA）和神经氨酸酶（NA）的抗原性，可分为许多亚型，目前已鉴定的HA亚型18个，NA亚型11个。

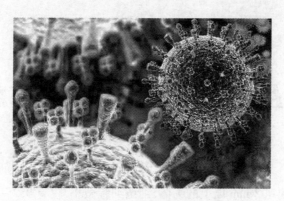

图 2.60　禽流感病毒

　　近年来,高致病性 H5N1 型禽流感病毒在亚洲及欧洲肆虐,造成大量的禽类死亡,同时也造成人感染禽流感乃至死亡,给人类带来巨大经济损失和健康问题。2009 年全球范围的甲型 H1N1 流感大流行也是由禽流感病毒引起的。禽流感病毒以空气传播为主,病禽可通过气溶胶和粪便污染周围环境,造成传播。禽流感可感染多种禽类,其中水禽也是其重要宿主。

6.4.4　类病毒

　　类病毒是亚病毒的一种,只含有 RNA 一种成分,没有蛋白质外壳。它是一类专性寄生在活细胞内的分子病原体。目前,只在植物体中发现。其所含核酸为裸露的环状 ssRNA,通常由 246～375 个核苷酸分子组成,相对分子质量为 $0.7 \times 10^5 \sim 1.2 \times 10^5$。类病毒于 1971 年首次在马铃薯纺锤形块茎病中发现,迄今已知的类病毒多引起植物病害,如番茄簇顶病、柑橘裂皮病、鳄梨白斑病、菊花矮化病及黄瓜白果病等。

6.4.5　拟病毒

　　拟病毒又称类类病毒、卫星病毒,是一类包裹在真病毒粒子中的有缺陷的类病毒,为亚病毒的一种。拟病毒极其微小,一般仅由裸露的 RNA(300～400 个核苷酸)或 DNA 组成。被拟病毒"寄生"的真病毒又称辅助病毒,拟病毒则成了它的"卫星"。拟病毒必须依赖辅助病毒才能复制,同时拟病毒也可干扰辅助病毒的复制和减轻其对宿主的病害。

6.4.6　朊病毒

　　朊病毒是一类不含核酸的传染性蛋白质分子,为亚病毒的一种,它可引起宿主体内同类蛋白质分子发生与其相似的构象变化,从而使宿主致病。至今发现的与哺乳动物脑部相关的 10 余种疾病都是由朊病毒引起的,如羊瘙痒病、牛海绵状脑病(疯牛病)、克雅氏病、人的库鲁病等。1982 年,美国科学家 S. B. Prusiner 在研究羊瘙痒病病原体时发现了朊病毒,Prusiner 因此而获得 1997 年诺贝尔生理学和医学奖。

项目7 细菌形态检查方法

人的眼睛只能看到0.2 mm以上的物体,细菌细胞微小,仅有0.2~20 μm大小,肉眼不能直接看到,必须借助显微镜。细菌菌体无色半透明,利用光学显微镜直接检查只能看到细菌的轮廓及其运动性,必须经过染色才能观察到形态、大小、排列、染色特性及特殊结构。

普通光学显微镜以可见光为光源,细菌经100倍的物镜和10(或16)倍的目镜联合放大1 000(或1 600)倍后,达到0.2~2 mm,肉眼可以看见。光学显微镜中有普通显微镜、暗视野显微镜、相差显微镜等,最常用的是普通明视野显微镜。

任务7.1 不染色标本检查法

不染色标本检查法是检查细菌的运动性等生理活动的方法,因此是细菌活标本检查的方法。常用的有压滴法和悬滴法等。

1)压滴法

用接种环依次取生理盐水和细菌培养物,置于洁净的载玻片中央,使其成为均匀的菌悬液,覆以盖玻片。检查时,先用低倍镜找到适宜的位置,再用高倍镜和油镜观察。观察时,必须缩小光圈,适当下降聚光器,以造成一个光线较弱的视野,才便于观察细菌的运动情况。

2)悬滴法

将细菌液滴于洁净的盖玻片上,另取一张凹玻片,在凹孔周边涂一薄层凡士林,最后将其凹面向下,对准盖玻片中央并盖于其上,最后迅速翻转,用小镊子轻轻按压。观察时,先用低倍镜找到悬滴边缘,再换高倍镜观察(因凹玻片较厚,一般不用油镜),可观察到细菌的运动状态。

任务7.2 染色标本检查法

细菌细胞无色半透明,需经过染色才能在光学显微镜下清楚地看到。常用的细菌染色法包括单染色法和复染色法。单染色法是只用一种染料使细菌着色,如美蓝染色法、石炭酸复红染色法等。可观察细菌的大小、形态与排列形状,但各种细菌均染成同一颜色,不能鉴别细菌。

复染色法是用两种或两种以上的染料染色,可使不同菌体呈现不同颜色,故又称鉴别染色法,如革兰氏染色法、抗酸染色法等,其中最常用的复染色法是革兰氏染色法。此外,还有细菌特殊结构的染色法,如荚膜染色法、鞭毛染色法和芽孢染色法等。

革兰氏染色法由丹麦植物学家 Christian Gram 创建于 1884 年,通过革兰氏染色法可将细菌分为革兰阳性菌(蓝紫色)和革兰阴性菌(红色)两大类。其染色过程是:先用初染剂结晶紫进行初染,再用碘液媒染,然后用乙醇(或丙酮)脱色,最后用复染剂(如番红)复染。

革兰氏染色的机理与细菌细胞壁的结构和化学组成有关。革兰阳性菌肽聚糖含量高,层次较多,故细胞壁比较厚,细胞壁上的间隙较小,煤染后形成的结晶紫 – 碘复合物就不易细脱出细胞壁,加之它脂类含量很少,经乙醇洗脱后,肽聚糖层的网孔脱水而变得通透性更小,于是蓝紫色的结晶紫 – 碘复合物就留在细胞内而呈蓝紫色。而革兰阴性菌肽聚糖含量低,层次也较少,故细胞壁较薄,其上孔隙较大,加之细胞壁脂类含量高,经乙醇洗脱后,细胞壁因脂质被溶解而孔隙更大,所以结晶紫 – 碘复合物极易洗脱出细胞壁,酒精脱色后成无色,复染时被石炭酸复红染成红色。

【学习情境2】 技能实训

技能实训 2.1　普通显微镜油镜的使用

【实训目的】

掌握显微镜油镜的使用方法及保养方法。

【实训原理】

现在普通的光学显微镜利用目镜和物镜两组透镜系统来放大成像,故又常被称为复式显微镜。它们由机械装置和光学系统两大部分组成(见图2.61)。在显微镜的光学系统中,物镜的性能最为关键,它直接影响着显微镜的分辨率。而在普通光学显微镜通常配置的几种物镜中,油镜的放大倍数最大,对生物学研究最为重要。与其他物镜相比,油镜的使用比较特殊。需在载玻片与镜头之间加滴镜油。

主要原因是:滴加香柏油可增加照明亮度。油镜的放大倍数可达100×,放大倍数这样大的镜头,焦距很短,直径很小,但所需要的光照强度却最大。从承载标本的玻片透过来的光线,因介质密度不同(从玻片进入空气,再进入镜头),有些光线或因折射或完全反射,不能进入镜头,致使在使用油镜时会因射入的光线较少,物象显现不清。所以为了不让通过的光线有所损失,在使用油镜时须在油镜与玻片之间加入与玻璃的折射率($n = 1.55$)相仿的镜油(通常用香柏油,其折射率 $n = 1.52$)(见图2.62)。

【实训器材】

1.仪器:普通光学显微镜。

2.试剂与材料:香柏油、二甲苯、擦镜纸、细菌标本片。

【实训方法与步骤】

取细菌标本片,加1滴香柏油,置显微镜油镜下观察。

1)准备

左手托镜座,右手持镜臂,保持显微镜为水平状态,将显微镜平稳地放在实验台上。打开试验台的工作灯,转动粗调螺旋,将载物台略下降(或镜筒略升高),使物镜和载物台距离稍拉开;再旋转物镜转换器,将低倍镜(一般为"10×")对准载物台中央的通光孔,当镜头完全到位时,可听见轻微的"咔嗒"声。

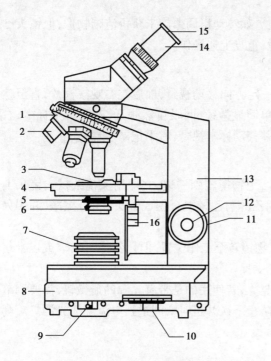

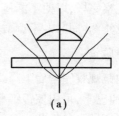

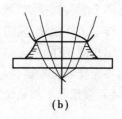

图 2.61　光学显微镜的构造

1—物镜转换器;2—接物镜;3—游标卡尺;4—载物台;
5—聚光器;6—彩虹光阑;7—光源;8—镜座;9—电源开关;
10—光源滑动变阻器;11—粗调螺旋;12—微调螺旋;
13—镜臂;14—镜筒;15—目镜;16—标本移动螺旋

图 2.62　物镜与标本之间不同折射
率时的光线通路
(a)空气;(b)香柏油

2)采光与对光

打开光圈,上升聚光器至适当位置,小心取出电源线,把电源线插头插到电源插座上,把电源开关按向"Ⅰ"一边,接通电源,左眼向目镜内观察,移动亮度调节器,使视野内的光线均匀、亮度适中。一般情况下,油镜观察应将显微镜亮度调整至很亮,光圈完全打开。

3)滴加镜油、放片

将染好的细菌染色标本片用吸水纸印干,在镜检部位滴入1滴香柏油,保持香柏油呈油滴状,切勿涂散开。将滴有香柏油的染色标本片放到载物台,用移动器上的弹簧夹固定好,观察部位移到通光孔的正中央。

4)调焦

用粗调螺旋将载物台下降(或镜筒上升),转动转换器,选择"100×"的油浸物镜,(镜头上写有"100×""oil"或"Hi"字样,一般以白色线条为标志)对准通光孔。

眼睛从显微镜侧面注视物镜,转动粗调螺旋,缓缓上升载物台(或镜筒下降),使油浸物镜浸入香柏油中,使其镜面几乎与标本片接触,但两者切勿相碰(需小心谨慎,如用力过猛,不仅易压碎标本片,还会损坏镜头)。

眼睛向目镜内观察,一边观察一边缓慢转动粗调螺旋,将载物台徐徐下降(或镜筒徐徐上升)。注意,此时切不可向相反的方向操作,否则易压碎标本片并损坏镜头。当出现物像一闪后,改用细调螺旋微微调节至物像最清晰为止。如转动粗调螺旋未获得清晰物像,但镜头已离开油面,眼睛必须重新从显微镜侧面注视物镜,重复上述操作。

5)观察

观察标本时,通过调节推片器的螺旋,按一定方向移动视野,前后左右观察标片,直至整个标本观察完毕,以便不漏检、不重复。若使用单筒显微镜,两眼自然张开,左眼观察标本,右眼记录及绘图,同时左手调节焦距,使物像清晰并移动标本视野,右手记录、绘图。

6)收镜

油镜观察完毕后下降载物台,取下标本片,把物镜转到一边,立即用擦镜纸拭去镜头上的油,若油已干,可用擦镜纸蘸少许二甲苯(或用乙醇与乙醚混合制成镜头洗液)擦净,并用另一张擦镜纸拭去二甲苯。

将两个物镜转换成"八"字形,或将"5×"物镜转至工作位置,但切勿将"10×"或以上倍数的镜头转至工作位置,以防物镜与聚光器碰撞受损。

关闭光圈,下降聚光器,移动反光镜使其竖立,若使用的是带有光源的显微镜,需要调节亮度旋钮将光亮调至最暗,再关闭电源按钮,以防止下次开机时瞬间过强电流烧坏光源灯。套上镜套,将显微镜置于规定位置。

技能实训 2.2　微生物细胞大小的测量

【实训目的】

了解目镜测微尺和镜台测微尺的构造和使用原理;掌握用测微尺测定微生物大小的方法。

【实训原理】

微生物细胞大小是微生物的形态特征之一,也是分类鉴定的依据之一。微生物大小的测定需要在显微镜下借助特殊的测量工具——测微尺,包括目镜测微尺和镜台测微尺(见图 2.63)。

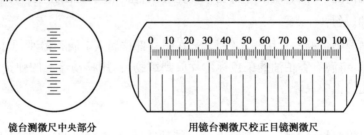

镜台测微尺中央部分　　　　　用镜台测微尺校正目镜测微尺

图 2.63　测微尺及其校正

镜台测微尺是中央部分刻有精确等分线的载玻片。一般将 1 mm 等分为 100 格,每格长度等于 0.01 mm(即 10 μm)。镜台测微尺并不直接用来测量细胞的大小,而是用于校正目镜测微尺每格的相对长度。

目镜测微尺是一块可放在接目镜内的隔板上的圆形小玻片,其中央刻有精确的刻度,有等分 50 小格或 100 小格两种。测量时,需将其放在接目镜中的隔板上,用以测量经显微镜放大后的细胞物像。由于不同显微镜或不同的目镜和物镜组合放大倍数不同,目镜测微尺每小格所代表的实际长度也不一样。因此,用目镜测微尺测量微生物大小时,必须首先用镜台测微尺进行校正,以求出该显微镜在一定放大倍数的目镜和物镜下,目镜测微尺每小格所代表的相对长度,然后根据微生物细胞相当于目镜测微尺的格数,即可计算出细胞的实际大小。

球菌用直径来表示其大小,杆菌则用宽和长的范围来表示。如金黄色葡萄球菌直径约为0.8 μm,枯草芽孢杆菌大小为(0.7 ~ 0.8)μm × (2 ~ 3)μm。

【实训器材】

1. 仪器:目镜测微尺、镜台测微尺、载玻片、盖玻片、显微镜等。

2. 试剂与材料:酿酒酵母24 h马铃薯斜面菌种染色标本片。

【实训方法与步骤】

1)装目镜测微尺

取出接目镜,旋开接目镜透镜,将目镜测微尺的刻度朝下放在接目镜筒内的隔板上,然后旋上接目透镜,最后将此接目镜插入镜筒内。

2)校正目镜测微尺

将镜台测微尺置于显微镜的载物台上,使刻度面朝上。校正目镜测微尺先用低倍镜观察,对准焦距,当看清镜台测微尺后,转动接目镜,使目镜测微尺的刻度与镜台测微尺的刻度平行,移动推动器,使目镜测微尺和镜台测微尺的某一区间的两对刻度线完全重合,然后计数出两对重合线之间各自所占的格数。用同样的方法换成高倍镜和油镜进行校正,分别测出在高倍镜和油镜下,两重合线之间两尺分别所占的格数。

观察时光线不宜过强,否则难以找到镜台微尺的刻度;换高倍镜和油镜校正时,务必十分细心,防止接物镜压坏镜台微尺和损坏镜头。

3)计算

由于已知镜台测微尺每格长10 μm,可分别计算在不同放大倍数下目镜测微尺每格所代表的长度(μm),即

$$目镜测微尺每格长度 = \frac{两重合线间镜台测微尺格数 \times 10}{两重合线间目镜测微尺格数} \tag{2.2}$$

4)菌体大小测定

目镜测微尺校正后,取下镜台测微尺,换上细菌染色制片。先用低倍镜和高倍镜找到标本后,换油镜测定藤黄微球菌的直径和大肠杆菌的宽度和长度。测定时,通过转动目镜微尺和移动载玻片,测出细菌直径或宽和长所占目镜尺的格数。最后将所测得的格数乘以目镜测微尺(用油镜时)每格所代表的长度,即为该菌的实际大小。

测定酵母菌时,先将酵母培养物制成水浸片,然后用高倍镜测出宽和长各占目镜测微尺的格数,最后,将测得的格数乘上目镜微尺(用高倍镜时)每格所代表的长度,即为酵母菌的实际大小。通常测定对数生长期菌体来代表该菌的大小;可选择有代表性的3 ~ 5个细胞进行测定;细菌的大小需用油镜测定,以减少误差。测定完毕取出目镜测微尺后,将接目镜放回镜筒,再将目镜测微尺和镜台测微尺分别用擦镜纸擦拭干净,放回盒内保存。

【实训结果】

1. 将目镜测微尺校正结果填入表 2.2 中。

表 2.2　目镜测微尺校正结果

接物镜	接物镜倍数	目镜测微尺格数	镜台测微尺格数	目镜测微尺每格代表的长度/μm
低倍镜				
高倍镜				
油　镜				

接目镜放大倍数为：_____。

2. 将各菌测定结果填入表 2.3 中。

表 2.3　各菌测定结果

微生物名称	目镜测微尺每格代表的长度/μm	宽		长		菌体大小范围/μm
		目镜测微尺格数	宽度/μm	目镜测微尺格数	长度/μm	
藤黄微球菌						
大肠杆菌						
酿酒酵母						

【思考题】

1. 为什么更换不同放大倍数的目镜或物镜时，必须用镜台测微尺重新对目镜测微尺进行校正？

2. 在不改变目镜和目镜测微尺而改用不同放大倍数的物镜来测定同一细菌的大小时，其测定结果是否相同？为什么？

技能实训 2.3　显微镜直接计数

【实训目的】

了解血细胞计数板的构造、计数原理和计数方法；掌握使用血细胞计数板进行微生物计数的方法。

【实训原理】

显微镜直接计数法是将小量待测样品的悬浮液置于一种特别的具有确定面积和容积的载玻片上（又称计菌器），于显微镜下直接计数的一种简便、快速、直观的方法。目前，国内外常用的计菌器有血细胞计数板、Peteroff-Hauser 计菌器和 Hawksley 计菌器等。它们都可用于酵母、细菌、霉菌孢子等悬液的计数，基本原理相同。后两种计菌器由于盖上盖玻片后，总容积为 $0.02~mm^3$，而且盖玻片和载玻片之间的距离只有 $0.02~mm$，因此，可用油浸物镜对细菌等较小的细胞进行观察和计数。除了用这些计菌器外,还有在显微镜下直接观察涂片面积与视野面积之比的估算法,此法一般用于牛乳的细菌学检查。显微镜直接计数法的优点是直观、快速、操作简单。但此法的缺点是所测得的结果通常是死菌体和活菌体的总和。目前已有一些方法可以克服这一缺点,如结合活菌染色微室培养(短时间)以及加细胞分裂抑制剂等方法来达到只计数活菌体的目的。本实验以血球计数板为例进行显微镜直接计数。另外两种计菌器的使用方法可参看各厂商的说明书。

用血细胞计数板在显微镜下直接计数是一种常用的微生物计数方法。该计数板是一块特制的载玻片,其上由4条槽构成3个平台;中间较宽的平台又被一短横槽隔成两半,每一边的平台上各列有一个方格网,每个方格网共分为9个大方格,中间的大方格即为计数室。计数室的刻度一般有两种规格:一种是一个大方格分成25个中方格,而每个中方格又分成16个小方格(图);另一种是一个大方格分成16个中方格,而每个中方格又分成25个小方格。但无论是哪一种规格的计数板,每一个大方格中的小方格都是400个。每一个大方格边长为1 mm,则每一个大方格的面积为1 mm²,盖上盖玻片后,盖玻片与载玻片之间的高度为0.1 mm,所以计数室的容积为0.1 mm³(万分之一毫升)(见图2.64)。

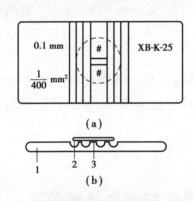

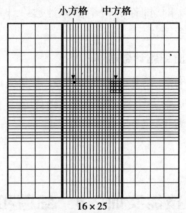

血细胞计数板构造(一)　　　　　　血细胞计数板构造(二)
(a)正面图;(b)纵切面图　　　　　16×25
1—血细胞计数板;2—盖玻片;3—计数室　放大后的方网格,中间大方格为计数室

图2.64　血细胞计数板的构造

计数时,通常数5个中方格的总菌数,然后求得每个中方格的平均值,再乘上25或16,就得出一个大方格中的总菌数,然后再换算成1 mL菌液中的总菌数。设5个中方格中的总菌数为A,菌液稀释倍数为B,如果是25个中方格的计数板,则:

$$1 \text{ mL 菌液中的总菌数} = A/5 \times 25 \times 10^4 \times B = 50\ 000A \cdot B(\text{个})$$

同理,如果是16个中方格的计数板,则:

$$1 \text{ mL 菌液中的总菌数} = A/5 \times 16 \times 10^4 \times B = 32\ 000A \cdot B(\text{个})$$

【实训器材】

1.仪器:血细胞计数板、显微镜、盖玻片、无菌毛细滴管。

2.试剂与材料:酿酒酵母斜面菌种或培养液。

【实训方法与步骤】

1)菌悬液制备

以无菌生理盐水将酿酒酵母制成浓度适当的菌悬液。

2)镜检计数室

在加样前,先对计数板的计数室进行镜检。若有污物,则需清洗,吹干后才能进行计数。

3)加样品

将清洁干燥的血细胞计数板盖上盖玻片,再用无菌的毛细滴管将摇匀的酿酒酵母菌悬液由盖玻片边缘滴一小滴,让菌液沿缝隙靠毛细渗透作用自动进入计数室,一般计数室均能充满菌液。取样时先要摇匀菌液;加样时计数室不可有气泡产生。

4)显微镜计数

加样后静止 5 min,然后将血细胞计数板置于显微镜载物台上,先用低倍镜找到计数室所在位置,然后换成高倍镜进行计数。调节显微镜光线的强弱适当,对于用反光镜采光的显微镜还要注意光线不要偏向一边,否则视野中不易看清楚计数室方格线,或只见竖线或只见横线。

在计数前若发现菌液太浓或太稀,需重新调节稀释度后再计数。一般样品稀释度要求每小格内有 5~10 个菌体为宜。每个计数室选 5 个中格(可选 4 个角和中央的一个中格)中的菌体进行计数。位于格线上的菌体一般只数上方和右边线上的。如遇酵母出芽,芽体大小达到母细胞的一半时,即作为两个菌体计数。计数一个样品要从两个计数室中计得的平均数值来计算样品的含菌量。

5)清洗血细胞计数板

使用完毕后,将血细胞计数板在水龙头用水冲洗干净,切勿用硬物洗刷,洗完后自行晾干或用吹风机吹干。镜检,观察每小格内是否有残留菌体或其他沉淀物。若不干净,则必须重复洗涤至干净为止。

技能实训 2.4　细菌和酵母菌的制片及简单染色

【实训目的】

掌握细菌的涂片和简单染色法;掌握酵母的活体染色技术。

【实训原理】

简单染色法是利用单一染料对细菌进行染色的一种方法。此法操作简便,适用于菌体一般形状和细菌排列的观察。常用碱性染料进行简单染色,这是因为在中性、碱性或弱酸性溶液中,细菌细胞通常带负电荷,而碱性染料在电离时,其分子的染色部分带正电荷,因此碱性染料的染色部分很容易与细菌结合使细菌着色。经染色后的细菌细胞与背景形成鲜明的对比,在显微镜下更易于识别。常用作简单染色的染料有美蓝、结晶紫、碱性复红等。

酵母菌是不运动的单细胞真核微生物,其大小通常比常见细菌大几倍甚至十几倍。美蓝是一种无毒性的染料,它的氧化型呈蓝色,还原型无色。用美蓝对酵母的活细胞进行染色时,由于细胞的新陈代谢作用,细胞内具有较强的还原能力,能使美蓝由蓝色的氧化型变为无色的还原型。因此,具有还原能力的酵母活细胞是无色的。死细胞或代谢作用微弱的衰老细胞则呈蓝色或淡蓝色,借此即可对酵母菌的死细胞和活细胞进行鉴别。

【实训器材】

1. 仪器:显微镜、酒精灯、载玻片、盖玻片、镊子、接种环、玻片搁架、双层瓶(内装香柏油和二甲苯)、擦镜纸、生理盐水或蒸馏水等。

2. 试剂与材料:枯草芽孢杆菌 12~18 h 营养琼脂斜面培养物、大肠杆菌 24 h 营养琼脂斜面培养物、面包酵母。吕氏碱性美蓝染液(或草酸铵结晶紫染液)、齐氏石炭酸复红染液。

【实训方法与步骤】

1)细菌的简单染色

①涂片。取两块洁净无油的载玻片,在无菌的条件下各滴一小滴生理盐水(或蒸馏水)于玻片中央,用接种环以无菌操作分别从枯草芽孢杆菌、大肠杆菌斜面和啤酒酵母菌斜面上挑取少许菌苔于水滴中,混匀并涂成薄膜。若用菌悬液(或液体培养物)涂片,可用接种环挑取 2~3 环直接涂于载玻片上。注意,滴生理盐水(蒸馏水)和取菌时不宜过多且涂抹要均匀,不宜过厚。

②干燥。室温自然干燥。

③固定。涂面朝上,通过火焰 3~4 次。此操作过程称热固定,其目的是使细胞质凝固,以固定细胞形态,并使之牢固附着在载玻片上。热固定温度不宜过高(以玻片背面不烫手为宜),否则会改变甚至破坏细胞形态。

④染色。将玻片平放于玻片搁架上,滴加染液 1~2 滴于涂片上,染液刚好覆盖涂片薄膜为宜。吕氏碱性美蓝染色 1~2 min,石炭酸复红(或草酸铵结晶紫)染色约 1 min。

⑤水洗。不倒去染液,用自来水从载玻片一端轻轻冲洗,直至从涂片上流下的水无色为止。水洗时,不要水流直接冲洗涂面。水流不宜过急、过大,以免涂片薄膜脱落。

⑥干燥。自然干燥、电吹风吹干或用吸水纸吸干均即可(注意勿擦去菌体)。

⑦镜检。涂片干后镜检。

2)酵母活体染色

①在载玻片中央加 1 滴美蓝染液,然后按无菌操作法取培养 48 h 的面包酵母少许,放在美蓝染液中,使菌体与染液均匀混合,染色 2~3 min。

②用镊子夹盖玻片 1 块,小心地盖在液滴上。

③将制好的水浸片放置 3 min 后镜检。先用低倍镜观察到清晰的视野后,再用高倍镜观察,根据是否染上颜色来区分死、活细胞,记录细胞形态,注意观察酵母菌细胞的大小、形状及芽殖情况。

【实训结果】

描述所观察的细菌和酵母菌的形态特征,并绘图。

【注意事项】

1.涂片应均匀,不宜过厚。

2.染色过程中勿使染色液干涸。

3.老龄菌因体内核酸减少,会使阳性菌被染成阴性菌,故不选用。

技能实训 2.5　放线菌和霉菌的制片及简单染色

【实训目的】

掌握放线菌插片法、压印法的操作技术,观察放线菌的形态特征;掌握霉菌浸片的制作方法,了解几种霉菌的基本形态特征。

【实训原理】

放线菌是指能形成分枝丝状体或菌丝体的一类革兰阳性菌,常见放线菌大多数形成菌丝体,紧贴培养基表面或深入培养基内生长的称为基内菌丝,基内菌丝生长到一定阶段还能向空气中生长出气生菌丝,并进一步分化产生孢子丝及孢子。在显微镜下直接观察时,气生菌丝处在上层、基内菌丝在下层,气生菌丝暗,基内菌丝较透明。孢子丝依种类的不同,有直波曲、各种螺旋形或轮生。在油镜下观察,放线菌的孢子有球形、椭圆、杆状或柱状。能否产生菌丝体及由菌丝体分化产生的各种形态特征是放线菌分类鉴定的重要依据。观察放线菌的形态特征时,多用插片法和压印法,这些方法的主要目的是为了尽可能保持放线菌自然生长状态下的形态特征。

霉菌可产生复杂分枝的菌丝体,分为基生菌丝和气生菌丝,气生菌丝生长到一定阶段后分化产生繁殖菌丝,由繁殖菌丝产生孢子。霉菌菌丝体(尤其是繁殖菌丝)其孢子的形态特征是分类的重要依据。霉菌菌丝和孢子的宽度通常比细菌和放线菌粗得多(为 3 ~ 10 μm),常是细菌菌体宽度的几倍至几十倍,因此,用低倍显微镜即可观察。观察霉菌的形态有多种方法常用的有下列 3 种:

1. 直接制片观察法

直接制片观察法是将培养物置于乳酸石炭酸棉蓝染色液中,制成霉菌制片镜检,用此染液制成的霉菌制片的特点是:细胞不变形,具有防腐作用,不易干燥,能保持较长时间,能防止孢子飞散,染液的蓝色能增强反差。必要时,还可用树胶封固,制成永久标本长期保存。

2. 载玻片培养观察法

载玻片培养观察法用无菌操作将培养基琼脂薄层置于载玻片上,接种后盖上盖玻片培养,霉菌即在载玻片和盖玻片之间的有限空间内沿盖玻片横向生长。培养一定时间后将载玻片的培养物置显微镜下观察。这种方法既可以保持霉菌自然生长状态,也便于观察不同发育期的培养物。

3. 玻璃纸培养观察法

霉菌的玻璃纸培养观察方法与放线菌和玻璃纸培养观察方法相似。这种方法用于观察不同生长阶段霉菌的形态,也可获得良好的效果。

【实训器材】

1. 仪器:经灭菌的平皿、玻璃纸、载玻片、盖玻片、玻璃涂棒、U 形玻棒、接种环、接种铲、镊子、吸管、解剖针、解剖刀、显微镜等。

2. 试剂与材料:青色链霉菌、弗氏链霉菌、曲霉(*Aspergillus* sp.)、青霉、根霉(*Rhizopus* sp.)

和毛霉(*Mucor* sp.)培养2~5 d 的马铃薯琼脂平板培养物；灭菌的高氏一号培养基、马铃薯培养基；乳酸石炭酸棉蓝染色液、石炭酸复红染液；50%乙醇、20%的甘油。

【实训方法与步骤】

1)放线菌的制片与观察

(1)插片法

①倒平板。取融化并冷至大约50 ℃的高氏一号琼脂约20 mL 倒平板,凝固待用。

②接种。用接种环挑取菌种斜面培养物(孢子)在琼脂平板上划线接种。

③插片。以无菌操作用镊子将灭菌的盖玻片以大约45°角插入琼脂内(插在接种线上),插片数量可根据需要而定。

④培养。将插片平板倒置,在28 ℃下培养,培养时间根据观察的目的而定、通常3~5 d。

⑤镜检。用镊子小心拔出盖玻片,擦去背面培养物,然后将有菌的一面朝上放在载玻片上,直接镜检。

(2)玻璃纸法

①倒平板。同插片法。

②铺玻璃纸。以无菌操作用镊子将已灭菌(155~160 ℃干热灭菌2 h)的玻璃纸片(似盖玻片大小)铺在培养基琼脂表面,用无菌玻璃涂棒(或接种环)将玻璃纸压平,使其紧贴在琼脂表面,玻璃纸和琼脂之间不留气泡。每个平板可铺5~10块玻璃纸。也可用略小于平皿的大张玻璃纸代替小纸片,但观察时需要再剪成小块。

③接种。用接种环挑取菌种斜面培养物(孢子)在玻璃纸上划线接种。

④培养。将平板倒立,在28 ℃下培养3~5 d。

⑤镜检。在洁净载玻片上加一小滴水,用镊子小心取下玻璃纸片,菌面朝上放在玻片的水滴上,使玻璃纸平贴在玻片上(中间勿留气泡),先用低倍镜观察,找到适当视野后换高倍镜观察。操作过程中,勿碰动玻璃纸面上的培养物。

(3)印片法

①接种培养。用高氏一号琼脂平板,常规划线接种或点种,在28 ℃下培养4~7 d,也可用上述两种方法所使用的琼脂平板上的培养物,作为制片观察的材料。

②印片。用接种铲或解剖刀将平板上的菌苔连同培养基切下一小块,菌面朝上放在一载玻片上。另取一洁净载玻片在火焰上微热后,盖在菌苔上。轻轻按压,使培养物(气丝、孢子丝或孢子)黏附("印")在后一块载玻片的中央,有印迹的一面朝上,通过火焰2~3次固定。

③染色用石炭酸复红覆盖印迹,染色约1 min 后水洗。

④镜检。干后用油镜观察。

2)霉菌的制片与观察

(1)直接制片观察法

在载玻片上加1滴乳酸石炭酸棉蓝染色液,用解剖针从霉菌菌落边缘处挑去少量已产生孢子的霉菌菌丝,先置于50%乙醇中浸一下以洗去脱落的孢子,再放在载玻片上的染液中,用解剖针小心地将菌丝分散开。盖上盖玻片,置低倍镜下观察,必要时换高倍镜观察。挑菌和制片时要细心,尽可能保持霉菌自然生长状态。加盖玻片时,勿压入气泡,以免影响观察。

（2）载玻片培养观察法

①培养小室的灭菌。在平皿皿底铺一张略小于皿底的圆滤纸片,再放1根U形棒,其上放1洁净载玻片和2块盖玻片,盖上皿盖,包扎后于121 ℃灭菌30 min,烘干备用。

②琼脂块制作。取已灭菌的马铃薯琼脂（或察氏琼脂）培养基6～7 mL注入另一灭菌平皿中,使之凝固成薄膜。用解剖刀切成0.5～1 cm³的琼脂块,并将其移至上述培养室中的载玻片上（每片放两块）（见图2.65）,制作过程应注意无菌操作。

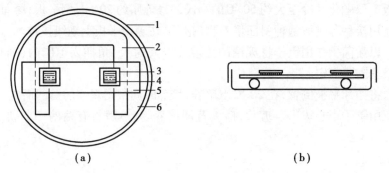

图2.65　载玻片培养示意图
（a）正面观;（b）侧面观
1—平皿;2—U形棒;3—盖玻片;4—培养物;5—载玻片;6—滤纸

③接种。用尖细的接种针挑取很少量的孢子接种于琼脂块的边缘上,用无菌镊子将盖玻片覆盖在琼脂块上。接种量要少,尽可能将分散的孢子接种在琼脂块边缘上,否则培养后菌丝过于稠密影响观察。

④培养。现在平皿的滤纸上加3～5 mL灭菌的20%的甘油（用于保持平皿内湿度）,盖上皿盖,在28 ℃下培养。

⑤镜检。根据需要可在不同的培养时间内取出载玻片置低倍镜下观察。必要时,可换高倍镜。

【实训结果】

1.绘图说明你所观察到的放线菌的主要形态特征。

2.绘图说明4种霉菌的形态特征。

技能实训2.6　革兰氏染色法

【实训目的】

掌握革兰氏染色法的操作。

【实训原理】

革兰氏染色法是1884年由丹麦病理学家Christain Gram氏创立的,革兰氏染色法可将所有的细菌区分为革兰阳性菌（G⁺）和革兰阴性菌（G⁻）两大类。革兰氏染色法是细菌学中最重要的鉴别染色法。

革兰氏染色法的基本步骤是：先用初染剂结晶紫进行初染，再用碘液媒染，然后用乙醇（或丙酮）脱色，最后用复染剂（如番红）复染。经此方法染色后，细胞保留初染剂蓝紫色的细菌为革兰阳性菌；如果细胞中初染剂被脱色剂洗脱而使细菌染上复染剂的颜色（红色），该菌属于革兰阴性菌。

革兰氏染色法所以能将细菌可分为革兰阳性和革兰阴性，是由这两类细菌细胞壁的结构和组成不同决定的。实际上，当用结晶紫初染后，像简单染色法一样，所有细菌都被染成初染剂的蓝紫色。碘作为媒染剂，它能与结晶紫结合成结晶紫－碘的复合物，从而增强了染料与细菌的结合力。当用脱色剂处理时，两类细菌的脱色效果是不同的。革兰阳性细菌的细胞壁主要由肽聚糖形成的网状结构组成，壁厚、类脂质含量低，用乙醇（或丙酮）脱色时细胞壁脱水、使肽聚糖层的网状结构孔径缩小，透性降低，从而使结晶紫－碘的复合物不易被洗脱而保留在细胞内，经脱色和复染后仍保留初染剂的蓝紫色。革兰阴性菌则不同，由于其细胞壁肽聚糖层较薄、类脂含量高，所以当脱色处理时，类脂质被乙醇（或丙酮）溶解，细胞壁透性增大，使结晶紫－碘的复合物比较容易被洗脱出来，用复染剂复染后，细胞被染上复染剂的红色。

革兰氏染色反应是细菌重要的鉴别特征，为保证染色结果的正确性，采用规范的染色方法是十分必要的。本实验将介绍被普遍采用的 Hucker 氏改良的革兰氏染色法。

【实训器材】

1. 仪器：普通光学显微镜（物镜头：10×，100×）。

2. 试剂与材料：革兰染色液1套（包括结晶紫、卢戈碘液、95%乙醇、稀释复红）、生理盐水、吸水纸、载玻片、接种环、酒精灯、火柴等、金黄色葡萄球菌、大肠埃希菌、枯草芽孢杆菌的普通营养琼脂培养物（培养时间为8～16 h）。

【实训方法与步骤】

1）细菌涂片标本的制作

①涂片。取洁净的载玻片1张，滴一小滴生理盐水于载玻片中央（也可用接种环取一环生理盐水滴入载玻片中央）；将接种环在火焰上烧灼灭菌，冷却后，无菌操作方法在培养基表面轻轻刮取少许待染色的细菌，混入载玻片的生理盐水中，以画圈的形式由内向外均匀地抹成直径1.5 cm左右的涂层薄片；将接种环灭菌后放回原处。

注：如用菌液制作涂片，则不加生理盐水，直接用接种环取菌液涂抹于载玻片上。

②干燥。将上述涂片置于试管架上，任其自然干燥，也可将涂面朝上，在酒精灯上稍微烘干，但切勿离火焰太近，因温度过高会破坏菌体形态。

③固定。手持载玻片一端，涂有细菌标本的一面朝上，将载玻片在酒精灯火焰外焰来回通过3次，使涂抹的细菌固定于载玻片上，固定时，温度不能过高，千万不可将载玻片停于火焰上烧灼。

2）细菌革兰染色标本片的制作

①初染。将细菌涂片平置于试管架上，滴加结晶紫染液于细菌涂片处，使其布满菌膜，染色时间为1 min，用细水流徐徐冲洗取多余染液，甩去载玻片上过多的积水（以防影响下一种染液的浓度）。

②媒染。滴加卢戈碘液于涂片位置，维持1 min，用细水流洗取，将载玻片上过多的积水甩去。

③脱色。加95%乙醇数滴于载玻片上,摇动载玻片让乙醇来回流动,使脱色均匀,倾去紫色酒精液;如涂片较厚可再滴加95%乙醇,继续摇动载玻片直至无紫色染料脱出为止。脱色时间为30~40 s,脱色后,立即用水冲洗除去乙醇,甩去积水。也可将玻片倾斜,连续滴加95%乙醇至涂片处进行脱色20~30 s至流出的乙醇无色为止,立即用细水流冲洗。乙醇的浓度、用量、涂片的厚度、染色时间都会影响脱色的效果,脱色是革兰染色中最关键的一步,脱色不足,革兰阴性菌仍保留紫色可造成假阳性;反之,脱色过度,革兰阳性菌也可被染成红色。

④复染。滴加复红染液于涂片位置,染色1 min,用水冲洗去染液,甩去载玻片上积水。让载玻片自然干燥或用吸水纸吸干水分,切勿擦拭。将染好的涂片标本用吸水纸吸干后,加1滴香柏油,置显微镜油镜下观察染色结果。

【实训结果】

革兰阳性菌被结晶紫着色后不易被酒精脱色,故染成紫色;革兰阴性菌被结晶紫着色后易被酒精脱色,故被稀释复红复染成红色。金黄色葡萄球菌为革兰阳性葡萄状排列的球菌,直径0.4~1.2 μm,无鞭毛和芽孢。大肠埃希菌为革兰阴性短小杆菌,无芽孢有鞭毛,大小为$(1.1~1.5)μm×(2.0~6.0)μm$。枯草芽孢杆菌为革兰阳性链状排列的有芽孢的杆菌,大小为$(1~1.3)μm×(3~5)μm$,易形成芽孢,芽孢不凸出菌体,菌体两端较平整。

描述所观察的细菌的形态特征,并绘图。

【注意事项】

1.涂片应均匀,不宜过厚。

2.染色过程中勿使染色液干涸。

3.染色成败的关键是脱色的时间,脱色过度或不足都会影响染色结果。

4.老龄菌因体内核酸减少,会使阳性菌被染成阴性菌,故不选用。

技能实训2.7　细菌芽孢染色

【实训目的】

学习并掌握芽孢染色法;初步了解芽孢杆菌的形态特征。

【实训原理】

芽孢又称内生孢子,是某些细菌生长到一定阶段在菌体内形成的休眠体,通常呈圆形或椭圆形。细菌能否形成芽孢以及芽孢的形状、芽孢在芽孢囊内的位置、芽孢囊是否膨大等特征是鉴定细菌的依据之一。由于芽孢壁厚、透性低,不易着色,当用石炭酸复红、结晶紫等进行单染色时,菌体和芽孢囊着色,而芽孢囊内的芽孢不着色或仅显很淡的颜色,游离的芽孢呈淡红或淡蓝紫色的圆形或椭圆形的圈。为了使芽孢着色便于观察,可用芽孢染色法。

芽孢染色法的基本原理是:用着色力强的染色剂孔雀绿或石炭酸复红,在加热条件下染色,使染料不仅进入菌体也可进入芽孢内,进入菌体的染料经水洗后被脱色,而芽孢一经着色难以被水洗脱,当用对比度大的复染剂染色后,芽孢仍保留初染剂的颜色,而菌体和芽孢囊被染成复染剂的颜色,使芽孢和菌体更易于区分。

【实训器材】

1. 仪器：小试管、滴管、烧杯、试管架、载玻片、木夹子、显微镜等。

2. 试剂与材料：蜡样芽孢杆菌约2 d营养琼脂斜面培养物、球形芽孢杆菌1~2 d营养琼脂斜面培养物、染色剂(5%孔雀绿水溶液、0.5%番红水溶液)。

【实训方法与步骤】

1) 改良的 Schaeffer-Fulton 氏染色法

①制备菌悬液。加1~2滴水于小试管中，用接种环挑取2~3环菌苔于试管中，搅拌均匀，制成浓的菌悬液。

②染色。加孔雀绿染液2~3滴于小试管中，并使其与菌液混合均匀，然后将试管置于沸水浴的烧杯中，加热染色15~20 min。

③涂片固定。用接种环挑取试管底部菌液数环于洁净载玻片上，涂成薄膜，然后将涂片通过火焰3次温热固定。

④脱色。水洗，直至流出的水无绿色为止。

⑤复染。用番红染液染色2~3 min，倾去染液并用滤纸吸干残液。

⑥镜检。干燥后用油镜观察。芽孢呈绿色，芽孢囊及营养体为红色。

2) Schaeffer-Fulton 氏染色法

①制片。按常规涂片、干燥、固定。

②染色。加数滴孔雀绿染液于涂片上，用木夹夹住载玻片一端，在微火上加热至染料冒蒸气并开始计时，维持5 min。加热过程中及时补充染液，切勿让涂片干涸。

③水洗。待玻片冷却后，用缓流自来水冲洗，直至流出的水无色为止。

④复染。用番红染液复染2 min。

⑤水洗。用缓流水洗后，吸干。

⑥镜检。干后油镜观察。芽孢呈绿色，芽孢囊及营养体为红色。

【实训结果】

绘图表示两种芽孢杆菌的形态特征(注意芽孢的形状、着生位置及芽孢囊的形状特征)

技能实训2.8　细菌荚膜染色

【实训目的】

学习并掌握荚膜染色法。

【实训原理】

荚膜是包围在细菌细胞外的一层黏液状或胶质状物质，其成分为多糖、糖蛋白或多肽。由于荚膜与染料的亲和力弱、不易着色；而且可溶于水，易在用水冲洗时被冲去。所以通常用衬托染色法染色，使菌体和背景着色，而荚膜不着色，在菌体周围形成一透明圈。由于荚膜含水量高，制片时通常不用热固定，以免变形影响观察。

这里主要介绍 3 种荚膜染色法,其中湿墨水法较简便,并适用于各种有荚膜的细菌。

【实训器材】

1. 仪器:载玻片、盖玻片、滤纸、显微镜等。

2. 试剂与材料:褐球固氮菌或胶质芽孢杆菌约 2 d 无氮培养基琼脂斜面培养物、染色剂[绘图墨水(上海墨水厂的沪光绘图墨水效果较好;必要时用滤纸过滤后使用)和 1% 甲基紫水溶液]、1% 结晶紫水溶液、6% 葡萄糖水溶液、20% 硫酸铜水溶液、甲醇。

【实训方法与步骤】

1) 湿墨水法

①制备菌和墨水混合液。加 1 滴墨水于洁净的载玻片上,然后挑取少量菌体与其混合均匀。

②加盖玻片。将一洁净盖玻片盖在混合液上,然后在盖玻片上放一张滤纸,轻轻按压以吸去多余的混合液。加盖玻片时勿留气泡,以免影响观察。

③镜检。用低倍镜和高倍镜观察,若用相差显微观察,效果更好。背景灰色,菌体较暗,在菌体周围呈现明亮的透明圈即为荚膜。

2) 干墨水法

①制混合液。加 1 滴 6% 葡萄糖液于洁净载玻片的一端,然后挑取少量菌体与其混合,再加一环墨水,充分混匀。玻片必须洁净无油迹,否则,涂片时混合液不能均匀散开。

②涂片。另取一端边缘光滑的载玻片作推片,将推片一端的边缘置于混合液前方,然后稍向后拉,当推片与混合液接触后,轻轻左右移动,使之沿推片接触的后缘散开,而后以大约 30°角迅速将混合液推向玻片另一端,使混合液铺成薄层。

③干燥。在空气中自然干燥。

④固定。用甲醇浸没涂片固定 1 min,倾去甲醇。

⑤干燥。在酒精灯上方用文火干燥。

⑥染色。用甲基紫染 1 ~ 2 min。

⑦水洗。用自来水轻轻冲洗,自然干燥。

⑧镜检。用低倍和高倍镜观察。背景灰色,菌体紫色,菌体周围的清晰透明圈为荚膜。

3) Anthony 氏法

①涂片。按常规取菌涂片。

②固定。在空气中自然干燥。不可加热干燥固定。

③染色。用 1% 的结晶紫水溶液染色 2 min。

④脱色。以 20% 的硫酸铜水溶液冲洗,用吸水纸吸干残液。

⑤镜检。干后用油镜观察。菌体染成深紫色,菌体周围的荚膜呈淡紫色。

【实训结果】

绘图说明你所观察到的细菌的菌体和荚膜的形态。

·情境小结·

细菌是一类具有细胞壁的单细胞原核细胞型微生物,形体微小,结构简单。细菌按形态可分为球菌、杆菌和螺旋菌。细菌细胞的结构可分为两类:一是基本结构,二是特殊结构。

基本结构包括细胞壁、细胞膜、细胞质及核质等;特殊结构包括鞭毛、芽孢、菌毛和荚膜等。细菌的繁殖的主要方式是二分裂。

放线菌是一类主要呈菌丝状生长和以孢子繁殖的原核微生物。放线菌与人类的关系极其密切,从微生物中发现的抗生素约有70%是由放线菌生产的。放线菌的菌丝由于形态、功能的不同,可分为基内菌丝、气生菌丝和孢子丝3类。放线菌主要是借形成各种无性孢子来进行繁殖;也可通过菌丝断裂成断片来繁殖。放线菌产生的无性孢子主要有分生孢子、节孢子和孢子囊孢子。

真菌包括酵母菌和霉菌。酵母菌泛指能发酵糖类的各种单细胞真菌。酵母菌属于真核微生物,一般具有细胞壁、细胞膜、细胞质、细胞核、一个或多个液泡、线粒体、核糖体、内质网、微丝及内含物等。酵母菌的繁殖方式分为两大类:无性繁殖和有性繁殖。无性繁殖包括芽殖、裂殖、产生无性孢子,有性繁殖主要是产生子囊孢子。其过程分为质配、核配和形成子囊孢子3个阶段。在实际生产中,常见的酵母菌的繁殖方式是以无性繁殖中的芽殖为主。

霉菌是"丝状真菌"的统称,通常指在营养基质上能形成绒毛状、网状或絮状菌丝体的真菌。霉菌菌体是由分枝或不分枝的菌丝构成。许多菌丝缠绕、交织在一起所构成的形态结构称为菌丝体。根据菌丝是否有隔膜,可将霉菌菌丝分为两类:无隔菌丝和有隔菌丝。霉菌具有极强的繁殖能力。主要是通过无性繁殖和有性繁殖来产生新个体,也可通过菌丝断片来形成新菌丝。霉菌的无性繁殖以产生无性孢子为主,无性孢子主要有孢子囊孢子、分生孢子、节孢子、厚垣孢子。霉菌的有性繁殖主要包括3个阶段:质配、核配和减数分裂。

病毒是一类体积非常微小、构造极其简单、专性细胞内寄生的非细胞型微生物。基本形态包括球形、砖形、杆形、长丝形及蝌蚪形。最简单的病毒颗粒有一个蛋白质外壳,其内包含核酸(DNA或RNA)。核酸和衣壳共同组成核衣壳。有的病毒衣壳外还有包膜。

噬菌体是侵染细菌、放线菌、真菌等细胞型微生物的病毒。噬菌体可分为烈性噬菌体和温和噬菌体两类。被温和噬菌体感染的细菌称为溶源性细菌。

常用不染色标本检查法来检查细菌的运动性,要观察细菌的形态、大小、排列、染色特性及细菌的特殊结构必须经过染色。常用的细菌染色法包括单染色法和复染色法。最常用的复染色法是革兰氏染色法。通过革兰氏染色可将细菌分为革兰阳性菌(蓝紫色)和革兰阴性菌(红色)两大类。

目标测试 2

一、选择题

1. 与细菌的运动有关的结构是(   )。
    A. 鞭毛   B. 菌毛   C. 纤毛   D. 荚膜

2. 单个细菌在固体培养基上生长可形成(   )。
    A. 菌落   B. 菌苔   C. 菌丝   D. 菌团   E. 菌膜

3. 细菌抵御动物吞噬细胞吞噬的结构是(   )。
    A. 荚膜   B. 鞭毛   C. 芽孢   D. 性菌毛   E. 普通菌毛

4. 细菌的繁殖方式是(   )。
    A. 芽殖   B. 复制   C. 掷孢子   D. 二分裂增殖   E. 产生芽孢子

5. 细菌具有黏附作用的结构是(   )。
    A. 荚膜   B. 鞭毛   C. 菌毛   D. 芽孢   E. 核体

6. 在以下4大类微生物中,只含DNA或RNA一种核酸的是(   )。
    A. 真菌   B. 真细菌   C. 古生菌   D. 病毒

7. 裸露病毒保护核酸免受环境中核酸酶破坏的结构是(   )。
    A. 膜粒   B. 纤突   C. 芯髓   D. 衣壳   E. 囊膜

8. 度量病毒的单位是(   )。
    A. 毫米   B. 厘米   C. 纳米   D. 微米

9. 革兰阳性菌细胞壁的特点是(   )。
    A. 较疏松   B. 肽聚糖含量多
    C. 无磷壁酸   D. 有脂多糖
    E. 有脂蛋白

10. 下列不是细菌形态的是(   )。
    A. 球状   B. 杆状   C. 螺旋状   D. 砖块状

11. 度量细菌的单位是(   )。
    A. 毫米   B. 厘米   C. 纳米   D. 微米

12. 不属于细菌基本结构的是(   )。
    A. 鞭毛   B. 细胞质   C. 细胞膜   D. 细胞壁

13. 芽孢与细菌有关的特性是(   )。
    A. 抗吞噬作用   B. 产生毒素   C. 耐热性   D. 黏附于感染部位

14. 细菌细胞壁的主要功能是(   )。
    A. 生物合成   B. 维持细胞外形
    C. 参与物质交换   D. 呼吸作用

15. 细菌缺乏下列哪种结构在一定条件下仍可存活?(   )。
    A. 细胞壁   B. 细胞膜   C. 细胞质   D. 核质   E. 以上均可

16. 对病毒衣壳的错误叙述是(   )。
    A. 由多肽构成的壳粒组成   B. 表面凸起称为刺突

C. 可增加病毒的感染性   D. 呈对称形式排列

E. 可抵抗核酸酶和脂溶剂

17. 对病毒包膜的叙述错误的是( )。

     A. 化学成分为蛋白质、脂类及多糖   B. 表面凸起称为壳粒

     C. 有病毒种、型特异性抗原   D. 包膜溶解可使病毒灭活

     E. 可保护病毒

18. 将感染细菌的病毒称为( )。

     A. 噬菌体   B. 动物病毒   C. 植物病毒   D. 阮病毒   E. 类病毒

19. 关于噬菌体以下错误的是( )。

     A. 是一种病毒

     B. 温和噬菌体基因组不可整合到细菌染色体上

     C. 温和噬菌体可整合到细菌染色体上

     D. 分为烈性噬菌体和温和噬菌体

20. 所谓病毒结构的对称类型是根据( )。

     A. 核酸空间排列方式   B. 蛋白质的空间构型

     C. 壳粒数目及排列方式   D. 包膜的折叠形式

     E. 刺突的空间排列方式

二、简答题

1. 细菌有哪些基本结构和特殊结构? 简述各自的生理功能。

2. G^+ 菌细胞壁与 G^- 菌细胞壁有何异同?

3. 如何识别普通光学显微镜的油镜头?

4. 使用油镜时,为何要在标本片中滴加香柏油? 其作用原理是什么?

5. 什么是革兰氏染色? 其主要步骤是哪些? 目前认为染色的原理主要是什么?

6. 放线菌的菌丝包括哪3种? 三者之间有何联系?

7. 描述放线菌的繁殖方式。

8. 放线菌和霉菌都是丝状微生物,请问如何区分放线菌和霉菌?

9. 毛菌霉、根霉菌、曲霉菌、青霉菌的菌丝各有何特点?

10. 霉菌能产生哪些无性孢子和有性孢子?

11. 酵母菌的主要繁殖方式有哪些?

12. 比较细菌、放线菌、酵母菌及霉菌的菌落特征。

学习情境 3
微生物控制技术

【学习目标】

1. 掌握消毒灭菌的概念,常用的高温灭菌法、紫外线灭菌法机理和使用范围,常用的体外抗菌试验尤其是琼脂扩散法的原理及操作方法。

2. 熟悉化学消毒剂作用机理及常用的化学消毒剂,影响消毒剂消毒效果和抗菌试验的因素。

3. 了解辐射灭菌和滤过除菌法及体内抗菌试验方法。

4. 能消毒灭菌和进行药物的抗菌试验。

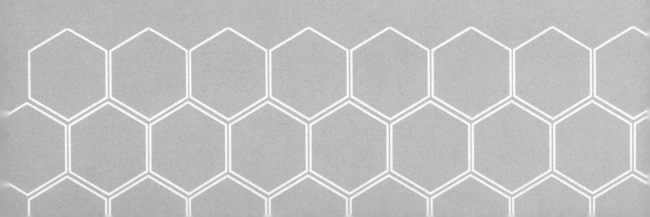

　　微生物广泛分布于自然界中,它们与外界环境和宿主共同构成相对平衡的生态体系。在土壤、空气、水、各种动植物和人的体表以及与外界相通的各腔道中均存在数量不等、种类各异的微生物,其中既有病原微生物,也有非病原微生物。当环境条件适宜时,能促进微生物的新陈代谢和生长繁殖;当环境条件不适时,微生物的代谢和繁殖等活动会受到一定程度的抑制甚至发生形态、结构、代谢、毒性等的变化,引起微生物变异。当微生物的环境条件发生剧烈变化时,其生长繁殖受到抑制,甚至导致微生物死亡。同时,微生物的活动也可影响到周围环境。微生物与外界环境相互作用、相互影响,构成一个相互平衡的统一整体,即微生态平衡。

　　了解微生物在环境中的分布,掌握环境因素对微生物的影响规律,一方面能采取一定方法,促进微生物的生长繁殖,从病材中分离培养病原微生物,帮助进行传染病诊断,及制备疫苗等;另一方面,也可利用对微生物不利的环境因素,抑制或杀灭微生物,以消除物体或环境内的微生物,以达到防腐、消毒、灭菌或除菌的目的。

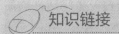 知识链接

消毒灭菌的常用术语

1) 消毒

　　用物理或化学方法杀死物体或环境中的病原微生物,对非病原微生物、芽孢、孢子不一定能完全杀死,称为消毒。用于消毒的化学药物,称为消毒剂。

2) 灭菌

　　用物理或化学方法杀灭物体或一定环境范围内的所有微生物,包括芽孢在内的所有病原微生物和非病原微生物,称为灭菌。

3) 无菌

　　物体上没有活的微生物存在。防止微生物进入机体或其他物品的操作技术称为无菌操作。外科手术、医疗操作、注射液的生产配制及微生物生产等均需严格的无菌操作。

4) 防腐

　　防止或抑制微生物生长繁殖的方法,称为防腐。用于防腐的化学药品称为防腐剂或抑菌剂,在药学中常用于延长生物制品及口服制品的保存期。许多化学药品在低浓度时为防腐剂,在高浓度时为消毒剂。

　　天然的药物原料常带有大量微生物,尤其是植物性中药材,其根茎类的多带有土壤中的微生物,花叶类的多带有空气中的微生物,果实类的多带有酵母菌等真菌。药物被微生物污染后,若处理不当或保管不善,往往引起药物降解和变质,降低疗效,甚至引起机体发热或感染。药品的微生物学质量受到所处环境的影响。产品的污染可来自原料、药厂的设备、空气、操作人员及包装容器等,即使最后再经消毒,所含死细菌残留物(如革兰阴性菌的热原质)也不易被破坏。因此,防止和消除微生物的污染是保证药品质量的重要措施。

项目8　物理消毒灭菌方法

任务8.1　热力灭菌法

温度是影响微生物生长繁殖和代谢活动的最重要因素之一。高温对微生物有明显的致死作用。高温灭菌的机理有：高温能使菌体蛋白质变性或凝固，导致酶蛋白及生物活性物质失活、核酸结构被破坏，从而使菌体死亡。热力灭菌包括干热灭菌法和湿热灭菌法。在同一温度下，湿热灭菌效力比干热灭菌大。因为湿热比干热穿透力强，能较快地提高灭菌物品内部的温度；湿热中细菌容易吸收水分，使菌体蛋白质易于凝固变性；湿热的蒸汽有潜热效应存在，水由气态变为液态时释放出潜能，可迅速提高被灭菌物体的温度。

8.1.1　干热灭菌法

干热的杀菌作用是通过脱水干燥使大分子变性。一般细菌繁殖体在干燥状态下，以 80 ~ 100 ℃经 1 h 可被杀死；芽孢则需要 160 ~ 170 ℃经 2 h 才能死亡。

1) 焚烧

直接燃烧或置于焚烧炉内燃烧是最彻底的灭菌方法之一。仅适用于废弃物或动物尸体等。

2) 烧灼

将需要灭菌的物品直接用火焰灼烧的一种灭菌方法。适用于微生物实验室的接种环、试管口、瓶口等的灭菌。有些外科金属器械也可用此法灭菌，但要注意器械需擦拭干净。

3) 干烤

利用干燥空气进行灭菌的一种方法。常使用电烤箱进行，以 160 ~ 170 ℃加热 2 h。适用于高温下不变质、不损坏、不蒸发的物品，如玻璃器皿、瓷器、金属制品等的灭菌。

8.1.2　湿热灭菌法

湿热灭菌法是最常用的灭菌方法。

1)煮沸消毒法

在101.325 kPa(1个大气压)下,水的煮沸温度为100 ℃,一般细菌的繁殖体经5 min可被杀死,细菌芽孢需要煮沸1~2 h才能被杀死。此法常用于消毒食具、刀剪等。水中加入2%碳酸氢钠,既可提高沸点至105 ℃,促进杀灭细菌的芽孢,又可防止金属器皿生锈。海拔高度影响水的沸点,高海拔用此法消毒时,可按海拔每升高300 m增加2 min的标准来延长消毒时间。

2)流通蒸汽消毒法

流通蒸汽消毒法又称常压蒸汽消毒法,是利用1个大气压下100 ℃的水蒸气进行消毒。细菌繁殖体经15~30 min可被杀灭,但不能全部杀灭细菌芽孢。此法常用的器具为Arnold消毒器,我国的蒸笼具有同样的原理。

3)间歇灭菌法

间歇灭菌法是指利用反复多次的间歇加热以达到灭菌的目的。将需灭菌物品置于流通蒸汽灭菌器内,以100 ℃加热15~30 min,杀死其中的繁殖体。取出后放37 ℃孵箱过夜,使残存的芽孢发育成繁殖体,次日再蒸1次,如此连续3次以上,可达到灭菌的效果。此法适用于一些不耐高热的含糖、牛乳等培养基。如有些物质不耐100 ℃,则可将温度降低至75~80 ℃,每次加热时间延长至30~60 min,次数增加至3次以上,也可达到灭菌目的。

4)高压蒸汽灭菌法

高压蒸汽灭菌法是指利用密闭的高压蒸汽灭菌器灭菌的方法。灭菌的温度取决于水蒸气的压力。在密闭的高压蒸汽灭菌器内,在一个大气压(101.326 kPa)下,水蒸气的温度是100 ℃。随着压力升高,蒸汽的温度也相应地升高。当锅内压力达到103.4 kPa时,温度可达到121.3 ℃,维持15~20 min,可杀灭包括细菌芽孢在内的所有微生物。此法适用于耐高温耐湿物品的灭菌,如一般培养基、生理盐水、玻璃器皿、金属器械及手术敷料等。

使用高压蒸汽灭菌法时应注意,高压蒸汽灭菌器内的温度和压力有关,也与蒸汽的饱和度有关。如灭菌器内有冷空气,则压力表表示的压力与相应的温度不相符合,会影响灭菌效果。因此,在使用时要排尽灭菌器内的冷空气,以免影响灭菌效果。

5)巴氏消毒法

巴氏消毒法是由巴斯德最早发明,常用于牛乳、酒类、果汁等的消毒。具体方法有:加热61.1~62.8 ℃ 30 min或71.7 ℃ 15~30 s,现在多采用后一种方法。处理后均需将温度迅速降到10 ℃以下,这样可杀死全部病原菌又不破坏食品的营养成分和风味。

任务8.2　辐射灭菌法

辐射是能量的一种传播方式,不同的辐射射线的波长、强度、性质差异较大,对微生物的影响也各有不同。辐射射线对微生物,特别是病原微生物通常是不利的。辐射根据其物理学特性,可分为非电离辐射和电离辐射。前者包括可见光、日光、紫外线、微波及激光等,后者包括

α射线、β射线、γ射线及X射线等。

1)紫外线

波长在240~300 nm的紫外线(ultraviolet ray,UV)具有杀菌作用,其中以265~266 nm最强,这与DNA的吸收光谱范围一致。紫外线主要作用于菌体细胞内的DNA,使一条DNA链上两个相邻的胸腺嘧啶共价结合或两条DNA链上的胸腺嘧啶聚合,形成二聚体,使菌体的DNA复制发生障碍,抑制细菌的生长繁殖,引起细菌的基因突变或死亡。经紫外线照射发生损伤的微生物细胞再暴露于可见光中,在可见光的作用下,部分受损的细胞可恢复正常,这种现象称为光复活现象。紫外线可作用于细菌DNA,也可作用于病毒的DNA和RNA。

紫外线的穿透力很弱,普通玻璃、纸张、尘埃、水蒸气等均能阻挡紫外线,故仅适应于实验室、手术室、无菌室、传染病房、动物房等室内空气和不耐热物体的表面消毒。用于室内空气消毒时,一般按10~15 m²安装30 W紫外灯管一支,照射30 min可杀死空气中的微生物。对物体表面消毒时,灯管离物体表面的距离不宜超过1 m,紫外灯管的有效消毒区为光源周围1.5~2 m,所需时间为30 min。直接的紫外线照射,可导致人和动物的眼睛、皮肤的灼伤,长期的高强度紫外线照射可诱发皮肤癌变,故使用紫外线时应注意防护。

2)日光

日光是太阳辐射的各种射线(红外线、紫外线、可见光)的总和。直射阳光有很强的杀菌作用,日光照射是常用的简易自然消毒法。许多细菌的繁殖体,在日光下直射0.5 h至数小时发生死亡。细菌芽孢对日光的抵抗力比繁殖体强。许多芽孢在日光下照射20 h才发生死亡。日光的杀菌效果因地、因时、因环境不同而异。根据日光光线的波长,日光可分为可见光、红外线和紫外线。日光的红外线可使物质干燥,微生物因缺水使其生长繁殖受到抑制;日光中的紫外线是日光杀菌的主要因素。

3)微波

微波是波长为1~1 000 mm的电磁波,可穿透玻璃、陶瓷和薄塑料等物质,但不能穿透金属表面。微波主要靠其热效应灭菌,因其热效应不均匀,灭菌效果也不可靠。主要用于食品、非金属器械、检验用品、药杯及其他用品的消毒。

4)电离辐射

电离射线具有较高的能量和穿透力,对微生物有致死作用,包括高速电子、X射线和γ射线等,在足够剂量时,对各种微生物均有致死作用。其机制是:通过干扰DNA合成,破坏细胞膜,引起酶系统紊乱;水分子经辐射产生游离基和新分子,如过氧化氢作用于微生物,促进死亡。电离辐射常用于大量一次性医用塑料制品的消毒,也可用于食品、药品和生物制品的消毒,而不破坏其营养成分。由于电离辐射对真菌的杀灭很有效,因此,在中草药、中成药的防霉变处理方面具有一定的使用价值。

任务 8.3 滤过除菌法

滤过除菌法是用物理阻留的方法除去液体或空气中的微生物,达到无菌目的。所用的器具是滤菌器。滤菌器含有微细小孔,只允许液体或气体通过,而大于孔径的微生物等颗粒不能通过。滤过除菌法主要用于一些不耐高温灭菌的血清、毒素、抗生素以及空气等的除菌(但不能除去更小的病毒、支原体和某些 L 型细菌)。

滤菌器的种类很多,目前常用的有以下 5 种:

①薄膜滤菌器。由硝基纤维素膜制成,依孔径大小分为多种规格,用于除菌的滤膜孔径为 0.22 μm。

②玻璃滤菌器。采用玻璃细砂加热,压成原板后将其固定在玻璃漏斗中。除菌时,可选用 G5 和 G6 两种规格。

③石棉滤菌器。石棉滤菌器又称 Seitz 滤菌器,金属漏斗中含有石棉除菌滤板。其 EK 型号可用于除去一般细菌。

④素陶瓷滤菌器。陶瓷漏斗中含有除菌滤板。

⑤空气滤菌器。空气滤菌器含有高效颗粒。

项目9 化学消毒灭菌法

许多化学药物都对微生物的生长、繁殖、致病性、抗原性及其他特性有不同程度的影响。有的化学物质能抑制微生物的生长繁殖,有的可杀死微生物。一般情况下,同一药物在高浓度时,对微生物有杀灭作用;在低浓度时,抑制微生物的生长繁殖。能够抑制和杀灭微生物的化学物质,已广泛用作消毒剂、防腐剂和治疗剂。某一种消毒剂在一定浓度下对某种微生物有效,而对另一种微生物可能无效。在实际工作中,应根据消毒的目的选择合适的消毒剂。

任务9.1 常用的化学消毒剂

常用消毒剂的种类、作用机制和作用见表3.1。

表3.1 常用消毒剂的种类、作用机制和用途

类 别	作用机制	常用消毒剂	用 途
酚类	蛋白质变性、损伤细胞膜、灭活酶类	30~50 g/L 石炭酸、20 mL/L 来苏水	地面、器具表面的消毒,皮肤消毒
氯己定	损伤细胞膜、通透性改变、蛋白质变性	0.1~0.5 mL/L 氯己定	术前洗手、阴道冲洗等
醇类	蛋白质变性与凝固,干扰代谢	700~750 mL/L 乙醇	皮肤、体温计消毒(不用于伤口、黏膜)
重金属盐类	氧化作用、蛋白质变性与沉淀,灭活酶类	0.5~1 g/L 升汞	非金属器皿的消毒
		1 g/L 硫柳汞	皮肤和手术部位消毒
		20 g/L 红汞水溶液	皮肤黏膜和小创伤消毒
		10 g/L 硝酸银	新生儿滴眼、预防淋病奈瑟菌感染
氧化剂	氧化作用、蛋白质沉淀	1 g/L 高锰酸钾	皮肤、尿道、蔬菜和水果消毒
		30 mL/L 过氧化氢	创口、皮肤黏膜消毒
		2~3 mL/L 过氧乙酸	塑料、玻璃器材和人造纤维消毒
		20~25 g/L 碘酒	皮肤消毒

续表

类　别	作用机制	常用消毒剂	用　途
氧化剂	氧化作用、蛋白质沉淀	100～200 g/L 漂白粉	地面、厕所与排泄物消毒
		5～15 g/L 漂粉精	地面、墙壁、家具、饮水消毒
		2～5 g/L 氯胺	室内空气与表面消毒
		4×10^{-6} 二氯异氰尿酸钠	水消毒
		30 g/L 二氯异氰尿酸钠	空气及排泄物消毒
表面活性剂	损伤细胞膜、蛋白质沉淀	0.5～1 mL/L 新洁尔灭	外科手术洗手、皮肤黏膜消毒、浸泡手术器械
		0.5～1 mL/L 杜灭芬	皮肤创伤冲洗,金属器械、塑料、棉织品、橡胶类消毒
烷化剂	菌体蛋白质及核酸烷基化	100 mL/L 甲醛	浸泡物品、空气消毒
		20 mL/L 戊二醛	精密仪器、内镜等消毒
		50 mg/L 环氧乙烷	手术器械、敷料等消毒
染料	干扰氧化过程、抑制细菌繁殖	20～40 g/L 甲紫	浅表创伤消毒
酸碱类	破坏细胞膜和细胞壁、蛋白质凝固	5～10 mL/m³ 醋酸加等量蒸馏水	空气消毒
		生石灰(按1∶4或1∶8加水调成糊状)	地面、排泄物消毒

任务9.2　影响化学消毒效果的因素

影响化学清毒效果的因素有多种,大概分类如下:

1)消毒剂的性质、浓度与作用时间

消毒剂的种类不同,化学性质差别很大,其杀菌力和杀菌谱的大小均有较大的差异。不同种类的消毒剂对微生物的杀菌效果不同,如表面活性剂对革兰阳性菌的杀菌效果比革兰阴性菌好。同种消毒剂的浓度不同,其消毒效果也不同,一般浓度越高,作用时间越长,杀菌效果越好。但乙醇除外,70%～75%乙醇杀菌作用最强,浓度过高过低杀菌效果均不佳,浓度超过80%,因渗透性下降杀菌力快速下降。

2)细菌的种类、数量和状态

不同种类的细菌或同种细菌不同状态、菌龄均会影响消毒剂的杀菌效果。例如,结核分枝杆菌对酸、碱较其他细菌有较强的抵抗力,细菌芽孢比繁殖体对消毒剂抵抗力强,幼龄菌比老龄菌对消毒剂敏感。细菌的数量越多,消毒所需要的时间就越长。

3)环境中有机物质对消毒效果的影响

环境中有机物质的存在能明显影响消毒效果。因为细菌与环境中有机物质(血液、脓汁、痰液、粪便、培养基等)混在一起时,这些有机物质对细菌有保护作用,而且与消毒剂发生化学反应,从而影响消毒效果。因此,对皮肤及伤口消毒时,要先清创后再消毒。

4)温度和酸碱度

消毒剂的杀菌过程实质上是化学反应过程,因此,在一定温度范围内,其反应速度随温度升高而加强。如温度每增加 10 ℃,金属盐类消毒剂的杀菌作用提高 2 ~ 5 倍,石炭酸的杀菌作用提高 5 ~ 8 倍。酸碱度通过影响消毒剂的电离度和微生物菌体的带电性而影响消毒剂的杀菌效果,如含氯消毒剂在酸性条件下,杀菌活性最高。

项目10　药物的体外抗菌试验

药物的抗菌试验是用于检查药物的抗菌效果,可分为体外试验和体内试验两种。一般先进行体外抗菌试验,发现有抗菌作用,再进行体内抗菌试验。抗菌试验已广泛应用于新药研究和指导临床用药。其中,体外抗菌试验包括抑菌试验和杀菌试验。抑菌是抑制微生物的生长繁殖,但不能杀死微生物,在药物去除后微生物可生长。杀菌是能杀死微生物,当药物去除后,微生物不能再生长繁殖。

任务 10.1　药物的体外抑菌试验

药物的体外抑菌试验是最常用的抗菌试验,又称药敏试验。它主要用于筛选抗菌药物或测定细菌对药物的敏感性,多在玻璃器皿中进行。该法具有操作简单、需时短、用药少、不需动物和特殊设备等优点。常用方法有连续稀释法和琼脂扩散法。

10.1.1　连续稀释法

连续稀释法有液体培养基连续稀释法和固体培养基连续稀释法两种。

1)液体培养基连续稀释法

在一系列试管中,用液体培养基稀释药物,使各管各含一系列递减浓度的药物,如 $20\rightarrow10\rightarrow5\rightarrow2.5\rightarrow1.25\rightarrow0.625(\mu g/mL)$……然后在每管中加定量的试验菌,经培养 $24\sim48$ h 后用肉眼观察试管混浊情况,记录能抑制试验菌生长的最低浓度(MIC)(见图3.1),也可使用分光光度计观察终点。最低抑菌浓度(MIC)是指药物完全抑制某种微生物生长的最低浓度。

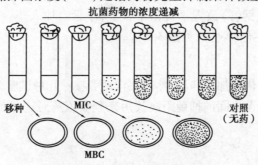

图 3.1　液体培养基稀释法

2）固体培养基连续稀释法

常用平板法,将一系列浓度的药物混入琼脂培养基,制成一批药物浓度呈系列递减的平板,然后用微量移液器或多点接种器接种试验菌,同时设无药空白平板对照,培养后观察结果。本法可同时测定大批实验菌株的 MIC,且不受药物颜色及混浊度的影响,适用于中药制剂或新药的药效学(药物的体外抗菌活性测定)试验。

10.1.2　琼脂扩散法

琼脂扩散法是利用药物在琼脂培养基中扩散,在药物有效浓度的范围内形成抑菌圈或抑菌距离,以抑菌圈直径或抑菌距离的大小来评价药物抗菌作用强弱的方法。常用的琼脂扩散法有以下 3 种:

1）滤纸片法

取滤纸片(直径 0.6 cm,120 ℃灭菌 2 h)蘸取一定浓度的抗菌药物放置于含菌平板表面,培养后观察。如果试验菌生长被抑制,则纸片周围出现透明的抑菌圈(见图 3.2)。

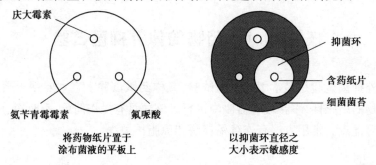

图 3.2　滤纸片法

该法用于在同一平板上多种药物对同一试验菌的抗菌试验。世界卫生组织(1981 年)曾推荐用 Kirby-Bauer 法(K-B 法)作为标准化的药敏试验。K-B 法基本原理仍是滤纸片法,需要采用统一的培养基、菌液浓度、纸片质量、纸片含药量以及其他试验条件。结果以卡尺精确量取进行判断,根据抑菌圈的直径大小判断该菌对该药是抗药、中等敏感或敏感。

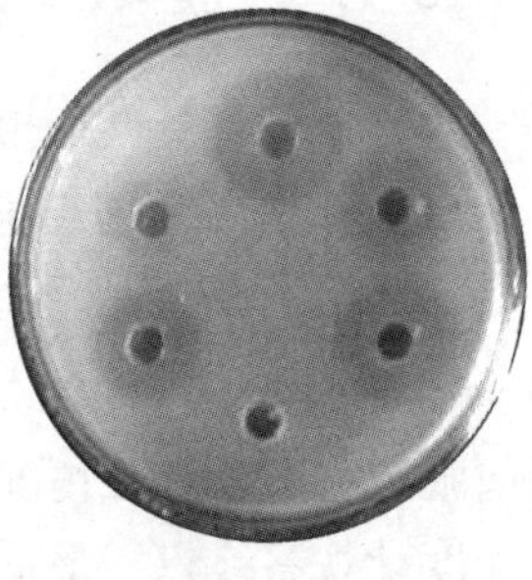

2）管碟法

小管(玻璃管、铝管、钢管)放置于含菌平板上,小管内加入药液,根据抑菌圈直径判断抗菌效力(见图 3.3)。

图 3.3　管碟法

3）挖沟法

在无菌平板上挖沟,沟内加入药液,然后在沟两旁接种几种试验菌。经培养后观察细菌的生长情况,根据沟和试验菌之间的抑菌距离长短来判断该药对这些细菌的抗菌能力。该法适用于一药多菌的测定。

任务 10.2　药物的体外杀菌试验

药物的体外杀菌试验是用来评价药物对微生物的致死活性的一种方法。

1)最低杀菌浓度(或最低致死浓度)的测定

最低杀菌浓度(MBC)是指该药物能杀死细菌的最低浓度。从对微生物广义而言,也可称为最低致死浓度(minimal lethal concentration,MLC)。一般是将待检药物先以合适的液体培养基在试管内进行连续稀释,每管内再加入一定量的试验菌液,培养后可得到该药物的 MIC,取MIC 终点以上未长菌的各管培养物,分别移种于另一无菌平板上,培养后凡平板上无菌生长的药物最低浓度即为该药的 MBC(或 MLC)。

2)活菌计数法

在一定浓度的定量药物内加入定量的试验菌,作用一定时间后,取样进行活菌计数,从存活的微生物数计算出药物对微生物的致死率。活菌计数的方法一般是将定量的药物与试验菌作用后的混合液稀释后,混入琼脂培养基,制成平板,培养后计数平板上形成的菌落数,由于一个菌落是由一个细菌繁殖而来的,因此可用菌落数或菌落形成单位(colony forming unit,cfu)乘以稀释倍数,计算出混合液中存活的细菌数。

任务 10.3　联合抗菌试验

在药学工作中,常常需要检测两种以上抗菌药物在联合应用时的相互作用以及抗菌药物与不同 pH 值或不同离子溶液的相互影响。

抗菌药物联合应用的效果可分为 4 种:加强药物抗菌作用的为协同作用(synergism);减弱药物抗菌作用的为拮抗(antagnism);作用为两者之和的为累加(addition);相互无影响的为无关(indifference)。常用的方法有如下两种:

1)纸条试验

在已知接种试验菌的平板表面垂直放置两根浸有药液的滤纸条,培养后根据抑菌区的加强、减弱或无影响来判断它们在联合应用时的效应(见图 3.4)。纸条也可用圆形的滤纸片代替。

2)纸条梯度平板试验

将琼脂培养基倒入平皿,平皿斜放凝固后制成斜面培养基。将平皿放平加入含抗菌药物的琼脂培养基,这样在制成的双层琼脂平板中含有梯度浓度的抗菌药物。要求其最小抑菌浓度的位置约处于平板的一半。然后将试验菌均匀涂布在平板表面。取滤纸条浸透另一待检药液,按梯度平板中药物浓度递减的方向置于平板表面,培养后观察形成的抑菌区的图形以判断两种药物之间的相互作用。

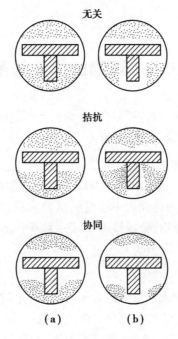

图 3.4　联合作用的纸条实验
(a)一纸条含抗菌药物；(b)二纸条含抗菌药物

任务 10.4　影响抗菌试验的因素

影响抗菌试验的因素有以下几种：

1)试验菌

常选用细菌、霉菌和酵母菌，必要时也可选用其他类群的微生物。一般应包括标准菌株和临床分离菌株。试验菌接种的量应选用适当方法进行计数。

2)培养基

应按试验菌的营养需要进行配制，严格控制各种原料、成分的质量及培养基的配制过程。

3)供试药物

药物的浓度和质量直接影响抗菌试验的结果，需要精确配制。

4)对照试验

为准确判断结果，试验中必须有各种对照试验与抗菌试验同时进行。对照试验包括试验菌对照、已知药物对照、溶剂及稀释剂对照。

【学习情境3】技能实训

技能实训 3.1　玻璃器皿的洗涤、包扎和干热灭菌

【实训目的】

熟悉微生物实验所需的各种常用器皿名称和规格;掌握对各种器皿的清洗方法;掌握玻璃器皿的干热灭菌操作过程。

【实训原理】

为了确保实验顺利进行,要求把实验器皿清洗干净并干燥;而微生物实验还需灭菌,为保持灭菌后的无菌状态,就要对培养皿、吸管等进行包扎,且试管和三角瓶要做棉塞。如不按规定操作,则会影响试验结果,甚至导致实验的失败。

干热灭菌法是利用干燥空气使大分子变性而达到灭菌的目的。把待灭菌的物品包扎后,放入电烘箱中烘烤,即加热 160 ~ 170 ℃维持 1 ~ 2 h。此法常用于空玻璃器皿、金属器皿的灭菌。凡带有胶皮的物品、液体、固体培养基等均不可使用此法灭菌。

【实训器材】

1. 仪器:常用的各种玻璃器皿、清洗工具、电热干燥箱。

2. 试剂与材料:去污粉、肥皂、洗涤液。

【实训方法与步骤】

1)玻璃器皿的清洗

(1)新购玻璃器皿的洗涤

将器皿放入2%盐酸溶液中浸泡数小时,以除去游离的碱性物质,最后用流水冲净。对容量较大的器皿,如大烧瓶、量筒等,洗净后注入浓盐酸少许,转动容器使其内部表面均沾有盐酸,数分钟后倾去盐酸,再以流水冲净,倒置于洗涤架上晾干即可使用。

(2)常用旧玻璃器皿的洗涤

确实无病原菌或未被带菌物污染的器皿,使用前后,可按常规用洗衣粉水进行刷洗。吸取过化学试剂的吸管,先浸泡于清水中,待到一定数量后再集中进行清洗。凡实验室用过的菌种以及带有活菌的各种玻璃器皿,必须经过高温灭菌或消毒后才能进行刷洗,具体有:

①带菌培养皿、试管、三角瓶等物品,做完实验后放入消毒桶内,用 0.1 MPa 灭菌 20 ~

30 min后再刷洗。含菌培养皿的灭菌,底盖要分开放入不同的桶中,再进行高压灭菌。

②带菌的吸管、滴管,使用后不得放在桌子上,立即分别放入盛有3%~5%来苏水或5%石炭酸或0.25%新洁尔灭溶液的玻璃缸(筒)内消毒24 h后,再经0.1 MPa灭菌20 min后,取出冲洗。

③带菌载玻片及盖玻片,使用后不得放在桌子上,立即分别放入盛有3%~5%来苏水或5%石炭酸或0.25%新洁尔灭溶液的玻璃缸(筒)内消毒24 h后,用夹子取出经清水冲干净。如用于细菌染色的载玻片,要放入50 g/L肥皂水中煮沸10 min,然后用肥皂水洗,再用清水洗干净。最后将载玻片浸入95%酒精中片刻,取出用软布擦干或晾干,保存备用。若用皂液不能洗净的器皿,可用洗液浸泡适当时间后再用清水洗净。

④含油脂带菌器材的清洗,单独用0.1 MPa灭菌20~30 min→趁热倒去污物→倒放在铺有吸水纸的篮子上→用100 ℃烘烤0.5 h→用5%的碳酸氢钠水煮两次→再用肥皂水刷洗干净。

2)玻璃器皿的干燥

不急用的玻璃器皿:可放在实验室中自然晾干;急用的玻璃器皿:把器皿放在托盘中(大件的器皿可直接放入烘箱中),再放入烘箱内,用80~120 ℃烘干,当温度下降到60 ℃以下再打开烘箱取出器材使用。

3)器皿的包扎

要灭菌后的器皿仍保持无菌状态,需在灭菌前进行包扎。

（1）培养皿

洗净的培养皿烘干后每10套(或根据需要而定)叠在一起,用牢固的纸卷成一筒,或装入特制的铁桶中,然后进行灭菌。

（2）吸管

洗净、烘干后的吸管,在吸口的一头塞入少许脱脂棉花,以防在使用时造成污染。塞入的棉花量要适宜,多余的棉花可用酒精灯火焰烧掉。每支吸管用一条宽4~5 cm的纸条,以30°~50°的角度螺旋形卷起来,吸管的尖端在头部,另一端用剩余的纸条打成一个结,以防散开,标上容量,若干支吸管包扎成一束进行灭菌。使用时,从吸管中间拧断纸条,抽出试管。

（3）试管和三角瓶

试管和三角瓶都需要塞合适的棉塞,棉塞可起过滤作用,避免空气中的微生物进入容器。制作棉塞时,要求棉花紧贴玻璃壁,没有皱褶和缝隙,松紧适宜。过紧易挤破管口和不易塞入;过松易掉落和污染。棉塞的长度不小于管口直径的2倍,约2/3塞进管口。目前,国内已开始采用塑料试管塞,可根据所用的试管的规格和试验要求来选择和采用合适的塑料试管塞。若干支试管用棉绳扎在一起,在棉花部分外包裹油纸或牛皮纸,再用棉绳扎紧。三角瓶加棉塞后单个用油纸包扎。

4)玻璃器皿的干热灭菌

将包扎好的玻璃器皿摆入电热烘箱中,相互间要留有一定的空隙,以便空气流通。关紧箱门,打开排气孔,接上电源。待箱内空气排出到一定程度时,关闭上排气孔,加热至灭菌温度后,固定温度进行灭菌,条件是160~165 ℃下保持2 h。2 h后切断电源。待烘箱内温度自然降温冷却到60 ℃以下后,再开门取出玻璃器皿,避免由于温度突然下降而引起玻璃器皿碎裂。

【注意事项】

1. 由于纸张和棉花在 180 ℃ 以上时,容易焦化起火,因此,干热灭菌的温度切莫超过 180 ℃。由于油纸在高温下会产生油滴,滴到电热丝上易着火,因此,进行干热灭菌的玻璃器皿严禁用油纸包装。

2. 由于温度的急剧下降,会使玻璃器皿破裂,因此,烘箱的温度只有下降到 60 ℃ 以下,才可打开烘箱门。

3. 烘箱内物品不宜放得太多,以免影响空气流通,而使温度计上的温度指示不准,造成上面温度达不到,下面温度过高,影响灭菌效果。

【思考题】

1. 干热灭菌适用范围是什么?

2. 电热烘箱如何操作? 有哪些使用注意事项?

技能实训 3.2 高压蒸汽湿热灭菌法

【实训目的】

熟悉高压蒸汽灭菌的适用范围;掌握高压蒸汽灭菌操作过程。

【实训原理】

高压蒸汽灭菌是最常用的灭菌方法,是在密闭的高压蒸汽灭菌器(锅)中进行的,凡耐高温、耐高湿的物品如普通培养基、玻璃器皿、生理盐水、金属器材、衣物等均可使用该灭菌方法。将待灭菌的物体放置在盛有适量水的高压蒸汽灭菌器内。把锅内的水加热煮沸,并把其中原有的冷空气彻底驱尽后将锅密闭。再继续加热就会使锅内的蒸汽压逐渐上升,从而温度也随之上升到 100 ℃ 以上。为达到良好的灭菌效果,一般要求温度应达到 121 ℃(压力为 0.1 MPa),时间维持 15 ~ 30 min。也可采用在较低的温度(115 ℃,即 0.075 MPa)下维持 35 min 的方法。此法适合于一切微生物学实验室、医疗保健机构或发酵工厂中对培养基及多种器材、物品的灭菌。

如不将灭菌锅中的空气排除干净,就达不到灭菌所需的实际温度。因此,必须将灭菌器内的冷空气完全排除,才能达到完全灭菌的目的。在空气完全排除的情况下,一般培养基只需在 0.1 MPa 下灭菌 30 min 即可。但对某些物体较大或蒸汽不易穿透的灭菌物品,如固体曲料、土壤和草炭等,则应适当延长灭菌时间,或将蒸汽压力升到 0.15 MPa 保持 1 ~ 2 h。

高压蒸汽灭菌的主要设备是高压蒸汽灭菌锅,有立式、卧式、手提式等不同类型。实验室中以手提式最为常用。卧式灭菌锅常用于大批量物品的灭菌。不同类型的灭菌锅,仅大小外形各异,其主要结构基本相同。

【实训器材】

1. 仪器:高压蒸汽灭菌器。

2. 试剂与材料:待灭菌物品如普通培养基、玻璃器皿等。

【实训方法与步骤】

以实验室常用的手提式高压蒸汽灭菌器的使用为例：

1）加水

使用前，在锅内加入适量的水（纯净水或蒸馏水），加水不可过少，以防将灭菌锅烧干，引起炸裂事故。加水过多有可能引起灭菌物积水。

2）装锅

将灭菌物品放在灭菌桶中，不要装得过满。盖好锅盖，按对称方法旋紧四周固定螺旋，打开排气阀。

3）加热排汽

加热后待锅内沸腾并有大量蒸汽自排气阀冒出时，维持 2～3 min 以排除冷空气。如灭菌物品较大或不易透气，应适当延长排气时间，务必使空气充分排除，然后将排气阀关闭。

4）保温保压

当压力升至 0.1 MPa 时，温度达 121.3 ℃，此时应控制热源。保持压力，维持 30 min 后，切断热源。

5）出锅

当压力表降至"0"处，稍停，使温度继续降至 100 ℃ 以下后，打开排气阀，旋开固定螺旋，开盖，取出灭菌物。注意：切勿在锅内压力尚在"0"点以上，温度也在 100 ℃ 以上时开启排气阀，否则会因压力骤然降低而造成培养基剧烈沸腾冲出管口或瓶口，污染棉塞，导致之后培养时引起杂菌污染。

6）保养

灭菌完毕取出物品后，将锅内余水倒出，以保持内壁及内胆干燥，盖好锅盖。

【注意事项】

1. 待灭菌的物品放置不宜过紧。

2. 必须将冷空气充分排除，否则锅内温度达不到规定温度，影响灭菌效果。

3. 灭菌完毕后，不可放气减压，否则瓶内液体会剧烈沸腾，冲掉瓶塞而外溢甚至导致容器爆裂。需待灭菌器内压力降至与大气压相等后，才可开盖。

4. 装培养基的试管或瓶子的棉塞上，应包油纸或牛皮纸，以防冷凝水入内。

5. 为了确保灭菌效果，应定期检查灭菌效果，常用的方法是将硫黄粉末（熔点为 115 ℃）或安息香酸（熔点为 120 ℃）置于试管内，然后进行灭菌试验。如上述物质熔化，则说明高压蒸气灭菌器内的温度已达到要求，灭菌的效果是可靠的。也可将检测灭菌器效果的胶纸（其上有温度敏感指示剂）贴于待灭菌的物品外包装上，如胶纸上指示剂变色，也说明灭菌效果是可靠的。

6. 现在已有微电脑自控型高压蒸汽灭菌器，只需放去冷气后，仪器即可自动恒压定时，时间一到则自动切断电源并鸣笛，使用更方便。

【思考题】

1. 高压蒸汽灭菌的适用范围是什么？

2. 在进行高压蒸汽灭菌前,为什么要将锅内冷空气排尽? 灭菌完毕后,为什么待压力降至"0"时才能打开排气阀,开盖取物?

技能实训3.3　化学消毒剂的抑菌试验

【实训目的】

了解抑菌剂对微生物生长的影响;掌握抑菌试验的基本方法。

【实训原理】

微生物的生长受多种因素的影响,如物理因素(高温、低温、紫外线、电离辐射等)、化学因素(pH、化学消毒剂等)、生物因素(抗生素、病毒等),研究或观察各因素对微生物生长的影响可用抑菌试验。

在固体平板培养基上接入试验菌,其量以能长满整个平板为宜,接种后在平板的某些位置放置含抑菌剂的载体(滤纸片、牛津杯等),抑菌剂则会自载体的位置向周围扩散,中央的浓度最高,周围则逐渐下降。中央浓度高的位置微生物不能生长,周围浓度低的位置微生物可以生长,形成抑菌圈。在同样的浓度下,抑菌圈的大小可反映消毒剂的抑菌能力,若是相同的消毒剂,则可反映其浓度的大小。

【实训器材】

1. 仪器:培养皿、培养箱、无菌镊子、无菌涂布棒、无菌吸管。

2. 试剂与材料:金黄色葡萄球菌、大肠杆菌、碘伏、2%来苏水、培养基(肉汤培养基)。

【实训方法与步骤】

1)制备菌液

分别接种金黄色葡萄球菌和大肠杆菌于50 mL液体肉汤培养基中,培养18 h。

2)倒平板

将灭菌的固体肉汤培养基倒入培养皿中,每皿15～20 mL,每组两个。

3)涂平板

用无菌吸管吸取0.2 mL培养好的菌液加到固体平板上,用无菌涂布棒涂均匀。

4)贴滤纸片

用无菌镊子取浸有化学消毒剂的滤纸片,在容器内沥干多余溶液,取出贴在平板上,并标记。

5)培养和观察

在37 ℃下培养24 h,记录抑菌圈大小。

【实训结果】

在报告纸上绘出抑菌圈。

【注意事项】

1. 在超净工作台上或酒精灯旁操作,以免污染杂菌,影响试验结果。
2. 倒平板后,将平皿放平。
3. 滤纸片均匀放于培养基上,位置安排适中,不可过于密集,而出现重叠抑菌圈。

【思考题】

根据抑菌圈大小,比较试验中所用微生物对两种化学消毒剂的敏感性。

技能实训 3.4 抗生素的体外抗菌试验

【实训目的】

熟悉体外抗菌试验操作技术;掌握抗生素抗菌能力体外测定的常用方法。

【实训原理】

将抗生素加到接种试验菌的平板表面,抗生素在琼脂培养基内向四周自由扩散,其浓度随扩散距离增大而降低。在一定的扩散距离内,由于抗生素的抗菌效应,试验菌不能生长,此无菌生长的范围称为抑菌圈。抑菌圈的大小与抗生素的抑菌效应成正比。根据加抗生素的操作方法不同而有滤纸片法、管碟法、挖沟法等。

滤纸片法是最常用的扩散方法,适用于新抗生素的初筛试验以及临床的药敏试验。滤纸片分干湿两种,可在试验时用无菌纸片蘸取抗生素溶液放在含菌的平板表面,也可预先做成一定浓度的干燥纸片。

干燥纸片的制备方法是:选用吸水力强且质地均匀的滤纸,用打洞机制成 6 mm 的圆纸片,在 120 ℃下干燥灭菌 2 h。再把制好的各种浓度的抗生素溶液,每 100 张纸片加入 0.5 mL 药液,使纸片均匀浸润,放在无菌平板中,在 37 ℃下干燥后,分装小瓶中,封口,置于 4 ℃的环境中保存。如是 β-内酰胺类抗生素,则需置于 −20 ℃的环境中保存。

【实训器材】

1. 仪器:无菌培养皿、无菌 1 mL 吸管、酒精灯、比浊管、无菌棉拭子、无菌镊子、牛津杯。
2. 试剂与材料:金黄色葡萄球菌、大肠杆菌、含待检抗生素滤纸片或常用的抗生素药品、95% 酒精、琼脂培养基、肉汤培养基、生理盐水。

【实训方法与步骤】

1)活化试验菌

将金黄色葡萄球菌、大肠杆菌接种在血平板或营养平板上,37 ℃培养 16 ~ 24 h。再将菌落接种于营养肉汤培养基中,培养 4 ~ 6 h 后用灭菌生理盐水校正菌液浓度至 0.5 麦氏标准比浊管(相当于 1.5×10^8 CFU/mL)。

2)涂布试验菌于平板

用无菌棉拭子蘸取菌液,在试管内壁旋转挤去多余菌液,然后在琼脂培养基表面均匀涂布接种 3 次,每次旋转平板 60°。最后沿平板内缘涂抹 1 周。

3)贴纸片

平板在室温下干燥 3～5 min,用无菌镊子将含药纸片紧贴于琼脂表面,各纸片中心距离应大于 24 mm,纸片距平板内缘大于 15 mm。

4)培养

在 37 ℃下培养 16～24 h。纸片周围的细菌受到抑制,形成明显的抑菌圈。

5)观察结果

用游标卡尺测量抑菌环直径的大小,并做好记录。

【实训结果】

根据滤纸片周围有无抑菌圈及其直径大小,来判断该菌对各种抗生素的敏感程度。

【注意事项】

1.标准菌株的抑菌圈应在预期范围内。如果超出该范围,应视为失控,需及时查找原因,予以纠正。

2.培养基的质量、滤纸片的质量、接种菌量、试验操作质量、培育条件、抑菌圈测量工具的精度等均会影响结果的准确性。

3.滤纸片均匀放于培养基上,位置安排适中,不可过于密集,而出现重叠抑菌圈。

【思考题】

1.药物体外抗菌试验常用的方法有哪几种?

2.滤纸片法测定细菌的抗菌试验如何操作?

·情境小结·

　　微生物广泛分布于土壤、水、空气、食物、人和动植物的体表以及与外界相通的腔道中,大部分自然存在的微生物对人类是有益的,但部分微生物对人体、科研、生产具有危害性,因此利用物理方法和化学方法对环境中的微生物进行有效控制,可切断传播途径,防止实验室、医疗活动及生产过程中微生物的污染或传染,保证身体健康和生产的正常进行。

　　抗菌试验已广泛应用于新药研究和指导临床用药。体外抗菌试验包括抑菌试验和杀菌试验。体外抑菌试验多在玻璃器皿中进行,操作简单,用时少、用药少,不需要动物和特殊设备,主要用于筛选抗菌药物或测定细菌对药物的敏感性,常用连续稀释法和琼脂扩散法;杀菌试验用来评价药物对微生物的致死活性,常以最低杀菌浓度来衡量。两种及以上抗菌药物在联合使用时出现协同、拮抗、累加作用,也可能相互无影响(即为无关)。在抗菌试验中,试验菌、培养基、供试药物、对照试验等均会对抗菌试验造成一定影响。

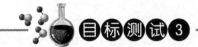 目标测试 3

一、选择题

1. 消毒是指杀灭或清除传播媒介上的(　　)。
   A. 病原细菌　　　　　　　　　　B. 病原真菌
   C. 病原病毒　　　　　　　　　　D. 病原微生物　　　　E. 病原放线菌

2. 消毒灭菌方法有多种,下列描述中不正确的是(　　)。
   A. 巴氏消毒法属于干热灭菌法　　B. 流通蒸汽灭菌法属于湿热灭菌法
   C. 间歇蒸汽灭菌法属于湿热灭菌法　D. 高压蒸汽灭菌法属于湿热灭菌法
   E. 煮沸法属于湿热灭菌法

3. 湿热灭菌比干热灭菌效力要大,其原因是(　　)。
   A. 使细菌迅速失活　　　　　　　B. 可迅速提高温度
   C. 迅速破坏细菌酶类　　　　　　D. 促使糖类分解
   E. 湿热有一定潜热,穿透力大,促进菌体蛋白凝固

4. 目前医院常用的戊二醛浓度为(　　)。
   A. 0.5%　　　　B. 1.0%　　　　C. 1.5%　　　　D. 2.0%　　　　E. 3.0%

5. 医院常用的物理消毒灭菌方法不包括(　　)。
   A. 热力消毒灭菌　　　　　　　　B. 紫外线消毒
   C. 环氧乙烷消毒灭菌　　　　　　D. 电离辐射灭菌　　　E. 微波消毒

6. 医疗器械灭菌前去污清洗的意义在于(　　)。
   A. 保证器械消毒灭菌的效果　　　B. 破坏细菌细胞膜
   C. 使蛋白凝固　　　　　　　　　D. 抑制生长因子　　　E. 妨碍细菌代谢

7. 关于紫外线杀菌不正确的是(　　)
   A. 紫外线杀菌与波长有关　　　　B. 紫外线损伤细菌 DNA 构型
   C. 紫外线的穿透力弱,故对人体无害　D. 紫外线适用于空气或物体表面的消毒
   E. 一般用紫外线灯做紫外线的杀菌处理

8. 关于高压蒸汽灭菌法不正确的是(　　)。
   A. 灭菌效果最可靠,应用最广　　B. 适用于耐高温和潮湿的物品
   C. 可杀死包括细菌芽孢在内的所有微生物
   D. 通常压力为 2.05 kg/m^2　　　E. 通常温度为 121.3 ℃

9. 对普通培养基的灭菌,宜采用
   A. 煮沸法　　　　　　　　　　　B. 巴氏消毒法
   C. 流通蒸汽灭菌法　　　　　　　D. 高压蒸汽灭菌法　　E. 间歇灭菌法

10. 关于乙醇的叙述,不正确的是(　　)。
    A. 浓度在 70% ~75% 时消毒效果好　B. 易挥发,需加盖保存,定期调整浓度
    C. 经常用于皮肤消毒　　　　　　D. 用于体温计浸泡消毒
    E. 用于黏膜及创伤的消毒

11. 杀灭细菌芽孢最常用而有效的方法是(　　)。

A. 紫外线照射　　　　　　　　　B. 干烤灭菌法

C. 间歇灭菌法　　　　　　　　　D. 流通蒸汽灭菌法

E. 高压蒸汽灭菌法

12. 湿热灭菌法效果最好的是(　　　)。

A. 高压蒸汽灭菌法　　　　　　　B. 流通蒸汽法

C. 间歇灭菌法　　　　　　　　　D. 巴氏消毒法　　　　　E. 煮沸法

13. 酒精消毒最适宜浓度是(　　　)。

A. 100%　　　　　B. 95%　　　　　C. 75%　　　　　D. 50%　　　　　E. 30%

14. 实验室常用干烤灭菌的器材是(　　　)。

A. 玻璃器皿　　　　　　　　　　B. 移液器头

C. 滤菌器　　　　　　　　　　　D. 手术刀剪　　　　　E. 橡皮手套

15. 关于消毒剂作用原理是(　　　)。

A. 使菌体蛋白变性　　　　　　　B. 使菌体蛋白凝固

C. 使菌体酶失去活性　　　　　　D. 破坏细菌细胞膜

E. 以上均正确

16. 紫外线杀菌原理是(　　　)。

A. 破坏细菌细胞壁肽聚糖结构　　B. 使菌体蛋白变性凝固

C. 破坏 DNA 构型　　　　　　　D. 影响细胞膜通透性

E. 与细菌核蛋白结合

17. 血清、抗毒素等可用下列哪种方法除菌?(　　　)

A 紫外线照射　　　　　　　　　B. 高压蒸汽灭菌

C. 巴氏消毒法　　　　　　　　　D. 加热 56 ℃ 30 min　　E. 滤菌器过滤

18. 判断消毒灭菌是否彻底的主要依据是(　　　)。

A. 繁殖体被完全消灭　　　　　　B. 芽孢被完全消灭

C. 鞭毛蛋白变性　　　　　　　　D. 菌体 DNA 变性　　　E. 以上都不是

19. 关于煮沸消毒法,下列错误的是(　　　)。

A. 常用于食具消毒

B. 煮沸 100 ℃ 5 min 可杀死细菌繁殖体

C. 足以杀死所有细菌

D. 水中加入 1% ~2% 碳酸氢钠,可提高沸点到 105 ℃

E. 可用于一般外科手术器械、注射器、针头的消毒

20. 杀灭物体表面病原微生物的方法称为(　　　)。

A. 灭菌　　　　　B. 防腐　　　　　C. 无菌操作　　　　　D. 消毒　　　　　E. 无菌

二、简答题

1. 试述湿热灭菌的原理和方法。

2. 简述影响化学消毒剂作用效果的因素。

3. 药物的体外抗菌试验常用的方法有哪几种?

4. 抗菌试验的影响因素有哪些?

学习情境 4

微生物培养基制备技术

【学习目标】

1. 掌握微生物所需营养物质种类和功能,微生物培养基的概念和类型,培养基制备的一般原则。

2. 熟悉微生物营养物质的吸收方式。

3. 了解微生物的营养类型。

4. 能制备培养微生物所需的常用培养基。

　　微生物作为独立生活的生物体,在其生命活动的过程中,必然与周围环境进行物质和能量交换,进行新陈代谢并合成细胞物质,表现出生长与繁殖。微生物从外部环境中摄取对其生命活动必需的能量和物质,以满足正常生长和繁殖需要的一种最基本的生理功能,称为微生物的营养。微生物吸取利用的并具有营养功能的物质,统称为营养物质。

　　营养物质是微生物生命活动的物质基础,没有这个基础,生命过程就无法进行。营养是微生物生命活动的重要特征,没有营养过程,也就没有生长。因此,学习微生物的营养知识、掌握培养基的制备技术是研究和利用微生物的必要基础和必然要求。

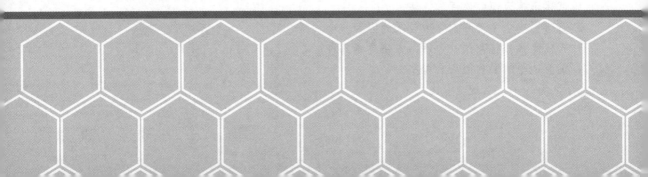

项目11 微生物的营养物质及其生理功能

微生物生长繁殖需要哪些营养物质取决于微生物细胞的化学组成,尽管其化学组成常因微生物的种类、生理状态和环境而有所改变,但通过对各类微生物细胞化学组成和灰分及发酵产物中各种元素的分析,仍可概略看出微生物所需要的营养物质,见表4.1、表4.2。

表4.1 微生物细胞的化学组成

细胞化学组成		微生物种类		
		细菌/%	酵母菌/%	小型丝状真菌/%
水 分		75 ~ 85	70 ~ 80	85 ~ 90
主要固形物（占细胞总固形物的百分比）	蛋白质	50 ~ 80	32 ~ 75	14 ~ 35
	碳水化合物	12 ~ 28	27 ~ 63	17 ~ 40
	脂 肪	5 ~ 20	15 ~ 65	4 ~ 40
	核 酸	10 ~ 20	6 ~ 8	1 ~ 2
	无机元素	2 ~ 30	4 ~ 7	6 ~ 12

表4.2 微生物细胞的元素成分(干重)

菌类元素	细菌/%	酵母/%	小型丝状真菌/%
碳	50	50	48
氮	15	10	5
氢	9	7	7
氧	22	30	38
磷	2.0 ~ 3.0	0.8 ~ 2.6	0.4 ~ 4.5
硫	0.2 ~ 1.0	0.01 ~ 0.1	0.1 ~ 0.5
钾	1.0 ~ 4.5	1.0 ~ 4.0	0.2 ~ 2.5
钠	0.5 ~ 1.0	0.01 ~ 0.1	0.02 ~ 0.5
钙	0.01 ~ 1.1	0.1 ~ 0.3	0.1 ~ 1.4
镁	0.1 ~ 0.5	0.1 ~ 0.5	0.1 ~ 0.5
氯	0.5	—	
铁	0.02 ~ 0.2	0.01 ~ 0.5	0.1 ~ 0.2
铜	0.02 ~ 0.01	0.002 ~ 0.01	—
锰	0.001 ~ 0.01	0.005 ~ 0.007	

续表

菌类元素	细菌/%	酵母/%	小型丝状真菌/%
钼	0.000 1 ~ 0.000 2	—	—
总灰分	7 ~ 12	5 ~ 10	2 ~ 8

通过分析发现,微生物细胞与其他生物细胞的化学组成大体一致,既有无机化合物,又有有机化合物(既有低分子物质,又有高分子物质)。其中,微生物细胞含水分70% ~ 90% ,其余为20%的干物质(蛋白质、核酸、碳水化合物、脂类和矿物质等)。从元素组成上,有机物质的四大元素碳、氢、氧、氮占干物质90%以上,其余是矿物质,占干物质10%以下。这些物质都具一定功能,显示了微生物生长繁殖形成个体的物质需要。在微生物发酵制药或生产食品时,还应考虑微生物分泌的代谢产物的化学成分,如一些抗生素和维生素含有一些无机元素,就需额外添加;一些抗生素、酶制剂、氨基酸含有大量氮,在培养和发酵时就必须适度加入。

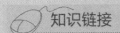 知识链接

灰 分

在高温(550 ℃)灼烧时,细胞发生一系列物理和化学变化,最后有机成分挥发逸散,而无机成分(主要是无机盐和氧化物)则残留下来,这些残留物称为灰分。它是微生物中无机成分总量的一项指标。通常所说的灰分,是指总灰分(即粗灰分)包含以下3类灰分:水溶性灰分,即可溶性的钾、钠、钙等的氧化物和盐类;水不溶性灰分,即铁、铝、镁等氧化物及碱土金属的碱式磷酸盐;酸不溶性灰分,即微量氧化硅等物质。

通过分析微生物细胞的化学组成和发酵制品的化学成分,知道微生物生长发育必需的营养物质有充足的水分、碳源、氮源、生长因子及无机盐类等。只有满足了微生物生长繁殖物质条件,才能收获我们所需的物质产品。

任务 11.1　水　分

水是微生物细胞的重要组成部分,其含量为70% ~ 90% 。不同种类的微生物细胞或同种微生物细胞处于不同发育阶段时水分含量不同,如幼龄菌含水量较高,衰老菌和休眠体含水量较低。微生物细胞中的水分常以游离水和结合水两种状态存在,且游离水含量是结合水的4倍,两者在细胞中所起的生理作用不同。

1)结合水

结合水是指由于水与溶质或其他分子结合而不能被微生物利用的水分,结合水不能流动,不易蒸发,不冻结,不能渗透,也不能作为溶剂,因此,不具有一般水的特性,常束缚于原生质的胶体体系中,成为细胞物质的组成成分,这是微生物细胞生长发育必要条件之一。

2) 游离水

游离水是指能被微生物所利用的水,其性质与结合水相反,具有一般水的特性,能流动,能自由地出入细胞,它是微生物进行代谢活动的介质,同时还直接参与一部分生化反应。

营养物质的吸收、代谢产物与能量的排出均是以水为媒介的。因为水的比热高,是热的良好导体,能有效地吸收代谢过程中产生的热并及时地将热迅速散发出体外,从而有效地控制细胞内温度的变化。保持充足的水分是细胞维持自身正常形态的重要因素。微生物通过水合作用和脱水作用控制由多亚基组成的结构,如酶、微管、鞭毛及病毒颗粒的组装与解离。微生物离开了水就不能进行生命活动。

任务 11.2 碳源物质

由表 4.2 可知,碳元素占微生物细胞干物质重的 50% 左右。因此,在微生物的各种营养需求中,对碳素的需要量最大。凡一切能满足微生物生长繁殖所需碳元素的营养物质,统称为碳源物质。由此可知,糖、醇、有机酸(包括氨基酸)、脂肪、烃类,甚至二氧化碳或碳酸盐类,均可作为微生物的碳源物质。其中,二氧化碳和碳酸盐是无机含碳化合物,其余均为有机含碳营养物质。碳源物质通过细胞内一系列生物化学反应,形成细胞物质、各种代谢产物和细胞储藏物质,为微生物进行生命活动提供能量。

糖类是最常用的碳源物质,主要有单糖、寡糖和多糖。在单糖中,几乎每种微生物都能利用葡萄糖和果糖,但对甘露糖和半乳糖的利用速度较慢,对戊糖(如木糖、阿拉伯糖)的利用不如己糖普遍。寡糖又称低聚糖,是由 2~10 个相同或不同的单糖单位以 α- 或 β-糖苷键连接而组成的,其中最主要的是双糖或三糖。双糖中的蔗糖和麦芽糖是微生物普遍能利用的碳源,三糖中棉子糖能被许多真菌利用。多糖是由 10 种以上单糖单位以与寡糖同样的组成原则形成的分枝或不分枝的大分子碳水化合物,包括淀粉、纤维素、半纤维素等。重要的有阿拉伯聚糖、木聚糖、葡聚糖、半乳聚糖、果聚糖和甘露聚糖、甲壳质(由 N-乙酰氨基葡萄糖单位以 β-1,4 葡萄糖苷键相连而成)和果胶质(由半乳糖醛酸残基以 α-1,4 葡萄糖苷键相连而成)等。淀粉是大多数微生物均可利用的碳源,果胶、半纤维素也可被许多微生物产生的胞外酶分解。纤维素较难被微生物分解,能分解纤维素的微生物主要是霉菌,如木霉、根霉、曲霉、青霉等;在细菌和放线菌中也发现有少数能分解纤维素的菌种。

在醇类中,乙醇、甘露醇和甘油皆可作为微生物的碳源和能源。除醋酸已用作微生物的培养基外,有机酸比糖类较难被微生物吸收,作为碳源其效果不如糖类。脂类物质虽难被微生物利用,但霉菌和放线菌可利用脂肪作为碳源,因为这些微生物具有较高活性的脂肪酶,可降解脂肪成为甘油和脂肪酸。常用脂肪有各种植物油和动物脂肪等。烃类化合物也能被微生物用作碳源,且微生物氧化烃类的许多中间产物和最终产物均是重要的工业原料。CO_2 是最廉价的、用之不尽的碳源,是自养微生物唯一或主要的碳源。如生长在动物血液、组织和肠道中的致病细菌(沙门氏菌、李斯特菌等)。

工业发酵生产中所提供的碳源,大多数来自植物体,如山芋粉、玉米粉、麸皮、米糠、糖蜜等,其成分以碳源为主,但也包含其他营养成分。实验室中,常用于微生物培养基的碳源主要有葡萄糖、果糖、蔗糖、淀粉、甘露醇、甘油及有机酸等。

任务 11.3　氮源物质

由表 4.2 可知,微生物细胞干物质中氮含量仅次于碳和氧,且在各类微生物细胞中含量差别大,细菌和酵母细胞中含氮量较高,霉菌中较低。凡构成微生物细胞物质或代谢产物中氮素来源的营养物质,均称为氮源。氮源对微生物的生长发育有重要作用,是构成核酸和蛋白质的重要元素,也是微生物含氮代谢产物的组成元素。氮源可分为氮气、无机氮化合物和有机氮化合物。不同类型的微生物由于营养生理的差异,因此,对氮源的需要有很大不同。

1)氮气

大气中分子态氮只有固氮微生物可以利用,它们把分子态氮合成自身的氨基酸、蛋白质和核酸等。有固氮能力的微生物主要是原核微生物:一类是与高等植物共生的,称为共生固氮菌,包括与豆科植物根部细胞共生的根瘤菌、与非豆科植物(如赤杨、杨梅等)共生的放线菌弗兰克氏菌;另一类是自生固氮微生物,主要是蓝细菌和固氮细菌。

2)无机氮化合物

无机氮源主要是硝酸盐和铵盐,绝大多数微生物可利用无机氮源。只有铵离子才能直接进入有机分子中,硝酸盐必须先还原成 NH_4^+ 离子后,才能用于生物合成。当利用无机氮化合物为唯一氮源培养微生物时,培养基有可能表现生理酸性或生理碱性。例如,以硫酸铵为氮源时,由于 NH_4^+ 被吸收,SO_4^{2-} 残留下来,造成培养基 pH 值下降,故有"生理酸性盐"之称。当以硝酸钾为氮源时,由于 NO_3^- 离子被还原利用,会使培养基 pH 值上升,故有"生理碱性盐"之称。因此,应在培养基中添加缓冲物质以稳定 pH 值。

3)有机氮化合物

大多数寄生性和部分腐生性微生物可利用有机氮化合物。实验室和发酵工业生产常用蛋白胨、牛肉膏、酵母膏、鱼粉、血粉、蚕蛹粉、豆饼粉等。蛋白质不是微生物的良好有机氮源,但某些微生物可通过自身分泌胞外蛋白水解酶将蛋白质降解后利用。因此,含蛋白质的有机氮源称为迟效性氮源,无机氮源或以蛋白质各种降解产物形式存在的有机氮源称为速效氮源。

任务 11.4　无机盐类

由微生物细胞成分分析可知,无机元素是微生物细胞结构物质不可或缺的成分之一,占细胞干重百分之几,也是生长发育不可缺少的营养物质。许多无机元素构成酶的活性基团或充当酶的激活剂,有些无机元素具有调节细胞的渗透压、酸碱度、氧化还原电位及能量转移等作用。因此,除了含氮无机盐可作微生物的营养物质外,含其他的无机元素的盐类也是微生物生长所必需的营养物质。根据无机元素需要量的不同,将其分为大量元素和微量元素。

1)大量元素

凡生长所需浓度为 $10^{-4} \sim 10^{-3}$ mol/L 的元素,称为大量元素,如 P、S、K、Mg、Ca、Na、Fe

等。磷是核酸、磷脂、核蛋白、辅酶和高能磷酸化合物的成分,在细胞内参与物质和能量代谢过程,磷以无机磷酸根的形式被吸收。硫是胱氨酸、半胱氨酸、蛋氨酸等氨基酸组成成分,也是一些辅酶的活性基,如辅酶 A、生物素、硫辛酸、谷胱甘肽中也含有硫。硫以 SO_4^{2-} 的形式被吸收,少数微生物失去了还原硫酸盐的能力,需要供给还原型的硫化物(如 H_2S 和半胱氨酸)才能生长。镁并不参与任何其他细胞结构,只是以离子状态激活许多酶的反应(如己糖激酶)。其激活作用有时可被 Mn^{2+} 代替。此外,镁离子浓度在控制核蛋白体的聚合作用起着重要的作用。钾不参与细胞结构物质的组成,但它是许多酶的激活剂,可促进碳水化合物的代谢,也控制原生质的胶态和细胞质膜的透性。钠可能与维持渗透压有关。钙不参与微生物的细胞结构,而以离子状态存在于细胞中,控制细胞的生理状态,如调节质膜的透性,激活某些酶(如蛋白酶),对一些阳离子的毒性有拮抗作用。

2)微量元素

凡生长所需浓度为 $10^{-8} \sim 10^{-6}$ mol/L 的元素,则称微量元素,如 Mn、Zn、Cu、Cl、Co、Mo、Ni、B、W、Sn、Se 等。微量元素与酶的活动密切有关,常是酶的活性基的成分,也是酶的激活剂。如铁是细胞色素、细胞色素氧化酶和过氧化氢酶等的活性基的组成成分;铜是多酚氧化酶和抗坏血酸氧化酶的活性基;锌是乙醇脱氢酶和乳酸脱氢酶的活性基;钴参与微生物 B_{12} 辅酶的组成;钼参与硝酸还原酶和固氮酶的结构;锰是多种酶的激活剂,有时可代替 Mg^{2+} 起激活剂作用。过量的微量元素会起毒害作用,特别是只有某单一微量元素存在时,毒害更严重。由于这些微量元素常混含在其他营养物和水中,所以培养基中一般不另行添加。

任务 11.5 生长因子

某些异养型微生物由于失去了或从未有过合成一种和多种组成细胞所必需的有机化合物的能力,因此,必须由外源供应这些有机化合物才能生长。通常微生物生长所必需,其自身又不能合成或合成量不足以满足自身生长,需要外源提供的微量有机物统称为生长因子。其中,包括氨基酸、维生素、嘌呤、嘧啶及它们的衍生物、脂肪酸及其他膜成分。可分为以下 3 类:

1)生长因子自养型微生物

它们不需从外界吸收任何生长因子,多数真菌、放线菌和细菌都属这一类,如 *E. coli* 等。

2)生长因子异养型微生物

它们需要从外界吸收多种生长因子才能维持正常生长,如各种乳酸菌、动物致病菌、支原体及原生动物等。

3)生长因子过量合成微生物

少数微生物在其代谢活动中,能合成并分泌出大量的维生素等生长因子,可作为有关维生素的生产菌种。

通常,由于对某些微生物所需的生长因子不了解,因此,常在培养这些微生物的培养基里加入酵母膏、牛肉膏、玉米浆、肝浸液、麦芽汁或其他新鲜的动植物组织浸出液等物质,以满足它们对生长因子的需要。

项目12 微生物的营养类型

微生物在长期适应生态环境的过程中,逐渐分化成各种不同的营养类型。根据微生物生长所需要碳源的性质和所需能量来源不同,可将微生物分为光能自养型、化能自养型、光能异养型及化能异养型4种营养类型。

1)光能自养型微生物

以光能为能源,以二氧化碳或可溶性的碳酸盐为碳源,以无机化合物如水、硫化氢等为氢供体,合成自身有机化合物的一类微生物统称为光能自养型微生物。主要是一些蓝细菌、红硫细菌、绿硫细菌等少数微生物。例如,藻类和蓝藻菌在光照下同化二氧化碳并放出氧。绿硫细菌和紫硫细菌以 H_2S 或硫代硫酸盐作为还原二氧化碳的供氢体并得到硫。

2)化能自养型微生物

以氧化无机物产生的化学能为能源,以二氧化碳或可溶性的碳酸盐为碳源,合成自身有机化合物的一类微生物统称为化能自养型微生物。例如,亚硝酸细菌、硝酸细菌、铁细菌、硫细菌、氢细菌分别氧化 NH_3、NO_2^-、Fe^{2+}、H_2S 和 H_2 获得化学能还原二氧化碳,合成有机化合物。

3)光能异养型微生物

以光能为能源,以有机物为供氢体,以二氧化碳或简单的有机物为碳源,合成细胞有机物的一类微生物统称为光能异养型微生物。例如,红螺菌科的细菌。

4)化能异养型微生物

以有机化合物为能源、碳源和供氢体的一类微生物统称为化能异养型微生物。自然界绝中大多数的细菌、全部的放线菌和真菌都属于化能异养型微生物。根据生态习性不同,可将这种营养类型细分为腐生性和寄生性两类。腐生性主要从死的有机物获得营养,引起有机物腐败变质,如梭状芽孢杆菌、毛霉、根霉、曲霉等细菌和霉菌;寄生性必须寄生于活的有机体内,从寄主体内获得营养物质,才能生活。

项目13 微生物对营养物质的吸收

微生物细胞表面有细胞壁和细胞膜,而细胞膜是营养物质进出细胞的主要屏障。微生物对营养物质的吸收是借助生物膜的半透性进行的,是一种跨膜运输过程,受细胞膜结构特点及营养物质分子性质的影响。如果营养物质是大分子的蛋白质、多糖、脂肪等,微生物必须分泌出胞外酶将大分子降解成有机小分子,才能被吸收利用。根据目前的研究,微生物对营养物质吸收主要有简单扩散、促进扩散、主动运输及基团转移4种方式。

任务 13.1 简单扩散

简单扩散或自由扩散是营养物质通过细胞膜中的含水小孔由高浓度的胞外环境向低浓度的胞内网状的转运过程,这种扩散是非特异性的,但膜上小孔的大小和形状对被渗透扩散的营养物质的分子大小有一定的选择性。简单扩散的限制因素主要是物质的脂溶性、分子大小和带电性。

脂溶性越高通透性越大,水溶性越高通透性越小;非极性分子比极性容易透过,小分子比大分子容易透过。具有极性的水分子容易透过是因水分子小,可通过由膜脂运动而产生的间隙。非极性的小分子如 O_2、CO_2、N_2,可很快透过脂双层。不带电荷的极性小分子,如水、尿素、甘油等也可透过人工脂双层,尽管速度较慢。分子量略大一点的葡萄糖、蔗糖则很难透过,而膜对带电荷的物质如 H^+、Na^+、K^+、Cl^-、HCO_3^- 是高度不通透的(见图4.1)。

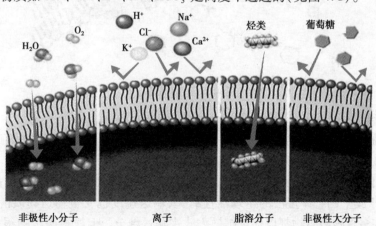

图 4.1 简单扩散

简单扩散是被动运输的基本方式,不需要膜蛋白的帮助,也不消耗 ATP,而只靠膜两侧保持一定的浓度差,非特异性地将营养物质由高浓度区域转运到低浓度区域,直至平衡。简单扩散不是微生物吸收营养物质的主要方式。

任务 13.2　促进扩散

促进扩散又称易化扩散、协助扩散,或帮助扩散,是指非脂溶性物质或亲水性物质,如氨基酸、糖、核苷酸和金属离子等,借助细胞膜上的膜蛋白的帮助顺浓度梯度或顺电化学浓度梯度,不消耗 ATP 而进入膜内的一种被动运输过程。其转运方式分为两种:一是载体转运;二是通道转运。

1) 载体转运

载体转运是指借助膜上存在一种载体蛋白由高浓度向低浓度进行物质的运输的过程。载体蛋白的外部是疏水的,但在与被输送物质特异结合的部位却保持着较高的亲水性。载体上的亲水结合部位取代了极性溶质分子上的水合水层,从而实现了载体与溶质分子的接合。当具有疏水外表面的载体把溶质分子带入脂相并通过一定的易位机制到达膜的另一侧时,因为细胞内溶质浓度较外面低,溶质分子从载体上离解下来(见图 4.2)。重要的营养物质如氨基酸、单糖和核苷酸等是通过载体转运方式进行运输的。

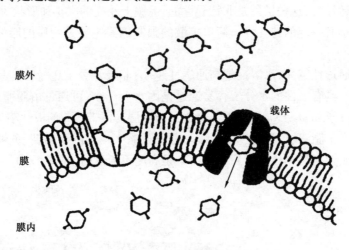

膜外

膜

膜内

载体

图 4.2　载体转运

2) 通道转运

通道转运是指一些带电离子(如钠离子、钾离子、钙离子、氯离子等)在通道蛋白的帮助下,顺着浓度梯度或电位梯度进行的跨膜转运过程(见图 4.3)。

促进扩散不需消耗代谢能,具有高度专一性,但它对温度和 pH 敏感,这可能与膜的液晶状态以及存在于膜上的载体蛋白的生理活性有关,输送速度也受被输送物质的浓度(浓度梯度)的影响。许多真核微生物都以促进扩散方式来输送糖分。但原核微生物很少采取这种输送方式,只有在突变或其他原因的影响下使其丧失主动吸收能力时,才用促进扩散方式送糖。

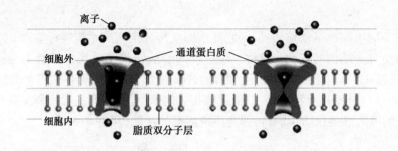

图 4.3　通道转运

任务 13.3　主动运输

主动运输是指物质逆浓度梯度,在载体蛋白和能量的作用下将物质运进或运出细胞膜的过程。Na^+、K^+ 和 Ca^{2+} 等离子都不能自由地通过磷脂双分子层,它们从低浓度一侧运输到高浓度一侧,需要载体蛋白的协助,同时还需要消耗细胞内化学反应所释放的能量(见图4.4)。

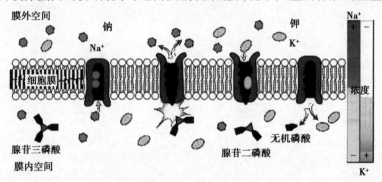

图 4.4　钠钾泵

主动运输的载体蛋白具有将被运载物从低浓度区域转运到高浓度区域的能力,而且有些可以被诱导产生。它们拥有能与被运载物结合的特异的受体结构域,该结构域对被运载物有较强的亲和性,在被运载物结合之后载体蛋白会将被运载物与之固定,然后通过改变其空间结构使得结合了被运载物的结构域向生物膜另一侧打开,被运载物便被释放出来。微生物在生长与繁殖过程中所需要的多数营养物质如氨基酸等主要是通过此方式运输的。

任务 13.4　基团移位

基团移位是指被输送的营养物质分子在膜内经过共价修饰,以被修饰的形式进入细胞质的输送过程。由于这种输送是在磷酸基团发生移位的过程中完成的,故称为基团移位。因为在输送过程中消耗了磷酸烯醇式丙酮酸上的高能磷酸键的键能,所以这种输送也属于主动输送。

基团移位不同于简单主动输送,因为它要借助于酶或定向酶系统进行输送,而且溶质在运送前后还会发生分子结构的变化。这种运输过程的磷酸转移酶系统包括酶Ⅰ、酶Ⅱ和热稳定蛋白(HPr)(见图4.5)。酶Ⅰ是非特异性的,对许多糖都起作用,酶Ⅱ是膜上的结构酶,并能诱导产生,它对某一种糖具有特异性,只能运载相应的糖类,酶Ⅱ既是渗透酶又是磷酸转移酶,HPr是热稳定的可溶性蛋白质,具有传递高能磷酸键的功能(见图4.5)。

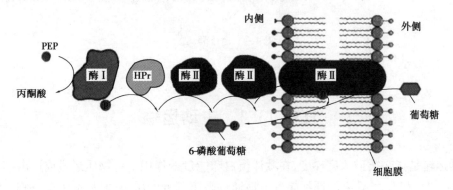

图 4.5　基团移位

项目14 培养基的制备技术

培养基是指人工配制并灭菌的,适合微生物生长繁殖或生产代谢产物的,用于微生物培养、分离、鉴别、研究和保存的混合营养基质。因此,培养基必须具备微生物所需要的碳、氮、磷、硫等大量元素及微量元素、生长因子及水等,保持一定的参透压,维持适合 pH 值,呈现适当的物理和无菌状态。培养基在微生物研究和生物制品生产中具有重要的意义。

任务 14.1 配制培养基的基本原则

14.1.1 根据微生物的营养特点选择营养物质

微生物营养类型不同对营养物质的需求不同,因此,依据不同微生物的营养要求配制适宜的培养基是配制培养基的基本原则之一。

自养型微生物能从简单的无机物合成自身的有机体,因此培养自养型微生物的培养基可由简单的无机物组成。例如,氧化硫硫杆菌培养基组成中,只有 CO_2、$(NH_4)_2SO_4$、$MgSO_4$、$FeSO_4$、KH_2PO_4、$CaCl_2$、S 和水等无机物,没有加入任何有机化合物。多数藻类也是自养型微生物,它们的培养基组成也比较简单,只需要无机营养物质而不需要有机营养物质。但是,培养异养型微生物的培养基需要添加无机物和有机物,而且不同类型的异养型微生物的营养要求差异很大。例如,培养大肠杆菌的培养基组成简单,而培养肠膜明串珠菌的培养基成分非常复杂,仅生长因子多达 33 种。原生动物也是异养型微生物,需要较多的营养物质,如梨形四膜虫的培养基含有 10 种氨基酸、7 种维生素、鸟嘌呤、尿嘧啶及一些无机盐等。

微生物主要类型有细菌、放线菌、酵母菌、霉菌、原生动物及藻类,不同微生物类型培养它们的培养基不同。在实验室中,常用牛肉膏蛋白胨培养基培养细菌,用高氏一号合成培养基培养放线菌,麦芽汁培养基培养酵母菌,查氏合成培养基培养霉菌。

14.1.2 控制营养物质的浓度和比例

营养物质浓度过低不能满足微生物正常生长所需,太高则可能对微生物产生毒害,如高浓度的无机盐、重金属离子等会抑菌或杀菌。因此,营养物质合适的浓度是微生物生长发育的必要条件之一。在生产过程中,在不影响微生物的生理特性和代谢转化率的情况下,通常趋向在较高浓度下进行生产,以提高产物产量,并尽可能选育高渗透压的生产菌株。当然,培养基浓度太大会使培养基黏度增加和溶氧量降低。

营养物质之间应有适当的比例,尤其培养基中营养物质的碳氮比（C/N）在微生物培养中尤其重要。不同菌种、不同发酵产物所要求的碳氮比是不同的。菌体在不同生长阶段,对其碳氮比的要求也不一样。氮源过多,则菌体繁殖旺盛,pH 值偏高,不利于代谢产物的积累;氮源不足,则菌体繁殖量少,从而影响产量。碳源过多,则容易形成较低的 pH 值;碳源不足,菌体衰老和自溶。

从元素分析来看,酵母细胞中碳氮比约为 100∶20,霉菌约为 100∶10。一般发酵工业中,培养基碳氮比为 100∶（0.2～2.0）,但在氨基酸发酵中,因为产物中含有氮,所以碳氮比就相对高一些。如谷氨酸发酵的碳氮比为 100∶（15～21）,若碳氮比为 100∶（0.2～2.0）,则会出现只长菌体,几乎不产谷氨酸的现象。

14.1.3　控制酸碱度

各种微生物正常生长均有合适的 pH 值,一般霉菌和酵母菌比较适于微酸性环境,放线菌和细菌适于中性或微碱性环境。为此,当培养基配制好后,若 pH 值不合适,必须加以调节。当微生物在培养过程中改变培养基的 pH 值而不利于本身的生长时,应以微生物菌体对各种营养成分的利用速度来考虑培养基的组成,同时加入缓冲剂,以调节培养液的 pH 值。在合成培养基中,培养基成分中有磷酸盐组成的缓冲体系,一般不需再专门调 pH 值。例如,K_2HPO_4 和 KH_2PO_4 组成的缓冲体系可以维持 pH 值处于 6.4～7.2。但是,缓冲是有一定限度的,超出了缓冲能力,就不能有效地调节酸碱度。一般在培养产酸的微生物时常在培养基中加入适量的 $CaCO_3$,以中和不断产生的酸。

14.1.4　控制氧化还原电位

不同微生物对氧化还原电位的要求不同,一般好氧型微生物氧化还原电位值大于 +0.1 V,最适值是 +0.3～+0.4 V,厌氧型微生物氧化还原电位值小于 +0.1 V。氧化还原电位的高低受氧气分压、pH 值和微生物代谢产物的影响。通常增加通气量或加入氧化剂,可以增加氧化还原电位值,加入还原剂如抗坏血酸、硫化氢、谷胱甘肽等可降低氧化还原电位值。

对大多数微生物来说,培养基的氧化还原电位一般对其生长的影响不大,但对于厌氧菌,由于氧的存在对其有毒害作用,因而往往在培养基中加入还原剂以降低氧化还原电位。

14.1.5　就地取材

在大规模生产中培养基用量很大,在选用培养基原料时应就地取材,尽量地利用当地较丰富的廉价原料,设法降低成本。例如,赖氨酸生产中先选用山芋淀粉,后改为用山芋粉为碳源,这样不仅价廉,而且山芋粉中还含有生物素、镁盐等,省去了原来所加的玉米浆、硫酸镁,并使整个成本降低 15%。

14.1.6 灭菌处理

培养基混有环境中各种杂菌,必须对培养基灭菌才能避免外来杂菌的干扰。对培养基灭菌一般采用高压蒸汽灭菌法,在 121 ℃下维持 15 ~ 30 min 即可达到灭菌目的。在高压蒸汽灭菌过程中,长时间高温会使不耐热的糖类遭到破坏,形成氨基糖、焦糖。因此,含糖培养基常在112 ℃下进行灭菌或过滤除菌后再与已灭菌的成分混合使用。长时间高温还引起磷酸盐、碳酸盐与某些阳离子结合,形成难溶性复合物,因此,常在培养基中加入少量螯合剂(如 EDTA)或将发生反应的物质分开灭菌后混合都可以避免产生沉淀。培养基中泡沫的存在也对灭菌极为不利,应在培养基中加入消泡剂,减少或避免泡沫的产生。

任务 14.2 培养基的分类及应用

据不完全统计,微生物培养基的种类在 1 700 种以上,而且随着生物科学的飞速发展,培养基的种类也将不断增加。通常根据培养基的成分、物理状态和用途进行归类,便于使用和学习。

14.2.1 按成分划分

1)天然培养基

天然培养基含有各种天然物质,其成分及含量不确定,如蛋白胨、牛肉膏、酵母浸膏、玉米浆、麦芽浸膏等(见表 4.3)。用此类材料配成的培养基很难做到不同批号之间质量的稳定一致,因其随品种、产地、季节、加工条件等变化而有所波动。因此,在选用原料时务必标明其商品的名称及批号,对不同来源的商品还应先做小型试验。虽然天然培养基存在一些缺点,但其成本较低,微生物生长较好,所以一般使用的培养基均以天然培养基为主。

表 4.3 一些天然材料的主要成分

材料名称	来　源	主要成分	用量/%
麦芽浸膏	大麦芽的水溶性浸出物经浓缩而成的黄色黏稠膏状物	麦芽糖占总固形物一半以上。含有少量其他糖类,含有机氮化合物 4% ~ 5%。还含有维生素和嘌呤、嘧啶等,营养完全	一般依据麦芽糖要求量而定
蛋白胨	将肉、酪素或明胶用酸或蛋白酶水解后干燥而成的黄色粉末状物质。蛋白胨的成分组成随原料(动物原料或植物原料)和制法(酶解法或酸解法)不同而异,实验中不要轻易换用蛋白胨试剂	主要供给有机氮化合物,同时也提供一些维生素和碳水化合物	0.2 ~ 2.0

续表

材料名称	来　源	主要成分	用量/%
酵母膏（酵母浸膏）	酵母细胞的水溶性自溶提取物经浓缩而成的黄褐色黏稠膏状物	提供大量的 B 族维生素,大量氨基酸、嘌呤	0.5～2.0
牛肉膏（牛肉浸膏）	瘦牛肉组织浸出汁浓缩而成的黄褐色黏稠膏状物	碳水化合物(有机酸类),有机氮化合物(氨基酸、嘌呤、胍类、尿素等)、无机盐(钾、磷等)和水溶性维生素(主要是 B 族维生素)	0.5～1.0
糖蜜	制糖过程中无法结晶的红褐色母液	含蔗糖、还原糖、生物素、无机盐、少量氨基酸和 B 族维生素。甘蔗糖蜜含还原糖、生物素较甜菜糖蜜多	一般视糖量要求而定

2)合成培养基

合成培养基是由已知化学成分的营养物质组成的。由于微生物对营养要求的不同,它可以完全由无机盐或无机盐加有机化合物组成。合成培养基的配方成分都是明确的,所以只要严格操作,各批培养基的质量是稳定一致的。合成培养基的成本较高,其价格相当于同类天然培养基的几倍甚至几十倍,因此,合成培养基一般多在研究工作中使用,如微生物的遗传育种中营养缺陷型的检测和重组株的确定和菌种鉴定等。

3)半合成培养基

由部分天然材料和部分化学药品组成的培养基称为半合成培养基。由于多数微生物均能在此类培养基上生长,配制方便,成本低廉,因此,生产或实验中经常用半合成培养基。

14.2.2 按物理状态划分

1)液体培养基

用各种材料的抽提物或化学试剂按照一定比例配成的水溶液或液体状态的营养基质,称为液体培养基。微生物在液体培养基中静止生长时,需氧微生物往往可在液面形成膜、岛、环,而液体仍清晰透明;厌氧或兼性厌氧微生物生长而导致液体混浊或有沉淀。通过震荡或搅拌可增加培养基的溶解氧量,同时混匀营养物质,从而液体培养基普遍用于规模化工业生产和实验室理论研究。

2)固体培养基

除了用固体物料加水或营养盐构成的疏松固体培养基(如曲、固体酶制剂、酱)外,固体培养基主要是指在液体培养基中加入一定量的固化胶体物质而配制成的胨状培养基。将微生物细胞接种到固体培养基上培养,能形成一定特征的菌落或菌苔。固体培养基对于研究微生物的分离、纯化、培养、保存、鉴定等均是不可缺少的。制备固体培养基常用的固化剂有琼脂、明胶和硅胶。

（1）琼脂

琼脂是由石花菜等红藻加工制成的一种胶体物质。主要由琼脂糖和琼脂胶两种多糖组成。除天蓝色链霉菌和某些海洋弧菌外，所有的微生物均不降解琼脂。液态的琼脂在45 ℃时固化，而固态的琼脂在近100 ℃时才融化。固体培养基加琼脂量为1.2%～2.0%。

（2）明胶

明胶是由动物的皮、骨、韧带、髓等和水一起煮熬而成的一种蛋白质，含有多种氨基酸，但缺少色氨酸。用它制固体培养基对微生物有一定营养价值。液态的明胶在24 ℃时凝固，固态的明胶在28～35 ℃时融化。因此用明胶做固化剂的固体培养基一般只能在20～25 ℃使用，其用量为10%～12%或更多。明胶培养基主要用于检测蛋白酶。

（3）硅胶

硅胶在研究土壤微生物、自养微生物，或微生物对碳氮的利用时，常用硅胶做固体培养基的固化剂，因为硅胶全是无机物，适用于培养自养菌。用水玻璃（硅酸钠）与盐酸先制作好无菌凝胶，然后加入无菌营养液，可得到硅胶固化的固体培养基。

3）半固体培养基

配制固体培养基时，固化剂加得少些就可得到半固体培养基，如加琼脂0.2%～0.5%所得的培养基即是半固体培养基，常用来观察细菌的运动。

14.2.3　按用途划分

1）基础培养基

基础培养基是含有一般微生物生长繁殖所需的基本营养物质的培养基。基础培养基也可作为一些特殊培养基的基础成分，再根据某种微生物的特殊营养需求，在基础培养基中加入所需营养物质而制成特殊培养基。牛肉膏蛋白胨培养基是最常用的基础培养基。

2）富集培养基

富集培养基也称营养培养基，是在基础培养基中加入某些特殊营养物质制成的一类营养丰富的培养基。这些特殊营养物质包括血液、血清、酵母浸膏、动植物组织液等。富集培养基常用于营养要求苛刻的异养微生物的培养。加富培养基也用来富集和分离某种微生物，加富培养基含有某种微生物所需的特殊营养物质。该种微生物在富集培养基中较其他微生物生长速度快，并逐渐富集而占优势，逐步淘汰其他微生物，从而容易达到分离该种微生物的目的。例如，纤维素用于富集产纤维素酶的微生物，液状石蜡用来富集分解石油的微生物，以及用较浓的糖液富集酵母菌等。

3）鉴别培养基

在培养基中加入某种特殊化学物质，某种微生物在培养基中生长后能产生某种代谢产物，而这种代谢产物可与培养基中的特殊化学物质发生特定的化学反应，产生明显的特征性变化，根据这种特征性变化，可将该种微生物与其他微生物区分开来。这种加入特殊营养物质用来区分鉴别不同类型微生物的培养基，称为鉴别培养基。例如，伊红美蓝培养基就是肠道细菌鉴别培养基。伊红美蓝两种染料可抑制革兰阳性细菌生长,多种革兰阴性肠道细菌在伊红美蓝培养基上能形成能相互区分的菌落。其中,大肠杆菌能强烈发酵乳糖产生大量混合酸,菌体带 H^+,可与酸性染料伊红结合,美蓝再与伊红结合形成紫黑色化合物,使菌落在透射光下呈紫色,反射光下呈绿色金属光泽,产酸力弱的沙雷氏等属细菌菌落为棕色,不发酵乳糖不产酸的沙门氏等属细菌呈无色透明菌落。

4)选择培养基

选择培养基是用来将某种或某类微生物从混杂的微生物群体中分离出来的培养基。根据不同种类微生物的特殊营养需求或对某种化学物质的敏感性不同,在培养基中加入相应的特殊营养物质或化学物质,抑制不需要的微生物的生长,有利于所需微生物的生长。例如,沙门氏菌-志贺氏菌琼脂培养基是临床上分离类志贺邻单胞菌的常用培养基之一。加入胆盐等抑制剂,对沙门氏菌等肠道致病菌无抑制作用,而对其他肠道细菌有抑制作用,从而区分开沙门氏菌与其他肠道细菌。

【学习情境4】技能实训

技能实训 4.1　牛肉膏蛋白胨培养基制备

【实训目的】

了解培养基概念和牛肉膏蛋白胨培养基的组成;掌握牛肉膏蛋白胨培养基的制备方法和注意事项。

【实训原理】

培养基是人工配制的适合微生物生长繁殖或积累代谢产物的营养基质,用以培养、分离、鉴定、保存各种微生物或积累代谢产物。虽然培养基种类繁多,但是不同培养基中一般都由水分、碳源、氮源、能源、无机盐、生长因素等组成。牛肉膏蛋白胨培养基是应用最广泛的细菌基础培养基。

其配方为:牛肉膏 3.0 g,蛋白胨 10.0 g,NaCl 5.0 g,琼脂 15 ~ 20 g,水 1 000 mL,pH 7.4 ~ 7.6。其中,牛肉膏提供碳源、能源、磷酸盐和维生素,蛋白胨提供氮源和维生素,而 NaCl 提供无机盐,在配制固体培养基时需要加入一定量的琼脂作凝固剂,如果配制液体培养基则不用加入琼脂。

不同微生物对 pH 要求不一样,细菌培适宜的 pH 一般为中性或微碱性,所以配制培养基时,应将培养基的 pH 调到中性偏碱性。此外,由于配制培养的各类营养物质和容器等含有各种微生物,因此,已配制好的培养基必须立即灭菌。如果来不及灭菌,应暂存冰箱内,以防止其中的微生物生长繁殖而消耗养分和改变培养的酸碱度。培养基一般采用高压蒸气灭菌法进行灭菌,它是将持灭菌的物品放在一个密闭的加压灭菌锅内,通过加热产生蒸汽,待水蒸气将锅内的冷空气驱尽后,关闭排气阀,继续加热,得到 121 ℃ 的高温,维持 30 min 即可达到灭菌的目的。

制备培养基的一般流程为:配方→计算→称药品→溶解→调 pH 值→融化琼脂→过滤→分装→包扎标记→灭菌→摆斜面或倒平板。

【实训器材】

1.溶液或试剂:牛肉膏、蛋白胨、NaCl、琼脂、1 mol/L NaOH、1 mol/L HCl。

2.仪器或用具:试管、三角瓶、1 000 mL 烧杯(或 1 000 mL 不锈钢锅)、量筒、玻棒、培养基分装器、天平、角匙、高压蒸汽灭菌锅、pH 试纸(pH 5.5 ~ 9.0)、普通棉花、牛皮纸、记号笔、麻绳、纱布等。

【实训方法与步骤】

1)称量(假定配制 1 000 mL 培养基)

依据培养基配方及所需培养基总量,计算并准确地称取牛肉膏、蛋白胨、NaCl 各自的量,放入烧杯(或钢锅)中。牛肉膏常用玻棒挑取,放在称量纸上,称量后直接放入水中,稍微加热,牛肉膏便会与称量纸分离,然后立即取出纸片。蛋白胨很容易吸湿,在称取时动作要迅速。称量时严防药品混杂,如果用同一把角匙取用不同药品时,称取一种药品后,将角匙洗净擦干,再称量另一药品,同时瓶盖也不要盖错。

2)溶化

在烧杯(钢锅)中,首先加入所需要的水量,用玻棒搅匀,然后在石棉网上加热使其溶解,将药品完全溶解后,补充水到所需的总体积;如果配制固体培养基时,将称好的琼脂放入已溶的药品中,再加热溶化,最后补足所需水分。在琼脂溶化过程中,应控制火力,以免培养基因沸腾而溢出容器,同时不断搅拌,以防琼脂糊底烧焦。通常不用铜或铁锅加热溶化,以免离子进入培养基中,影响细菌生长。

3)调 pH

在调 pH 前,先用精密 pH 试纸测量培养基的原始 pH,如果偏酸,用滴管向培养基中逐滴加入 1 mol/L NaOH,边加边搅拌,并随时用 pH 试纸测其 pH,直至 pH 达 7.4 ~ 7.6。反之,用 1 mol/L HCl 进行调节。对于要求 pH 较精确的培养基,其 pH 的调节常用酸度计进行。pH 调节不要过头,以避免回调而影响培养基内各物质的浓度。

4)过滤

趁热用多层纱布过滤,除去杂质,以利实验结果的观察。不影响实验结果时,可省去过滤,本实验不需过滤。

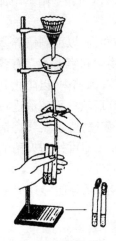

图 4.6 培养基分装器及分装操作

5)分装

液体培养基分装高度以试管高度的 1/4 左右为宜,固体培养基不超过管高的 1/5,半固体培养基以试管高度的 1/3 为宜。分装三角瓶的虽则根据需要而定,一般以不超过三角瓶容积的一半为宜。有的液体培养基在灭菌后,需要补加一定量的其他无菌成分,如抗生素等,则装量一定要准确。分装过程中,注意不要使培养基沾在管(瓶)口上,以免沾污棉塞而引起污染(见图 4.6)。

6)加塞

培养基分装完毕后,在试管口或三角瓶口上塞上棉塞(或硅胶塞、金属或高温塑料试管帽等),以阻止外界微生物进入培养基内面造成污染,并保证有良好的通气性能。制作棉塞时,选用大小薄厚适中的普通棉花一块,铺展在左手拇指和食指形成的圆孔上,用右手食指将棉花从中央压入圆孔中制成棉塞,直接压入试管或三角瓶口。制成的棉塞要求不紧不松,两头光滑,试管棉塞的长度约 3 cm,塞入后,试管内部分约占 2/3,管外头部占 1/3 左右(见图 4.7)。

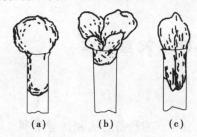 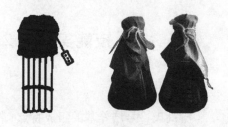

图 4.7 试管棉塞
(a)正确式样;(b)太松太浅;(c)过紧有缝

图 4.8 试管和三角瓶包扎

7)包扎

试管加塞后,以 10 多支为一组,在棉塞外包一层牛皮纸包扎成捆(见图 4.8),注明培养基名称、配制日期、配制人备用。三角烧瓶加塞后,外包牛皮纸,用麻绳以活结形式扎好,同样用记号笔注明培养基名称、配制日期、配制人备用(见图 4.8)。

8)灭菌

将包扎好的培养基按照配方中规定的条件及时灭菌。普通培养基在 121 ℃下高压蒸汽灭菌 20 min 即可达到灭菌效果。

9)摆斜面

将灭菌的试管培养基冷至 50 ℃左右(以防斜面上冷凝水太多),将试管口端搁在玻棒或其他合适高度的器具上,搁置的斜面长度以不超过试管总长的 1/2 为宜(见图 4.9)。

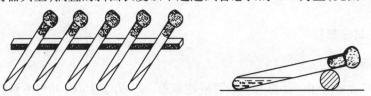

图 4.9 摆置试管斜面

10)无菌检查

将灭菌培养基放入 37 ℃的恒温箱中培养 24～48 h,检查确实无菌生长方可使用。

【思考题】

1.培养基中加入琼脂的作用是什么? 溶化琼脂时,要注意哪些问题?

2.简述配制培养基的一般流程。

3.如何检查培养基灭菌是否彻底?

技能实训 4.2　高氏一号培养基制备

【实训目的】

了解高氏一号培养基的组成特点;掌握高氏一号培养基的制备方法和注意事项。

【实训原理】

高氏一号培养基是用来培养和观察放线菌形态特征的合成培养基,如果加入适量的抗菌药物,则可用来分离各种放线菌。该培养基的主要特点是含有多种化学成分已知的无机盐,这些无机盐可能相互作用而产生沉淀。因此,配制高氏一号培养基时,一般是按配方的顺序依次溶解各成分,甚至有时还需要将两种或多种成分分别灭菌,使用时再按比例混合。

高氏一号培养基的配方为:可溶性淀粉 20 g,KNO_3 1 g,$K_2HPO_4 \cdot 3H_2O$ 0.5 g,$MgSO_4 \cdot 7H_2O$ 0.5 g,NaCl 0.5 g,$FeSO_4 \cdot 7H_2O$ 0.01 g,琼脂 20 g,水 1 000 mL,pH = 7.4 ~ 7.6。

【实训器材】

1. 溶液或试剂:可溶性淀粉、KNO_3、$K_2HPO_4 \cdot 3H_2O$、$MgSO_4 \cdot 7H_2O$、NaCl、$FeSO_4 \cdot 7H_2O$、琼脂、1 mol/L NaOH、1 mol/L HCl。

2. 仪器或用具:试管、三角瓶、1 000 mL 烧杯(或 1 000 mL 不锈钢锅)、量筒、玻棒、培养基分装器、天平、角匙、高压蒸汽灭菌锅、pH 试纸(pH 5.5 ~ 9.0)、普通棉花、牛皮纸、记号笔、麻绳、纱布等。

【实训方法与步骤】

1)称量和溶化

按配方和培养基需用量计算并称取可溶性淀粉,放入小烧杯中,并用少量冷水将淀粉调成糊状,再加入少于所需水量的沸水中,继续加热,使可溶性淀粉完全溶化。然后再称取其他各成分,并依次溶化,对微量成分 $FeSO_4 \cdot 7H_2O$ 可先配成 0.01 g/mL 的储备液,按比例换算后再加入。待所有试剂完全溶解后,补充水分到所需的总体积。配制固体培养基时,将称好的琼脂放入已溶解的试剂中,再加热融化,最后补足水分。

2)调 pH

用试纸测培养基的原始 pH,如果偏酸,用滴管向培养基中加入 1 mol/L NaOH,边滴边搅拌,并随时用 pH 试纸测其 pH,直至 pH 达 7.6;反之,用 1 mol/L HCl 进行调节。

3)分装和加塞

将配制好的培养基分装入试管内,剩余的培养基装入三角瓶中,在试管口或锥形瓶口上塞上棉塞。

4)包扎

加塞后,将全部试管用麻绳捆好,再在棉塞外包一层牛皮纸,其外再用一根麻绳扎好。用记号笔注明培养基名称、组别、配制日期。

5)灭菌

将上述培养基放入高压灭菌锅,以 121 ℃、0.103 MPa 高压蒸汽灭菌 20～30 min。

6)搁置斜面

将灭菌的试管培养基冷却至 50 ℃左右,将试管口端搁在玻璃棒上。斜面的斜度要适当,使斜面的长度为管长 1/3～1/2。

7)无菌检查

将灭菌培养基放入 37 ℃的培养箱中培养 24～28 h,以检查灭菌是否彻底。如果无菌生长,即为灭菌完全。

【思考题】

1.什么是合成培养基? 高氏一号培养基组成有何特点?

2.微量的硫酸亚铁如何加入?

技能实训 4.3　PDA 培养基制备

【实训目的】

了解 PDA 培养基的组成特点;掌握 PDA 培养基的制备方法和注意事项。

【实训原理】

PDA(Potato Dextrose Agar)培养基是人们对马铃薯葡萄糖琼脂培养基的简称,是一种常用于培养酵母菌、霉菌、蘑菇等真菌的培养基。PDA 培养基一般不需要调 pH,如果培养基偏酸或偏碱,可用 1 mol/L NaOH 或 1 mol/L HCl 溶液进行调节。调节时,应逐滴加入 NaOH 或 HCl 溶液,防止局部过酸或过碱破坏培养基成分。PDA 培养基也可加入氯霉素或土霉素,加入量为0.2 g/L 培养基,主要是为了抑制细菌的生长,减少其干扰性。

PDA 培养基的配方为:马铃薯 200 g、葡萄糖 20 g、琼脂 15～20 g、自来水 1 000 mL、pH自然。

【实训器材】

1.溶液或试剂:马铃薯、葡萄糖、琼脂、1 mol/L NaOH、1 mol/L HCl。

2.仪器或用具:试管、三角瓶、1 000 mL 烧杯(或 1 000 mL 不锈钢锅)、量筒、玻棒、培养基分装器、天平、角匙、高压蒸汽灭菌锅、pH 试纸(pH 5.5～9.0)、普通棉花、牛皮纸、记号笔、麻绳、纱布等。

【实训方法与步骤】

1)称量和熬煮

按培养基配方及制备量称取洗净去皮土豆适量,切成小块放入锅中,加入所需水量,加热至沸腾,维持 20～30 min,用两层纱布趁热过滤,滤渣弃取。滤液补足所需水分备用。

2）加热溶解

把滤液放入锅中，加入所需葡萄糖、琼脂，然后放在石棉网上，小火加热，并用玻棒不断搅拌，以防琼脂糊底或溢出，待琼脂完全溶解后，再补充水分至所需量。

3）分装

按实训要求，将配制的培养基分装入试管或 500 mL 三角瓶内。分装时，可用漏斗以免使培养基沾在管口或瓶口上造成污染。固体培养基约为试管高度的 1/5。灭菌后制成斜面，分装入三角瓶内以不超过其容积的 1/2 为宜；半固体培养基以试管高度的 1/3 为宜，灭菌后垂直待凝。

4）加棉塞

培养基分装完毕后，在试管口或三角烧瓶口上塞上棉塞（或泡沫塑料塞或试管帽等），以阻止外界微生物进入培养基内造成污染，并保证有良好的通气性能。

5）包扎

加塞后，将全部试管用麻绳或橡皮筋捆好，再在棉塞外包一层牛皮纸，以防止灭菌时冷凝水润湿棉塞，其外再用一道线绳或橡皮筋扎好，用记号笔注明培养基名称、组别、配制日期。

6）灭菌

将上述培养基放入高压灭菌锅，以 121 ℃、0.103 MPa 高压蒸汽灭菌 20～30 min。

7）搁置斜面

将灭菌的试管培养基冷却至 50 ℃左右，将试管口端搁在玻璃棒上。斜面的斜度要适当，使斜面的长度为管长 1/3～1/2。

8）无菌检查

将灭菌培养基放入 37 ℃的培养箱中培养 24～28 h，以检查灭菌是否彻底。如果无菌生长，则放入冰箱或阴凉处保存备用。

【思考题】

1. 培养基制备完后，为什么必须立即灭菌？
2. 土豆如何熬煮？

技能实训 4.4 豆芽汁培养基制备

【实训目的】

了解豆芽汁培养基的组成特点；掌握豆芽汁培养基的制备方法。

【实训原理】

豆芽汁培养基是培养酵母菌及霉菌的一种优良培养基。豆芽汁培养基一般不需要调 pH，如果培养基偏酸或偏碱，可用 1 mol/L NaOH 或 1 mol/L HCl 溶液进行调节。调节时，应逐滴加入 NaOH 或 HCl 溶液，防止局部过酸或过碱破坏培养基成分。

豆芽汁培养基的配方为:黄豆芽 100 g、葡萄糖 50 g、琼脂 15 g、水 1 000 mL、pH 自然。

【实训器材】

1. 溶液或试剂:黄豆芽(或绿豆芽)、葡萄糖、琼脂、1 mol/L NaOH、1 mol/L HCl。

2. 仪器或用具:试管、三角瓶、1 000 mL 烧杯(或 1 000 mL 不锈钢锅)、量筒、玻棒、培养基分装器、天平、角匙、高压蒸汽灭菌锅、pH 试纸(pH 5.5~9.0)、普通棉花、牛皮纸、记号笔、麻绳、纱布等。

【实训方法与步骤】

1) 称量和熬煮

按培养基配方及制备总量称取洗净黄豆芽适量,置于烧杯中,加入所需水量,小火煮沸 30 min,用纱布过滤,补足失水,即制成豆芽汁。

2) 加热溶解

按每 1 000 mL 豆芽汁加入 50 g 葡萄糖、20 g 琼脂,加入所需葡萄糖、琼脂,然后放在石棉网上,小火加热,并用玻棒不断搅拌,以防琼脂糊底或溢出,待琼脂完全溶解后,再补充水分至所需量。

3) 分装

按实训要求,将配制的培养基分装入试管或 500 mL 三角瓶内。分装时,可用漏斗以免使培养基沾在管口或瓶口上造成污染。固体培养基约为试管高度的 1/5。灭菌后制成斜面,分装入三角瓶内以不超过其容积的 1/2 为宜;半固体培养基以试管高度的 1/3 为宜,灭菌后垂直待凝。

4) 加棉塞

培养基分装完毕后,在试管口或三角烧瓶口上塞上棉塞(或泡沫塑料塞或试管帽等),以阻止外界微生物进入培养基内造成污染,并保证有良好的通气性能。

5) 包扎

加塞后,将全部试管用麻绳或橡皮筋捆好,再在棉塞外包一层牛皮纸,以防止灭菌时冷凝水润湿棉塞,其外再用一道线绳或橡皮筋扎好,用记号笔注明培养基名称、组别、配制日期。

6) 灭菌

将上述培养基放入高压灭菌锅,以 121 ℃、0.103 MPa 高压蒸汽灭菌 20~30 min。

7) 搁置斜面

将灭菌的试管培养基冷却至 50 ℃左右,将试管口端搁在玻璃棒上。斜面的斜度要适当,使斜面的长度为管长 1/3~1/2。

8) 无菌检查

将灭菌培养基放入 37 ℃的培养箱中培养 24~28 h,以检查灭菌是否彻底。如果无菌生长则放入冰箱或阴凉处保存备用。

【思考题】

1. 豆芽汁培养基组成有何特点?

2. 豆芽汁如何制备?

·情境小结·

　　微生物生长繁殖必需的营养物质有碳源、氮源、无机盐、生长因子及水分,各种营养物质都有各自独特的生理功能,不可缺少,也不可替代。细胞膜是营养物质运输的屏障,物质跨膜转运的方式有简单扩散、促进扩散、主动运输和基团移位等,其中前两种不需能量,顺浓度梯度进行,属于被动运输,后两种既消耗能量,也需要蛋白质参与,逆浓度梯度进行,属于主动运输。微生物在适应环境的过程中,分化出不同的营养类型。自养型以二氧化碳为碳源,利用化学能的为化能自养型。利用光能的是光能自养型,化能异养型以有机物为碳源和能源,光能异养型以二氧化碳及简单的有机物为碳源,利用光能进行生活。绝大多数微生物属于化能异养型。

　　培养基是指人工配制并灭菌的,适合微生物生长繁殖或生产代谢产物的,用于微生物培养、分离、鉴别、研究和保存的混合营养基质。它是微生物研究和生物制品生产的基础。培养基制备必须遵循一定的原则,应根据微生物的营养需求选择适宜的营养物质,各营养物质浓度及其比例要恰当,营养物质应就地取材,适当控制酸碱度和氧化还原电位,应进行灭菌处理等。培养基依据成分不同,可分为天然培养基、合成培养基和半合成培养基;按照物理状态,可分为固体培养基、半固体培养基和液体培养基;按照用途可分为基础培养基、加富培养基、鉴别培养基及选择培养基等。在实验室中,常用牛肉膏蛋白胨培养基培养细菌,用高氏一号合成培养基培养放线菌,麦芽汁培养基培养酵母菌,查氏合成培养基培养霉菌。

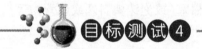

目标测试4

一、选择题

1. 实验室常用的培养细菌的培养基是(　　　)。
　　A. 牛肉膏蛋白胨培养基　　　　　　B. 马铃薯培养基
　　C. 高氏一号培养基　　　　　　　　D. 麦芽汁培养基

2. 下列物质属于生长因子的是(　　　)。
　　A. 葡萄糖　　　　B. 蛋白胨　　　　C. NaCl　　　　D. 维生素

3. 培养料进入细胞的方式中运送前后物质结构发生变化的是(　　　)。
　　A. 主动运输　　　B. 被动运输　　　C. 促进扩散　　　D. 基团移位

4. E. coli(大肠杆菌)属于(　　　)型的微生物。
　　A. 光能自养　　　B. 化能异养　　　C. 化能自养　　　D. 光能异养

5. 实验室常用的培养放线菌的培养基是(　　　)。
　　A. 牛肉膏蛋白胨培养基　　　　　　B. 马铃薯培养基
　　C. 高氏一号培养基　　　　　　　　D. 麦芽汁培养基

6. 硝化细菌属于(　　　)型的微生物。
　　A. 光能自养　　　B. 光能异养　　　C. 化能自养　　　D. 化能异养

7. 酵母菌适宜的生长 pH 值为(　　)。

　　A. 3.0 ~ 4.0　　　　B. 5.0 ~ 6.0　　　　C. 7.0 ~ 7.5　　　D. 8.0 ~ 9.0

8. 细菌适宜的生长 pH 值为(　　)。

　　A. 3.0 ~ 4.0　　　　B. 5.0 ~ 6.0　　　　C. 7.0 ~ 7.5　　　D. 8.0 ~ 9.0

9. 为避免微生物生长繁殖过程中的产物而造成培养基 pH 值的变化,可采用的调节方法是(　　)。

　　A. 在配制培养基时加入磷酸盐缓冲液或不溶性 $CaCO_3$

　　B. 在配制培养基时应高于或低于最适 pH

　　C. 在配制培养基时降低或提高碳、氮源用量或改变碳氮比

　　D. 在培养过程中控制温度和通气量

10. 参与微生物集团移位运输方式的体系是(　　)。

　　A. Hpr　　　　　B. 酶Ⅰ　　　　　C. 酶Ⅱ　　　　D. Hpr + 酶Ⅰ + 酶Ⅱ

二、名词解释

营养;生长因子;促进扩散;培养基;化能异养型;合成培养基

三、简答题

1. 简述微生物的营养物质及其生理功能。

2. 什么是 C/N? 简述 C/N 对微生物的生长繁殖和发酵产物的影响。

3. 简述制备培养基的基本原则。

4. 简述简单扩散过程及影响因素。

5. 简述制备培养基的步骤。操作中应注意哪些问题?

学习情境 5
微生物人工培养技术

📖【学习目标】

1. 掌握微生物群体生长规律及微生物纯培养的操作技术。

2. 熟悉影响微生物生长的环境因素及微生物生长的测定方法。

3. 了解微生物群体生长规律对生产指导意义及微生物工业培养方法。

4. 能独立进行无菌操作,进行微生物斜面接种、平板划线接种操作,进行菌液样品计数和混合样品的菌种分离,使用禽胚繁殖病毒。

1667 年,荷兰人列文虎克(Anthony van Leeuwenhoek)发明了显微镜,揭开了微生物世界的秘密。随着微生物的发现,法国科学家巴斯德(Louis Pasteur)通过实验发现了发酵的原理,认识到发酵是由微生物活动引起的。德国科学家柯赫(Robert Koch)研究牛的炭疽病时,将病牛的血液转移到人工配制的养料中,在适宜的条件下培养,使得血液中的各种细菌大量繁殖,形成了不同形状和颜色的细菌群体。他将这些细菌分别注射到健康牛体内,结果发现牛的炭疽病是由炭疽芽孢杆菌引起的。在此过程中,柯赫所采用的细菌培养方法,开创了微生物分离和纯培养的技术先河。

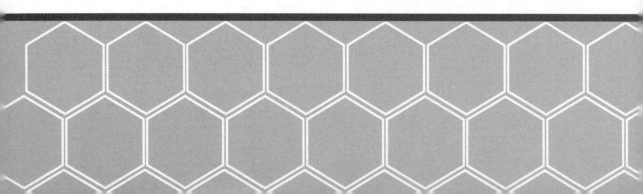

项目15　微生物生长所需的环境因素

微生物的生长离不开自然环境,环境条件的好坏直接影响微生物生长情况。影响微生物生长的环境条件有物理、化学、生物因素。在微生物的培养过程中,可以通过控制环境因素促进有益菌的生长和消灭杂菌的生长。

任务15.1　温　度

微生物的生命活动都是由一系列生物化学反应组成的,这些反应受温度的影响极为明显。因此,温度是影响微生物生长极为重要的因素之一。适宜的温度能刺激微生物的生长,不适的温度会改变微生物的形态、代谢、毒力等,甚至导致死亡。

1)生长温度分类

就微生物总体而言,其生长温度范围很宽,但各种微生物都有其生长繁殖的最低温度、最适温度、最高温度,成为生长温度三基点。

(1)最低生长温度

最低生长温度是指微生物能进行生长繁殖的最低温度界限。处于此温度条件下的微生物生长很缓慢,如低于此温度则停止生长。

(2)最适生长温度

最适生长温度简称最适温度,是指微生物分裂代时最短或生长速率最高时的培养温度。不同的微生物的最适生长温度不同。对于同一种微生物来说,不同的生物化学反应有着不同的最适温度。可见,最适生长温度并不等于积累某一代谢产物最高的培养温度。

(3)最高生长温度

最高生长温度是指微生物能生长繁殖的最高温度界限。超过此温度,微生物的细胞成分会不可逆地失活而导致微生物死亡。这种在一定条件下和一定时间内杀死微生物的最低温度,称为致死温度。各种微生物也有它们各自的致死温度。

2)最适生长温度下微生物的分类

根据微生物的最适生长温度不同,可将其分为低温微生物、中温微生物和高温微生物(见图5.1)。

(1)低温微生物

低温微生物又称嗜冷微生物,可分为专性嗜冷微生物和兼性嗜冷微生物。专性嗜冷微生

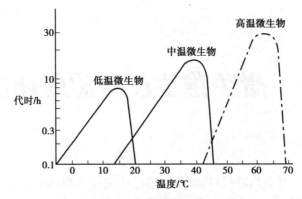

图 5.1 不同温度微生物生长示意图

物,是一类最低生长温度 0 ℃以下,最适生长温度 15 ℃左右,最高生长温度 20 ℃左右的微生物,大多生长于两极地区和深海深处。兼性嗜冷微生物,是最适生长温度为 25 ~ 30 ℃,最高生长温度为 35 ℃左右的微生物,常见于冷水,土壤及冷藏食品中。

低温微生物在低温下能够生长主要由于低温微生物的酶在低温下仍具有催化活性,而随着温度的升高,酶的活性逐渐降低,直至丧失。低温微生物的细胞膜中所含的不饱和脂肪酸较高,能在低温下保持膜的通透性,有利于微生物的生长。此外低温微生物面对低温的环境可以合成抗冻蛋白和低温防护剂(如海藻糖、胞外多糖、糖胶甜菜碱、甘露醇等),起到防止结晶、浓缩营养物质及防止酶冷变性的作用。

(2)中温微生物

中温微生物又称嗜温微生物,是一类最低生长温度为 10 ℃左右,最适生长温度为 20 ~ 40 ℃,最高生长温度 45 ℃左右的微生物。自然界中大多数微生物属于此类微生物。

(3)高温微生物

高温微生物又称嗜热微生物,可分为兼性嗜热微生物、专性嗜冷微生物和极端嗜热微生物,多分布于温泉、堆肥等地。兼性嗜热微生物的最高生长温度为 40 ~ 50 ℃,但最适生长温度仍在中温范围内。专性嗜热微生物的最适生长温度为 40 ℃以上,低于此温度则生长较缓慢,甚至不生长。极端嗜热微生物则是一类最适生长温度高于 65 ℃,最低生长温度 40 ℃以上的微生物。

嗜热微生物之所以能够在较高的温度下生长,可能是由于:

①其体内蛋白质的热稳定性高,包括两个方面:稳定的天然结构和细胞内的促进热稳定的因素。嗜热微生物蛋白质中的亮氨酸、脯氨酸、谷氨酸和精氨酸高于中温微生物。除此之外,嗜热微生物细胞内具有的金属离子(如 Ca^{2+}、Mg^{2+}、Zn^{2+})能起到稳定蛋白质空间结构的作用。嗜热微生物在高温环境中产生一些特殊蛋白质,能在上限温度下通过保护和重新折叠的方式来稳定其他细胞蛋白。

②嗜热微生物核酸中 GC 含量高,氢键数量越多,碱基堆积力就越大,因此解链所需的温度就越高,DNA 双螺旋结构就越稳定。

③嗜热微生物的细胞膜中含有较多的饱和脂肪酸和直链脂肪酸,能够在高温下调节膜的流动性,从而维持细胞膜的功能。

嗜热微生物能够产生多种活性物质,在医药行业具有广泛的应用前景。例如,高温放线菌属中的热红菌素和热绿菌素已应用于医药领域,并实现工业化生产。嗜热酶的相关产物已应用于疾病的诊断及治疗、胎儿性别鉴定及法医鉴定中。

任务 15.2 pH

pH 对微生物的生命活动有很大的影响,主要通过 3 个方面实现:使蛋白质、核酸等生物大分子所带电荷发生变化,从而影响其生物活性;引起细胞膜电荷变化,导致微生物细胞吸收营养物质能力发生改变;改变环境中营养物质的可给性及有害物质的毒性。不同的微生物对 pH 值的要求各不相同,每一种微生物都具有其最适 pH 值和能适应的 pH 值范围(见表5.1)。

表5.1 不同微生物对 pH 值的适应范围

微生物	最适 pH 值	适宜 pH 范围
细菌	6.8 ~ 7.4	4.0 ~ 10.0
放线菌	7.0 ~ 8.0	5.0 ~ 10.0
霉菌	4.5 ~ 5.5	1.0 ~ 9.0
酵母	4.5 ~ 5.5	3.0 ~ 8.0

虽然微生物生活的环境 pH 值范围较宽,但其细胞内的 pH 值却相当稳定,一般都接近中性,这种维持细胞内稳定中性 pH 值的特性能够保持细胞内各种生物活性分子的结构稳定和细胞内酶所需要的最佳 pH 值。微生物在生长过程中,通过对培养基有机物(如糖类、蛋白质、脂类)的分解和无机盐(如硝酸盐、铵盐)的吸收使培养基 pH 值发生改变,从而影响微生物的生长。为维持微生物持续生长,可在培养基中添加缓冲剂,如 K_2HPO_4、KH_2PO_4、Na_2CO_3 等,它们既可作为微生物生长必需营养,又可在培养过程中调整培养基的 pH 值。

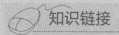 知识链接

嗜酸微生物与嗜碱微生物

嗜酸微生物是指生长的最适 pH 值低于 4 的微生物,多分布于金属硫矿酸性矿水、生物滤沥堆、煤矿床酸性矿水、含硫温泉和土壤环境中。例如,氧化硫硫杆菌在 pH 值低于 0.5 的环境中仍能存活;有一种头孢霉能在浓度为 10% 以上的硫酸中生长,是迄今发现的抗酸能力最强的微生物。有关嗜酸微生物细胞内维持近中性 pH,细胞外适应外部酸性环境的机制一般有"泵说""屏蔽说"和"道南平衡说"3 种解释。嗜酸微生物主要应用于低品位矿生物沥滤回收贵重金属、原煤脱硫及环境保护等方面。

嗜碱微生物是一类最适生长 pH 值为 9.0 以上的微生物,其所耐受 pH 值高达 10.0 ~ 12.0。嗜碱微生物生存的自然环境是碳酸盐湖、碳酸盐荒漠、极端碱性湖;人为碱性环境是灰色水、碱性污水等。如黄杆菌从高 pH 值的碱水泉中分离获得,其在 pH 值为 11.4 的条件下生长良好;在出现富营养化的石灰湖水体中,发现了许多嗜碱蓝细菌,它们的最适 pH 值为 9.0 ~ 10.0。

嗜碱微生物之所以可在 pH 10.0~11.0 的条件下生长,胞内要维持 pH 7.0~9.0 以下,是因为:钠离子-质泵反向运输是嗜碱微生物细胞质碱化基本原因,为了使其发挥作用,需要胞内有足够的钠离子,钠离子的跨膜循环是必要的;相关嗜碱微生物钠离子/氢离子反向运输的基因已从嗜碱菌 *Bacillus* C-125 中得到了克隆;细胞外被是胞内中性环境和胞外碱性环境的分隔,它是嗜碱微生物嗜碱性的重要基础。该类微生物所产生的酶可应用于皮革脱脂、造纸木浆脱脂、纺织品退浆等行业中。

任务 15.3 氧 气

微生物对氧的需要和耐受性在不同的类群中变化很大,根据微生物与氧的关系,可将它们分为以下 5 类:

1) 专性好氧微生物

这类微生物必须在有分子氧的条件下才能生长,有完整的呼吸链,以分子氧作为最终氢受体,细胞含有超氧化物歧化酶和过氧化氢酶。绝大多数微生物属于这个类型。在实验室的振荡培养和工业生产通气发酵中需要注意分子氧的供给。

2) 微好氧微生物

这类微生物在有氧和绝对无氧的条件下均不能生长,只能在较低氧分压下才能正常生长,通过呼吸链并以氧为最终氢受体而产能。

3) 专性厌氧微生物

这类微生物在生长过程中,不需要分子氧的参与。分子氧对其有毒害,短期接触空气,也会抑制其生长甚至死亡。在空气或含有 10% CO_2 的空气中,在固体培养基表面上不能生长,只有在其深层的无氧或低氧化还原电势的环境下才能生长。生命活动所需能量通过发酵、无氧呼吸、循环光合磷酸化或甲烷发酵提供。细胞中缺乏超氧化物歧化酶和细胞色素氧化酶,大多数还缺乏过氧化氢酶。当培养厌氧微生物时,需要通过焦性没食子酸吸氧、抽真空、通入 N_2 或 H_2 等来创造厌氧环境。

4) 兼性厌氧微生物

这类微生物在有氧或无氧环境中均能生长繁殖。可在有氧或缺氧条件下,可通过不同的氧化方式获得能量,兼有耗氧呼吸和无氧发酵两种功能。兼性厌氧菌在有氧环境下大量繁殖,在无氧环境中仅维持生存,大多数病原菌属于此类。当培养兼性厌氧微生物时,可采用深层静止培养。

5) 耐氧微生物

这类微生物可在分子氧存在下进行厌氧生活的厌氧微生物。其生活不需要氧,分子氧对其无毒害。不具有呼吸链,依靠专性发酵获得能力。细胞中存在超氧化物歧化酶和过氧化物酶,但缺乏过氧化氢酶。乳酸菌多为此类。

知识链接

微生物的呼吸与发酵

　　有机物在生物体内经过一系列连续的氧化还原反应,逐步分解并释放能量的过程称为生物氧化。根据氧化还原反应中电子受体的不同,可将为微生物细胞内发生的生物氧化反应分为呼吸和发酵两种类型。

　　呼吸可分为有氧呼吸和无氧呼吸。有氧呼吸是指细胞在氧的参与下,通过多种酶的催化作用,把葡萄糖等有机物彻底氧化分解生成 CO_2,底物脱氢后的产生的还原力[H]进入呼吸链,最后与氧结合成水,并产生 ATP 的过程。所谓呼吸链,是由一系列的递氢反应(包括 NAD^+、$NADH^+$、FAD、辅酶 Q 等)和递电子反应(包括细胞色素系统和某系黄素蛋白、铁硫蛋白)按一定的顺序排列所组成的连续反应体系。无氧呼吸是指一类呼吸链末端的氢受体为外源无机氧化物(如 NO_3^-、SO_4^{2-} 等)的生物氧化过程,厌氧及兼性厌氧微生物在无氧条件下进行此类呼吸。

　　发酵是指微生物细胞将有机物底物氧化释放的电子或脱下的氢原子直接交给某种中间代谢物,释放能量的同时产生各种不同的发酵产物。发酵的种类有很多,发酵的底物有碳水化合物、有机酸、氨基酸等,其中以微生物发酵葡萄糖最为重要。生物体内葡萄糖降解主要有 4 种途径:EMP 途径、HMP 途径、ED 途径及磷酸解酮酶途径。

项目16　微生物的生长规律及应用

一个微生物细胞在合适的外界环境条件下,不断地吸收营养物质,并按其自身的代谢方式进行新陈代谢。当同化作用的速度超过了异化作用,则其原生质的总量(质量、体积、大小)就不断增加,出现了个体的生长现象。当各细胞组分按恰当的比例增长时,达到一定程度后就会发生繁殖,引起个体数目的增加。个体生长与个体的繁殖促成了微生物群体的生长。

任务16.1　微生物生长的测定

微生物细胞个体的生长可通过测定单位时间里原生质含量的增加来评价,而测定微生物个体繁殖可通过在单位时间里数量的变化来进行。通过微生物生长的测定可客观地评价培养条件、营养物质等对微生物生长的影响,或评价不同抗菌物质对微生物产生抑制作用的效果,或客观反映微生物的生长规律。因此,微生物生长的测定在理论和实践中都有着重要的意义。微生物生长测量方法可分为生长量测定法和生理指标法。

16.1.1　生长量测定法

1)称干重

称干重可用离心法或过滤法测定,是一种常用的方法。一般细菌干重为湿重的20% ~ 25%。在离心法中,将待测菌液置入离心管中,用清水洗涤,离心1~5次后,进行干燥,然后称干重。在过滤法中,过滤后的细胞用少量清水洗涤,干燥后称取干重。

2)比浊法

微生物生长会引起培养物浑浊度的增高。菌悬液中的细胞浓度与其浑浊度成正比,与透光度成反比。用分光光度计可测出培养液的光密度值,反映菌体的数量。此方法虽然灵敏度较差,然而简便、迅速、不干扰或不破坏样品。

3)体积测量法

体积测量法又称为菌丝浓度法。通过测定一定体积培养液中所含菌丝的量来反映微生物的生长状况。该测定法是大规模工业发酵生产上微生物生长的一个重要监测指标。这种方法比较粗放,简便、快速,但由于离心沉淀物中夹杂有固体营养物,结果会有偏差。

16.1.2　计数法

1）稀释平板菌落计数法

这是最常用的活菌计数法。取一定体积的稀释菌液与合适的固体培养基在其凝固前均匀混合，或涂布于已凝固的固体培养基平板上。在最适条件下培养，通过平板上形成的菌落数，推算出待测菌液中活细胞的数量。此方法要求菌体成分散状态，否则无法确定单个菌落是否由单个细胞形成。

2）计数器计数法

血球计数板是用来测定一定容积中的细胞总数目的常规方法。在显微镜下计数一定体积重的平均细胞数，换算出待测菌液中的细胞总数。该方法的特点是测定简便、快速。但测定的对象有一定的局限性，只适合于个体较大的微生物种类（如酵母等），且不适于测定可游动微生物。此外，此方法测定的结果为微生物总数，其中包括已死亡的个体，不能直接反映活细胞的数量。

3）膜过滤法

测定水与空气中的活菌数量时，由于含菌浓度过低，则可先将待测样品通过微孔薄膜过滤浓缩，然后把滤膜放在适当的固体培养基上培养，长出菌落后即可计数。此法适用于测定量大、含菌浓度低的流体样品。

16.1.3　生理指标法

1）含氮量测定法

大多数微生物含氮量固定，如细菌含氮量为干重的 12.5%，酵母为 7.5%，霉菌为 6.0%。根据含氮量×6.25，即可测定粗蛋白的含量。

2）还原糖测定法

还原糖通常是指单糖或寡糖，可被微生物直接利用，通过还原糖的测定可间接反映微生物的生长状况，常用于大规模工业发酵生产上微生物生长的常规监测。其方法是，离心发酵液，取上清液，加入斐林试剂，沸水浴煮沸 3 min，取出加少许盐酸酸化，加入 $Na_2S_2O_3$ 临近终点时加入淀粉溶液，继续加 $Na_2S_2O_3$ 至终点，查表读出还原糖的含量。

3）其他生理指标法

碳、磷、DNA、RNA、ATP、乙酰胞壁酸等含量，以及产酸、产气、耗氧、黏度、产热等指标，都可用于生长量的测定。

任务 16.2　微生物的生长规律

微生物细胞数量的增加称为微生物群体生长。由于微生物个体微小的特殊性，难以针对单个微生物细胞或个体的生长繁殖的研究进行,故除特定的研究目的外,一般所言的微生物生长是指群体生长。单细胞微生物与多细胞微生物的群体生长表现出不同的生长趋势。但就单细胞微生物而言,在特定的环境中,不同的微生物表现出趋势相近的生长动力学规律。

当把少量纯种单细胞微生物接种到液体培养基中,在适宜的温度、通气等条件下,该群体就会由小到大,发生有规律的增长。如以细胞数目的对数值作纵坐标,以培养时间作横坐标,就可画出一条定量描述液体培养基中微生物生长规律的实验曲线,称为生长曲线(见图5.2)。根据微生物的生长速率常数,即每小时分裂次数的不同,可将生长曲线分为迟缓期、指数期、稳定期和衰亡期。正确地认识和掌握生长曲线各个时期的特点,对发酵生产和科学研究有重要的指导意义。

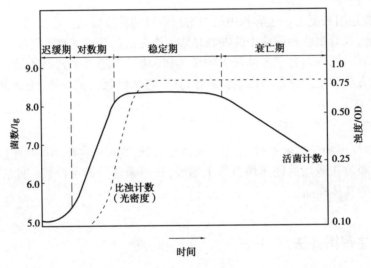

图 5.2　生长曲线

1)迟缓期

迟缓期又称为延滞期、适应期,是指少量单细胞微生物接种到新培养基中,在开始培养一段时间内细胞数目不增加或增加非常缓慢的时期。该时期的特点为:生长繁殖速度几乎为零;细胞形态变大或增长,许多杆菌可长成长丝状;细胞内 RNA,尤其是 rRNA 含量增高,原生质呈嗜碱性;合成代谢活跃,核糖体、酶类和 ATP 的合成加快,易产生诱导酶;细胞对外界理化因子(如 NaCl、热、紫外线、抗生素等)的抵抗力减弱。

在工业发酵和科研中迟缓期会增加生产周期而产生不利的影响,但是迟缓期无疑是必需的,因为细胞分裂之前,细胞各成分的复制与装配等也需要时间,因此可采取一定的措施缩短迟缓期,例如:通过遗传学方法改变种的遗传特性使迟缓期缩短;利用对数生长期的细胞作为"种子",代谢旺盛、生命力强,可大大缩短迟缓期;接种到营养丰富的天然培养基中的微生物要比接种到营养单调的合成培养基中的迟缓期短,新接种的培养基与菌种的原培养基越接近,迟缓期越短,因此,在发酵生产中,常使发酵培养基的成分与种子培养基的成分尽量接近;接种量的大小明显影响迟缓期的长短,接种量越大,迟缓期越短,因此,在发酵工业中,为提高发酵速率,一般采用1/10的接种量。

2)对数期

对数期又称指数生长期,是指在生长曲线中,紧接着迟缓期的一个细胞以几何级数速度分裂的一段时间。对数期的特点为:生长繁殖的速度很快,活菌的数目呈对数增长,因而细胞每分裂一次所需的代时或原生质增加1倍所需的时间最短,并且在这个时期均匀一致;细胞进行平衡生长,菌体内各种成分最为均匀;酶系活跃,代谢旺盛;菌体细胞形态特征均匀一致,最代表种的特征;此期间的微生物细胞的生化特征性均匀一致,典型。

影响微生物世代时间的因素较多,主要有以下几种:

①菌种。不同菌种的代时差别极大,如在相同的条件下,大肠杆菌只要17 min,霍乱弧菌为21~38 h。

②环境条件。同一种细菌,在营养丰富的培养基中生长 ,其代时较短,反之较长。

③营养物质的浓度。在营养物质浓度很低的情况下,营养物的浓度才会影响生长速率,随着营养物浓度逐步增高,生长速率不受影响,而只影响最终的菌体产量;如果进一步提高营养物的浓度,则生长速率和菌体产量两者均不受影响。凡是处于较低浓度范围内,影响生长速率和菌体产量的营养物,就称为生长限制因子。

④培养温度。温度对微生物的生长速率有极其明显的影响。

对数期的微生物具有整个群体的生理特性较一致、细胞各成分平衡增长和生长速率恒定等优点,是用作代谢、生理等研究的良好材料,是增殖噬菌体的最适宿主,也是发酵工业中用作种子的最佳材料。

3)稳定期

由于营养物质消耗,代谢产物积累和pH等环境变化,逐步不适宜于微生物生长,使微生物细胞的生长速率降低,处于新繁殖的细胞数与衰亡的细胞数相等。此期间活菌数达到最高峰,且保持相对稳定。进入稳定期时,细胞内开始积累糖原、异染颗粒和脂肪等内含物;芽孢杆菌一般在此期间开始形成芽孢;有的微生物在这时开始以初生代谢物作为前体,通过复杂的次生代谢途径合成抗生素等次生代谢产物。在此时期,细胞的次级代谢产物大量积累,菌体细胞的总数也达到高峰,稳定期是代谢产物和大量的活菌体的最佳收获期。生产上常常通过补料,调节pH,调整温度等措施来延长稳定生长期,以积累更多的代谢产物。

4)衰亡期

营养物质耗尽和有毒代谢产物的大量积累,微生物细胞死亡速率逐步超过细胞的繁殖速率,躯体中活细胞逐步减少,曲线下滑,标志着衰亡期的到来。该时期微生物有3个特点:细菌出现自溶现象;菌体细胞形态和大小出现异常,呈畸形;革兰氏染色结果会发生改变。

通过对微生物生长曲线的分析可知:微生物在对数生长期生长速率最快;营养物的消耗,代谢产物的积累,以及因此引起的培养条件的变化,是限制培养液中微生物继续快速增殖的主要原因;用生活力旺盛的对数生长期细胞接种,可缩短延迟期,加速进入对数生长期;补充营养物,调节因生长而改变了环境pH、氧化还原电位,排除培养环境中的有害代谢产物,可延长对数生长期,从而提高培养液菌体浓度与有用代谢产物的产量;对数生长期以菌体生长为主,稳定期以代谢产物合成与积累为主。

根据发酵目的的不同,确定在微生物发酵的不同时期进行收获。生长曲线可用于指导微生物发酵工程中的工艺条件优化,以获得最大的经济效益。

项目17　微生物的培养技术

微生物在自然界中混杂生活在一起,要想研究和利用某一种微生物,势必要将其从混杂的微生物类群中分离出来,从而获得其纯种,这种过程称为纯培养技术,它通常在实验室进行。工业生产中需要获得足够数量的特定微生物,因此工业微生物培养是规模化培养技术,需要特殊的设备和适宜的条件。

任务 17.1　实验室纯培养方法

在实验室中,获得微生物纯种通常使用平板划线法、稀释倒(涂)平板法、单孢子或单细胞分离法、利用选择性培养基分离法。

1)平板划线法

在无菌环境下,用接种环蘸取少许样品,以平行划线、扇形划线或其他形式在固体培养基表面连续划线,微生物细胞数量随着划线次数逐渐减少,形成单菌落。

2)稀释倒(涂)平板法

通过液体稀释的方法分散样品中的微生物细胞,常用十倍梯度稀释法(见图5.3)。随着稀释次数的增加,单位体积中菌体数量减少,细胞得以分散。选取适宜的稀释度进行倒(涂)平板,经过适宜的培养可获得单菌落。

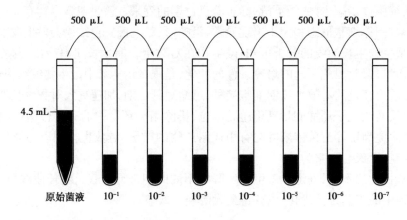

图5.3　十倍梯度稀释法

3）单孢子或单细胞分离法

采取显微分离法从混杂群体中直接分离单个细胞或单个个体进行培养，从而获得单菌落。

4）利用选择培养基分离法

各种微生物对不同的化学试剂、抗生素等具有不同的抵抗力，利用这些特性配制合适某种微生物生长而限制其他微生物生长的选择性培养基，从而获得特定微生物的纯培养。

根据培养基物理状态不同，微生物培养技术分为固体培养法和液体培养法。固体培养法多在试管斜面、平板、克氏扁瓶、茄子瓶中进行。液体培养基多在试管、三角瓶中进行，将接种后的培养器皿在适宜条件下进行摇瓶培养，实现目的微生物的增殖。

任务 17.2　工业规模化培养方法

工业中固体培养法分为浅盘法、转桶法和厚层培养法。固体发酵具有操作简便、能耗低、发酵过程易控制，对无菌要求相对较低，不易发生大面积的污染等优点，然而仅适用于真菌发酵。工业中液体培养常使用液体静置培养法、深层通气培养法。液体静置培养法多见于工业生产中厌氧微生物的培养。深层通气培养法是基于发酵罐进行的培养方法，常用的发酵罐为通用型搅拌发酵罐（见图5.4）和气升式型发酵罐（见图5.5）。工业生产中，微生物的培养过程大致可分为4个阶段，即菌种阶段、种子扩大培养阶段、发酵阶段及提炼阶段（见图5.6）。

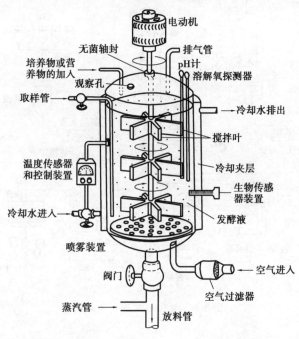

图5.4　通用型搅拌发酵罐结构示意图

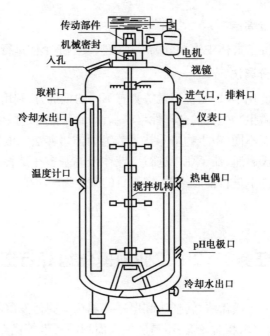

图 5.5　气升式型发酵罐结构示意图

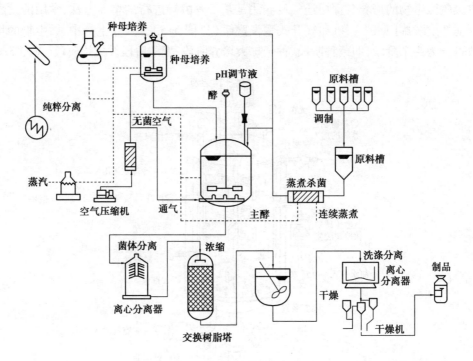

图 5.6　微生物工业生产过程

项目 18　微生物的接种技术

所谓接种(inoculation),就是将一定量的纯种微生物在无菌的条件下,转移至另一个已灭菌,且适宜于该菌生长繁殖所需的培养基上的过程。微生物接种技术是进行微生物实验的基本技术。

任务 18.1　接种工具

接种工具即微生物分离、移接时所用的工具。常用的接种工具(见图5.7)如下:

①接种针。用于挑取细小菌落和从菌褶中挑取孢子。

②接种环。接种针先端用尖嘴钳弯制成一个圆圈。用于银耳芽孢分离转管或蘸取孢子悬液在斜面、平板上拖制、分离用。

③接种圈。接种针先端用尖嘴钳缠绕成圆形扁平状。用于蘸取孢子,抖落于斜面或平板上。

④接种刀。用于纵切斜面菌种和挑取菌丝体转管,也可用于组织分离时切割、移接组织块。

⑤接种耙。接种耙材料制法与接种刀相似,仅前端弯制成90°角呈耙形,先端需挫锋利。用于横切斜面菌种或直接切断母种斜面移接入二级菌种料瓶内。

⑥玻璃涂棒。用于菌种分离,把稀释菌液在平板上涂布均匀获得单菌落。

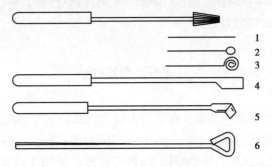

图 5.7　接种工具
1—接种针;2—接种环;3—接种圈;
4—接种刀;5—接种耙;6—玻璃涂棒

任务 18.2 接种方法

微生物接种是微生物学研究中最常用的基本操作,主要用于微生物的分离纯化。不同的培养基,接种方法也不同。

18.2.1 固体培养基接种

1) 斜面接种法

斜面接种法即将单一菌落或一支已长好的斜面菌种转移至另一支斜面培养基上的接种方法。该方法主要用于纯菌的增殖、鉴定和保存。其操作步骤如下(见图5.8):

①点燃酒精灯,灯焰周围 1~2 cm 处的空间为无菌区域。

②右手拿接种环,先垂直、后水平方向把接种环放在火焰外焰部分灼烧。凡是需要进入试管的杆状部分均需通过火焰灼烧。

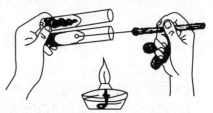

图 5.8 斜面接种法示意图

③将菌种斜面和已灭菌的培养基斜面同时握于左手中,管内斜面向上,用右手的小指、无名指和手掌在火焰旁拔去两支试管的棉塞,并使管口在火焰上通过,随后把关口移至火焰旁 1~2 cm 处。

④将烧过的接种环伸入菌种管内,先使其接触斜面上端的培养基或管壁,使其充分冷却。冷却后,使用接种环伸入斜面中部蘸取少量的菌体,小心从中抽出。取出接种环后,迅速伸入新培养基斜面,在斜面下 1/5 处,由下至上轻轻划线。

⑤接种完毕,试管口迅速通过火焰灭菌,在火焰旁塞入棉塞。

⑥划线结束后,接种环要灼烧灭菌,才能放回原处,以免污染。将已划线的斜面培养基倒置于 37 ℃下培养 1~2 d,定期观察,记录结果。

2) 平板接种法

平板接种法可分为平板划线法、倾注平板法和涂布平板法。

（1）平板划线接种法

平板划线接种法即把杂菌样品通过在平板表面划线稀释获得单菌落的方法。一般是将混杂在一起的不同种微生物或同种微生物群体中的不同细胞,通过在分区的平板表面上做多次划线稀释,形成较多的独立分布的单个细胞,经培养而繁殖成相互独立的多个单菌落,即所谓的微生物"纯种"。该方法主要用于纯菌的分离、纯化。平板划线接种方法较多,其中以分段划线法和曲线划线法较为常用(见图5.9)。其操作步骤如下:

①分段划线法:接种环经过酒精灯火焰灼烧灭菌,冷却后沾取少许菌体,先于平板培养基表面一角起划第一段线;将接种环于酒精灯火焰上重新灼烧灭菌,待冷却于第二角再作划线,

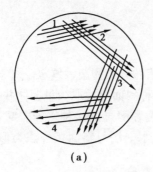 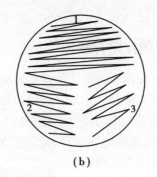

图 5.9 平板划线法示意图

(a)分区划线法;(b)连续划线法

且在开始划线时与第一段线相交。待第二段划线完成后,再如上述方法灭菌,接种划线,一次划至最后一段;划线结束后,接种环要灼烧灭菌,才能放回原处,以免污染。将已划线的培养基平板倒置于 37 ℃下培养 1 ~ 2 d,定期观察,记录结果。

②连续划线法:将菌体样品涂于平板表面的一角;接种环经过酒精灯火焰灼烧灭菌,冷却后自样品涂擦处向左右两侧划开,并逐渐向下移动,连续划成若干条分散的线条;划线结束后,接种环要灼烧灭菌,才能放回原处,以免污染。将已划线的培养基平板倒置于 37 ℃下培养 1 ~ 2 d,定期观察,记录结果。

(2)倾注平板法

倾注平板法(见图5.10)即将菌体样品在溶化的固体培养基中充分混匀,倒入培养皿中冷却凝固。经培养后,菌体细胞在培养基内部和表面形成肉眼可见的菌落。该方法适合兼性厌氧菌的培养、计数。其操作步骤为:点燃酒精灯,灯焰周围 1 ~ 2 cm 处的空间为无菌区域;将菌体样品稀释到适当稀释度后,取 0.5 ~ 1 mL 稀释液置于无菌空培养皿中;将溶化并保温在 45 ℃的营养琼脂向每一个已接种菌液的平皿内倾注约 15 mL,边倾注边摇匀;待冷却后,将培养基平板倒置于 37 ℃下培养 1 ~ 2 d,定期观察,记录结果。

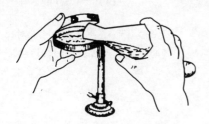

图 5.10 倾倒平板法示意图

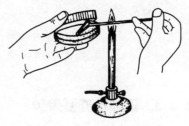

图 5.11 涂布平板法示意图

(3)涂布平板法

涂布平板法(见图5.11)即将菌体样品均匀地涂布于固体培养基表面。该方法适合菌体的分离、纯化、计数。其操作步骤为:点燃酒精灯,灯焰周围 1 ~ 2 cm 处的空间为无菌区域;将菌体样品稀释到适当稀释度后,取 0.1 mL 稀释液至于固体培养基平板中;涂布棒通过酒精灯火焰灼烧灭菌,待冷却后,将稀释液涂抹均匀;将涂抹好的平板平放于桌上 20 ~ 30 min,使菌液渗透入培养基内,将培养基平板倒置于 37 ℃下培养 1 ~ 2 d,定期观察,记录结果。

18.2.2　半固体培养基接种

半固体培养基多用于观察微生物的运动、厌氧菌的分离和菌种鉴定。对于此培养基,多采用穿刺接种法。穿刺接种技术是一种用接种针从菌种斜面上挑取少量菌体并把它穿刺到固体或半固体的深层培养基中的接种方法,只适宜于细菌和酵母的接种培养。穿刺接种法的操作方法主要分为两种:水平法和垂直法(见图 5.12)。水平法与斜面接种法类似,在这里主要介绍垂直接种法。其操作步骤如下:

①点燃酒精灯,灯焰周围 1~2 cm 处的空间为无菌区域。

②做好标签。手持试管,旋松棉塞。

③右手拿接种针在火焰上灼烧灭菌,冷却待用。用右手小指和手掌边缘拔出棉塞,用接种针的针端蘸取少量菌种。

④将接种针自培养基中心垂直刺入新的无菌培养基中,动作轻快迅速,并将接种针穿刺到接近试管的底物,然后沿着接种线将针拔出,塞上棉塞。

⑤划线结束后,接种环要灼烧灭菌,才能放回原处,以免污染。将已接种的试管直立于试管架上,37 ℃下培养 1~2 d,定期观察,记录结果。具有运动能力的细菌能够沿着接种线向外运动而弥散,形成的穿刺线粗而散,反之细而密(见图 5.13)。

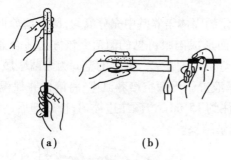

图 5.12　穿刺接种法示意图
(a)垂直法;(b)水平法

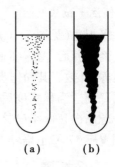

图 5.13　穿刺接种后生长对比
(a)不具运动活动;(b)具运动活力

18.2.3　液体培养基接种

与上述斜面接种法相比,比种接种方法,只是在将接种环送入培养基时使环在液体与管壁接触的地方轻轻摩擦,使菌体分散,塞上试管塞再轻轻摇匀。如果菌体是培养在液体培养基中时,一般使用移液管或滴管接种。

任务 18.3　无菌操作

在日常的生活环境中到处都存在着微生物,任何一个不经意的动作都可能将微生物引入培养物中。在具备无菌环境或获得无菌材料后,也要始终保持无菌状态,才能对特定的微生物进行研究,否则很容易被外界不相干的微生物混入,从而引起杂菌污染。在微生物实验中,控制或防止各类微生物的污染及其干扰的一系列操作方法和有关措施即为无菌操作。无菌操作是微生物接种技术的关键。

18.3.1　保持无菌环境

无菌即无活菌的意思。无菌环境是实现微生物纯培养的基础。在微生物实验中,无菌环境即无菌室和超净工作台(见图 5.14)。

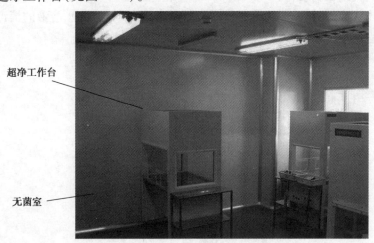

超净工作台

无菌室

图 5.14　无菌室与超净工作台

无菌室一般为 4～5 m²、高 2.5 m 的独立小房间(与外间隔离),专辟于微生物实验室内,可用板材和玻璃建造。无菌室外要设一个缓冲间,错开门向,以免气流带进杂菌。无菌室和缓冲间都必须密闭、室内装备的换气设备必须有空气过滤装置。在获得了无菌环境和无菌材料后,只有保持无菌状态,才能对某种特定的已知微生物进行研究。

为保持无菌室内的无菌环境应:每日(使用前)进行紫外线照射 1～2 h;每周使用甲醛、乳酸、过氧乙酸熏蒸 2 h;每月使用新洁尔灭擦拭地面和墙壁一次;定期检验无菌室内沉降菌数量,以检查无菌室内微生物生长繁殖动态。

超净工作台是为实验室工作提供无菌操作环境的设施,以保护实验免受外部环境的影响,同时为外部环境提供某些程度的保护以防污染并保护操作者。超净工作台的洁净环境是在特定的空间内,洁净空气按设定的方向流动而形成的。以气流方向来分,现有的超净工作台可以分为垂直式、由内向外式及侧向式。在超净工作台的使用过程应注意:

①使用前应使用75%酒精或0.5%过氧乙酸喷洒擦拭工作台面。

②使用前进行紫外灯照射40~60 min。

③保持清洁整齐,不要放置与实验操作无关的物品。

④使用完毕后,用消毒液擦拭工作台面,重新开启紫外灯照射15 min。

18.3.2　无菌接种操作

防止杂菌污染,无菌接种操作非常重要,无论是倒平板、平板划线操作,还是平板稀释涂布,操作的每一步都需要做到"无菌"。只有熟练、规范地进行无菌操作,才可能成功地培养微生物。进行无菌操作的规范如下:

①在进入无菌环境前,应换好工作服、戴上口罩、将手用消毒液清洗。

②在操作过程中不应有大幅度或快速的动作。

③工作台内的微生物操作需在无菌区域即酒精灯火焰附近1~2 cm处的空间进行。

④接种用具在使用前、后均需灼烧灭菌。

⑤不能用嘴直接吸吹吸管。

⑥带有菌体残液的吸管、玻片等器材应及时置于盛有5%来苏水溶液的消毒器皿中消毒。

⑦操作过程严禁讲话、聊天,以防飞沫引入杂菌。

项目19 病毒的人工培养技术

病毒由一个核酸分子(DNA 或 RNA)与蛋白质构成或仅由蛋白质构成(如朊病毒)。病毒个体微小,结构简单。病毒没有细胞结构,由于没有实现新陈代谢所必需的基本系统,因此,病毒自身不能复制。

任务 19.1　病毒的增殖

病毒体在细胞外是处于静止状态,基本上与无生命的物质相似,当病毒进入活细胞后便发挥其生物活性。由于病毒缺少完整的酶系统,不具有合成自身成分的原料和能量,也没有核糖体,因此决定了它的专性寄生性,必须侵入易感的宿主细胞,依靠宿主细胞的酶系统、原料和能量复制病毒的核酸,借助宿主细胞的核糖体翻译病毒的蛋白质。病毒这种增殖的方式称为"复制"。病毒复制的过程可分为吸附、侵入脱壳、生物合成及装配释放 4 个步骤,又称复制周期(见图 5.15)。

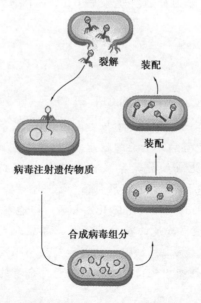

图 5.15　病毒 T_4 噬菌体的增殖过程

1) 吸附

吸附指病毒以其特色结构与寄主细胞表面的特异受体发生特异结合的过程,它是感染的起始期。特异性吸附是非常重要的,根据这一点可确定许多病毒的宿主范围,不吸附就不能引起感染。细胞与病毒相互作用最初是偶然碰撞和静电作用,这是可逆的联结。如脊髓灰质炎病毒的细胞表面受体是免疫球蛋白超家族,在非灵长类细胞上没有发现此受体,而猴肾细胞、Hela 细胞和人二倍体纤维母细胞上有它的受体,故脊髓来质炎病毒能感染人体鼻、咽、肠和脊髓前角细胞,引起脊髓灰质炎(小儿麻痹)。

2) 侵入脱壳

侵入脱壳是指病毒核酸或感染性核衣壳穿过细胞进入胞浆,开始病毒感染的过程。主要有以下 3 种方式:

①融合。在细胞膜表面病毒囊膜与细胞膜融合,病毒的核衣壳进入胞浆。

②胞饮。由于细胞膜内陷整个病毒被吞饮入胞内形成囊泡,是病毒穿入的常见方式。

③蛋白水解酶敏感。病毒核酸可直接穿越细胞膜到细胞浆中,而大部分蛋白衣壳仍留在胞膜外,这种进入的方式较为少见。

3) 生物合成

生物合成是指病毒在寄生细胞内合成病毒蛋白质,并复制核酸的过程。大部分 DNA 病毒在宿主细胞核内合成 DNA,在细胞质内合成蛋白质,绝大部分 RNA 病毒的 RNA 和蛋白质都在细胞质中合成,也有少数例外。

4) 装配释放

新合成的病毒核酸和病毒结构蛋白在感染细胞内组合成病毒颗粒的过程,称为装配。从细胞内转移到细胞外的过程,称为释放。感染后 6 h,一个细胞可产生多达 10 000 个病毒颗粒。

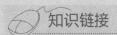知识链接

病毒的 CPE 与 PFU

病毒的增殖过程常伴有一定的形态学与生化的变化,最早观察病毒的复制是从细胞发生形态变化入手。溶细胞型病毒感染细胞后,可出现细胞团缩、裂解和细胞肿大以及数个细胞融合成多核巨细胞或细胞聚集成葡萄串等细胞病变效应(cytopathic effect,CPE)(见图 5.16)。将病毒原液作 10 倍系列稀释后,可对病毒的量进行滴定。常用表达的方式为 TCID50(50% tissue culture infective dose),即能在半数细胞培养板孔或试管内引起 CPE 的病毒量。将适当浓度的病毒悬液加入单层细胞中培养,当病毒吸附细胞后,再覆盖一层融化的琼脂。病毒在细胞内复制后产生局限性病灶,病灶逐渐扩大,肉眼也能看见,形成空斑。病毒悬液中感染性毒量以每毫升含有的空斑形成单位(PFU)来表示(见图 5.17)。

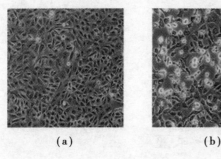

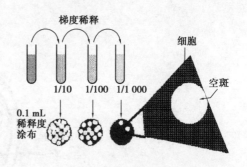

图 5.16　细胞病变效应
(a)正常细胞;(b)CPE

图 5.17　病毒感染性毒量计数

任务 19.2　人工培养方法

病毒是严格的细胞内寄生微生物,培养病毒必须使用细胞。根据病毒的不同选用敏感动物、鸡胚或离体细胞进行分离培养。

1)动物接种

这是最原始的病毒培养方法。常用的动物有小鼠、大鼠、豚鼠、兔,有时也用猴、猿、猩猩等。对于动物的选择,应满足以下标准:大动物应来源于非疫区,最好是未接种过相应病毒疫苗的健康动物;对相应病毒易感,并十分敏感;家兔、小鼠、大鼠等应符合普通级或清洁级实验动物标准,鸡应属非免疫鸡或 SPF 级标准,犬和猫应品种明确,并符合普通级实验动物标准;动物的体重、年龄要基本一致,个体差别不宜过大。

按病毒侵袭部位不同,选择适当的接种途径,有鼻内、皮下、皮内、脑内、腹腔内、静脉等,如嗜神经病毒接种在小鼠的脑内。接种后通常以动物发病、死亡作为感染指标。此接种方法不需要复杂的仪器设备,且结束简单,易成功,然而其存在个体差异大、价格昂贵、需要隔离畜舍等缺点。

2)鸡胚接种

该方法是用来培养某些对鸡胚敏感的动物病毒的一种培养方法,可用于进行多种病毒的分离、培养,毒力的滴定,中和试验以及抗原和疫苗的制备等。

(1)鸡胚接种部位

根据病毒种类不同,可将病毒样本接种于鸡胚的羊膜腔、绒毛尿囊膜、尿囊腔、卵黄囊中(见图 5.18)。

①羊膜腔接种。应用于从临床材料中分离流感病毒等,病毒感染后可收集羊水和尿囊液。

②绒毛尿囊膜接种。常用于牛痘病毒、天花病毒、单纯疱疹病毒的分离,这些病毒能够在绒毛尿囊膜上可形成肉眼可见的斑点或痘疱状病灶。另外,病毒可在绒毛尿囊膜上进行滴定,通过产生的班和痘来计算病毒颗粒的数目。

③尿囊腔接种。应用于流感病毒、流行性腮腺炎病毒和新城疫病毒的适应和传代培养。这些病毒被接种到尿腔囊后,可在内皮细胞中复制,复制的病毒被释放到尿囊液中。因此,在

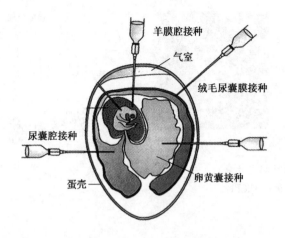

图 5.18 鸡胚接种部位示意图

尿囊液中含有大量的病毒。

④卵黄囊接种。主要用于虫媒病毒、衣原体及立克次体等的分离和繁殖。这些大的病原体主要在卵黄囊的内皮细胞生长,且生长速度很快,立克次体染色后也可看到。

影响禽胚增殖病毒的因素主要如下:

(2)禽胚的质量

禽胚的质量直接影响病毒增殖的数量和质量,具体表现在:

①病原微生物。很多家禽传染病病原可以垂直传播,如白血病病毒、脑脊髓炎病毒、腺病毒、支原体等。这些病原既可污染制品本身,又可影响接种病毒在禽胚内增殖。例如,新城疫病毒接种 SPF 鸡胚和非免疫鸡胚,在相同的条件下增殖培养,前者鸡胚毒价至少比后者高 1 个滴度。

②母源抗体。禽类感染某种病毒或接种病毒性疫苗后,会使其种蛋带有母体抗炎,相应的病毒接种到禽胚后,母源抗体会中和病毒从而影响其增殖。

(3)孵化技术

为获得高滴度病毒,须有适宜的孵化条件,并加以控制,这样才会使禽胚发育良好,有利于病毒增殖。这些条件主要有:

①温度。温度是禽胚孵化技术成功的首要条件,适宜的温度为 37 ~ 39.5 ℃。不同的禽胚孵化所需的温度不同,如鸭、鹅蛋大且壳厚,蛋内脂肪含量较高,因此,所用孵化温度比鸡蛋略低。此外,禽胚能忍受低温,短期降温对鸡胚发育还有促进作用,故禽胚孵化温度应严格控制,宁低勿高。

②湿度。湿度可控制孵化过程中蛋内水分的蒸发。湿度增高,则空气含水量增加,禽胚水分蒸发;反之,则孵化机内空气干燥、禽胚水分蒸发增加。因此,控制相对湿度是必要的。一般禽胚对湿度的适应范围较宽,且有一定的耐受能力。鸡胚孵化湿度标准为 53% ~ 57%。

③通风。禽胚在发育过程中吸入氧气,排除二氧化碳,随着胚龄增长需要更换孵化器内空气。

④翻蛋。通常种蛋大头向上垂直放置入孵,在孵化过程中定期转蛋,改变位置,其作用既使胚胎受热均匀,促进发育,又防止胚胎与蛋壳粘连。这在鸡胚孵化至第 4 ~ 7 d 尤为重要。

（4）接种技术

不同病毒的增殖有不同的接种途径，同一种病毒接种不同日龄禽胚获得的病毒量也不同。应当以获得最高的病毒量为原则，选择合适日龄的禽胚和合适的接种途径。接种操作应严格按照规定进行，不应伤及胚体和血管，以免影响其发育，使病毒增殖速度降低或停止。

（5）禽胚污染

禽胚污染是危害病毒增殖最严重的因素之一。应严格防止，操作必须做到：种蛋入孵前先用温水清洗，再用 0.1% 来苏水或新洁尔灭消毒晾干；禽胚接种过程中严格无菌操作；定期清扫消毒孵化室，保持室内空气新鲜，无尘土飞扬。

鸡胚培养法的优点在于：鸡胚的组织分化程度低，可选择适当途径接种，病毒易复制，感染病毒的膜和液体含有大量病毒；鸡胚是一个整体，有神经血管的分布及脏器的构造；来源充足，操作简单，通常是无菌的，对接种的病毒不产生抗体。

该方法也存在着一些缺点：一般的病毒通常不会使鸡胚产生特异性的感染指证；卵黄中常含有源于母体的抗家禽病原体抗体；鸡饲料的抗生素可通过母体传递给鸡胚，产生对立克次体和衣原体的抗性；某些细菌、衣原体和病毒能够从感染的母体传递给鸡胚，造成污染。

3）离体细胞接种

细胞培养是指利用机械、酶或化学方法使动物组织或传代细胞分散成单个乃至 2～4 个细胞团悬液进行培养。根据细胞的来源，染色体特性及传代次数可将细胞分为原代细胞、细胞株、传代细胞。原代细胞是指新鲜组织经剪碎和胰酶消化制备的细胞，此类细胞最适合分离病毒，然而易含有潜伏病毒；细胞株，又称二倍体细胞，指自继代培养的细胞中选育出具有特殊生物性质和标记的细胞。这类细胞能保持原来的二倍染色体数目。此类细胞碎片少，细胞均匀，潜伏病毒易发现，对病毒的敏感性与原代细胞相似；传代细胞，能在体外无限传代，应用方便，其染色体数目及增殖特性均类似于恶性肿瘤细胞，多源于癌细胞。此类细胞容易培养，且生长迅速、易得，然而其对分离病毒不敏感，且对设备要求高。细胞培养病毒受以下要素影响：

①血清。维持培养液中小牛血清的含量一般不超过 2%。

②温度（大多 37 ℃）和 pH（7.6～7.8）。在有囊膜的病毒中，病毒的囊膜与细胞膜发生膜融合之后，病毒侵入细胞。这种膜融合需要在特定的 pH 值、温度条件下受体诱发病毒囊膜蛋白构象发生不可逆的改变，从而使病毒获得进入宿主细胞的能力。

③病毒接种剂量，一般按维持液的 1%～10%（V/V）量接入。接种剂量小，细胞不能完全发生感染，会影响毒价；而接种剂量过大，会产生大量无感染性缺陷病毒。

④病毒的接种方法，分为异步接毒法和同步接毒法。所谓异步接毒法，即细胞生长成单层以后再接病毒，大多数病毒采用此种方法接种。在某些情况下，病毒同步接毒方法效果要优于异步接毒。同步接毒法是指病毒与细胞同时传代、接种。此时接种，病毒与细胞呈悬浮状态互相接触的表面积大，使病毒通过更多的空间受体进入细胞；从细胞生长代谢考虑，新鲜的细胞处于对数增殖期，细胞不断吸收能量和养分，不仅供自身生长，也供给依赖其生存的病毒，促进其增殖。如猪细小病毒的增殖需要利用细胞 S 期的 DNA 聚合酶，确保细胞感染与病毒复制同步，使单位细胞病毒产量在较短时间内达到最大，因此在接种此病毒时最好采用同步接毒方式。

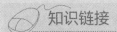
知识链接

动物细胞的培养

动物细胞培养技术可由一个动物细胞经过大量培养成为简单的单细胞或极少分化的多细胞,这是病毒培养必不可少的环节。体外细胞培养所需营养物质与体内基本相同,需要糖、氨基酸、无机盐、促生长因子、微量元素等,常用的细胞培养液为 RPMI-1640,M-199,DMEM 等。除此之外,由于动物细胞生活的内环境还有一些成分尚未研究清楚,所以需要加入动物血清以提供一个类似生物体内的环境,因此,需在细胞培养液中添加血清、血浆等一些天然成分。

体外细胞培养方法分为以下 4 种:

1) 静置培养

此方法为实验室常用法。细胞悬液装瓶,在 5% CO_2 温箱中静置培养,细胞沉降并贴附在玻面上生长分裂,最后长成单层细胞。

2) 旋转培养

此方法用于大规模疫苗生产。细胞在玻瓶内生长时,玻瓶不断以 5 ~ 10 r/min 的速度缓慢旋转,细胞贴附于玻瓶四周,长成单层细胞。

3) 悬浮培养

通过振荡或转动装置使细胞始终处于分散悬浮于培养液中的培养方法。此方法主要用于一些在振荡或搅拌下能生长繁殖的细胞(如生产单克隆抗体的杂交瘤细胞)。

4) 微载体培养

此方法是在悬浮培养的基础上,结合微载体的细胞培养技术。微载体直径为 60 ~ 105 nm,无毒,透明,颗粒密度与培养液密度相似,略重于液体,低速搅拌即能悬浮,易于细胞吸附,如 DEAE-SephadexA50、Cytodex1、Cytodex2、Cytodex3 等。由于微载体数量较大,所获得的细胞数也比上述常规方法大大增加,对规模化的细胞或疫苗生产很有吸引力。

【学习情境5】技能实训

技能实训 5.1　微生物的接种技术

【实训目的】

学习斜面接种方法;掌握无菌操作技术;树立纯培养技术中"无菌"的概念。

【实训原理】

微生物接种技术是微生物研究中最基本的操作技术。由于实验目的、培养基种类及容器等不同,所用接种方法不同,如斜面接种、液体接种、固体接种及穿刺接种等,以获得生长良好的纯种微生物。为此,接种必须在一个无杂菌污染的环境中进行严格的无菌操作;同时,因接种方法的不同,常采用不同的接种工具,如接种针、接种环、移液管及玻璃涂布棒等。

斜面接种是从已长好微生物的菌种管移接到另一斜面的方法,是微生物学中最常用、最基本的技术之一。该方法主要用于纯菌的增殖、鉴定和保存。

平板划线接种法即把杂菌样品通过在平板表面划线稀释获得单菌落的方法。该方法主要用于纯菌的分离、纯化。平板划线接种方法较多,其中以分段划线法和曲线划线法较为常用。

【实训器材】

1.仪器:接种环,酒精灯,酒精棉球。

2.试剂与材料:马铃薯琼脂培养基、牛肉膏蛋白胨琼脂培养基,黑曲霉、大肠杆菌、枯草芽孢杆菌。

【实训方法与步骤】

1)斜面接种法

斜面接种法的操作过程如图5.19所示。

①接种前使用酒精棉球擦拭双手,要在待接种试管上做好标签,注明菌株名称和接种日期。

②点燃酒精灯,灯焰周围1~2 cm处的空间为无菌区,所以在酒精灯灯焰旁进行无菌操作法接种,可避免污染。

③右手拿接种环,先垂直、后水平方向把接种环放在火焰上灼烧。凡是需进入试管的杆部分均通过火焰灼烧,下端环心必须烧红,彻底灭菌。灼烧时,应把环放在酒精灯的外焰上,因为

外焰温度高,易于烧红。

④将菌种斜面和新培养基斜面同时握于左手中,管内斜面向上,用右手的小指、无名指和手掌在火焰旁拔去两支试管的棉塞,并使管口在火焰上通过,以烧死试管口的杂菌,随后把管口移至火焰近旁 1~2 cm。

⑤将烧过的接种环伸入菌种管内,先使接触斜面上端的培养基或管壁,使接种环充分冷却,待培养基不再被接种环融化时,可将接种环伸向斜面中部蘸取少量菌体,然后小心从试管中抽出。注意,不能让环心接触管壁和管口。取出后接种环不能通过火焰。接种环不能通过火焰,在火焰旁迅速伸入新培养基斜面,在斜面下 1/5 处,由下至上轻轻划线。注意不要讲培养基划破,也不要将菌体沾在管壁上。

⑥接种完毕,试管口必须迅速通过火焰灭菌,在火焰旁塞入棉塞。注意,不要使试管离开火焰去迎棉塞,以免进入带菌空气。操作中如果不慎使棉塞着火,要迅速塞入试管内,由于缺氧火自然就会熄灭;若棉塞外端仍然着火,也不要用嘴吹,迅速用手捏几下,即可熄灭。

⑦划线结束,接种环要灼烧灭菌,才能放回原处,以免污染。放回接种环后,将斜面置于 37 ℃下培养 1~2 d,定期观察,记录结果。

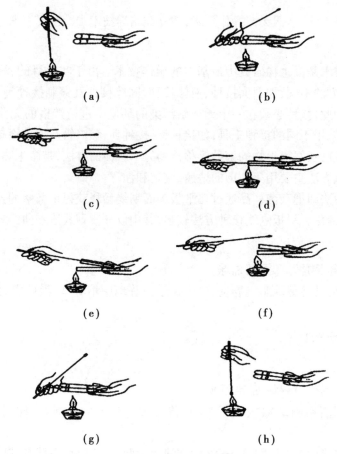

图 5.19 斜面划线法

(a)灼烧接种环;(b)拔去试管棉塞;(c)管口通过火焰;(d)蘸取菌体;
(e)斜面划线;(f)、(g)塞入棉塞;(h)再次灼烧接种

2) 平板划线法

平板划线法的操作过程如图5.20所示。

①接种前使用酒精棉球擦拭双手,要在待接平皿上做好标签,注明菌株名称和接种日期。

②点燃酒精灯,灯焰周围1～2 cm处的空间为无菌区,所以在酒精灯灯焰旁进行无菌操作法接种,可避免污染。

③右手持接种环,将接种环的金属丝直立于酒精灯外焰外,灼烧至红透,然后略倾斜接种环,灼烧金属杆。注意,灼烧时要将金属丝与金属杆的连接部分充分灼烧。

④左手持斜面的底部,将管口置于火焰的无菌区,右手小指打开试管塞,将接种环深入斜面,待稍凉,刮去少量菌体。

⑤左手取平皿一个,用拇指和食指控制皿盖,其余几指控制皿底,打开皿盖,使开口角度小于30°,将接种环上的菌种按图示进行划线。A区法要求连续划线,且线的边缘应划至培养皿的内缘,线要紧密但不相连。C区或D区要求每划完一区,都应灼烧接种环,后一区要求与前一区首尾相连,但不得与其他区域搭在一起。

⑥划线结束,接种环要灼烧灭菌,才能放回原处,以免污染。

⑦将接种完毕的平板置于37 ℃下培养1～2 d,定期观察,记录结果。

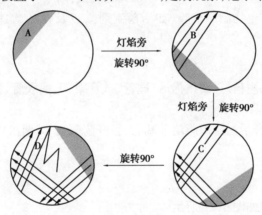

图 5.20　平板划线法

【实训结果】

菌种观察,并绘制菌落图片。

【注意事项】

严格的无菌操作。

【思考题】

1. 什么是无菌操作?接种前应做哪些准备工作?

2. 总结斜面接种方法的要点及操作过程的注意事项。

技能实训 5.2　平板菌落计数法

【实训目的】

熟悉平板菌落计数的基本原理;掌握平板菌落计数方法;树立纯培养技术中"无菌"的概念。

【实训原理】

平板菌落计数法又称活菌计数法,是将待测菌液经适当稀释之后,其中的微生物充分分散成单个细胞,取一定量的稀释样液接种到平板上,经过培养,由每个单细胞生长繁殖而形成肉眼可见的菌落,即一个单菌落应代表原样品中的一个单细胞。根据其稀释倍数和取样接种量即可换算出样品中的含菌数,则

$$样品含菌数 = \frac{平均每个平板形成的单细胞个数 \times 菌液总体积 \times 稀释倍数}{加样稀释液体积} \qquad (5.1)$$

该方法被广泛应用于生物制品检验(如活菌制剂),以及食品、饮料和水等的含菌指数或污染程度的检测。

【实训器材】

1.仪器:恒温培养箱、酒精灯、酒精棉球、试管、试管架、无菌吸管、移液管、涡旋振荡器、无菌平皿。

2.试剂与材料:牛肉膏蛋白胨琼脂培养基、大肠杆菌菌液、无菌水。

【实训方法与步骤】

1)梯度稀释

梯度稀释的整个过程如图 5.21 所示。

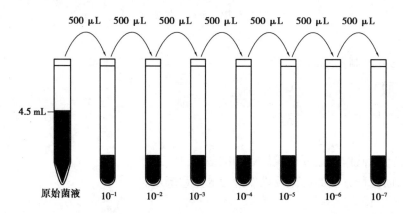

图 5.21　梯度稀释

①接种前使用酒精棉球擦拭双手,要在试管上做好标签,标记 10^{-1}、10^{-2}、10^{-3}、10^{-4}、10^{-5}、10^{-6}等。

②点燃酒精灯,灯焰周围 1～2 cm 处的空间为无菌区,所以在酒精灯灯焰旁进行无菌操作法接种,可避免污染。

③用移液管吸取 4.5 mL 无菌水于各个试管中。用 1 mL 无菌吸管吸取 0.5 mL 混匀的大肠杆菌菌悬液,精确地放入 10^{-1} 的试管中,此为 10 倍稀释。将 10^{-1} 试管置于涡旋振荡器上振荡,充分混匀菌液。用吸管从 10^{-1} 试管中吸取 0.5 mL 稀释液,精确放入 10^{-2} 的试管中,充分混匀菌液,此为 100 倍稀释。其余以此类推。

待测菌液是适度的选择应根据样品的浓度确定。当样品中所含待测菌的数量较多时,稀释度应高,反之则低。通常测定细菌菌剂时,多采用 10^{-7}、10^{-8}、10^{-9} 稀释度;当测定土壤细菌数量时,多采用 10^{-4}、10^{-5}、10^{-6} 稀释度;当测定土壤放线菌和霉菌数量时,多采用 10^{-3}、10^{-4}、10^{-5} 稀释度。

2)平板接种培养

平板接种培养分为涂布平板法和倾注法两种(见图 5.22)。

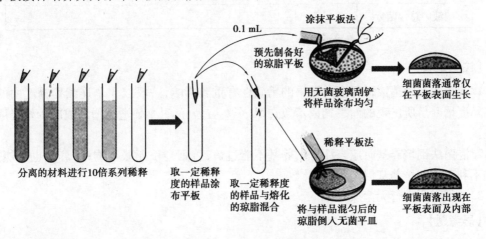

图 5.22　平板接种培养方法

(1)涂布平板法

①融化牛肉膏蛋白胨琼脂培养基,制备培养基平板。并标记 3 个 10^{-5},3 个 10^{-6},3 个 10^{-7}。

②选取 10^{-5}、10^{-6}、10^{-7} 这 3 个稀释度。用无菌吸管吸取 0.1 mL 10^{-5} 稀释液滴加到编号 10^{-5} 的 3 个培养基表面。

③将玻璃涂布棒在酒精灯火焰上进行灼烧,待冷却后,用涂布棒将菌液均匀涂布在培养基表面。10^{-6}、10^{-7} 两个稀释液按上述方法进行涂布。

④玻璃涂布棒使用后,进行灼烧灭菌,以免造成污染。

⑤待培养基表面菌液被培养基吸收后,将平皿倒置于 37 ℃ 下培养 1～2 d,定期观察,记录结果并进行计算。

(2)倾注法

①选取 10^{-5}、10^{-6}、10^{-7} 这 3 个稀释度。用无菌吸管吸取 0.5 mL 10^{-5} 稀释液放入编号 10^{-5} 的 3 个平皿中,同法分别吸取 10^{-6}、10^{-7} 的稀释液,放入编号 10^{-6}、10^{-7} 的 3 个平皿。

②然后在 9 个平皿中分别倒入 15 mL 已融化并冷却至 45 ℃ 的培养基,轻轻转动平板,使

菌液与培养基混合均匀,冷凝后倒置。

③将培养皿倒置于37 ℃下培养1~2 d,定期观察,记录结果并进行计算。

【实训结果】

计算菌数,分析比对3个稀释度所计算的结果填入表5.2中。

表5.2 实训结果

稀释倍数	10^{-5}	10^{-6}	10^{-7}
第一个平板菌落数			
第二个平板菌落数			
第三个平板菌落数			
平均菌落数			
加样稀释液体积			
菌液中总含菌量			

【注意事项】

1. 选择适当的菌液稀释度对结果的精确性有重要影响,一般以3个连续稀释度中的第二个稀释度培养后所出现的而平均菌落数在50个左右为好,否则要适当增加或减少稀释度加以调整。

2. 混菌法倒培养基时应当注意培养基不能过烫,否则会杀死微生物;培养基也不能过冷,否则不利于菌与培养基混匀,影响计数。

3. 全程需要进行无菌操作。

【思考题】

为了使平板菌落计数结果准确,操作过程中需要注意哪些方面?

技能实训5.3 微生物的分离纯化技术
——土壤中微生物的分离与纯化

【实训目的】

掌握细菌、放线菌、霉菌、酵母的生长特性及各自所需培养基的制备方法;掌握获得微生物纯培养的方法;树立纯培养技术中"无菌"的概念;学习分析问题,具备解决问题的能力。

【实训原理】

在土壤环境中存在着大量的微生物,且绝大多数都是混杂生活在一起。为了获得某种微生物的纯培养,一般是根据其特定的生长条件(如营养、酸碱度、氧等),供给它适宜的培养条件,或加入某种抑制剂造成只利于此菌生长,而抑制其他微生物的生长,再通过稀释涂布法或稀释倒平板法分离纯化微生物。

不同种类的微生物对营养需求各不相同。培养基是人工将多种物质按照特定微生物生长需要配制而成的一种混合营养基质。培养细菌常用的培养基为牛肉膏蛋白胨培养基;高氏一号合成培养基适合培养放线菌;PDA 培养基适宜真菌的生长。

土壤中不同种类微生物的存在概率不一样,因此为了得到特定微生物,除了应使用相应的培养基外,还要选择合适的稀释度。如果出现概率较高,则稀释度要高;反之,则低。当测定土壤细菌数量时,多采用 10^{-4}、10^{-5}、10^{-6} 稀释度;当测定土壤放线菌和霉菌数量时,多采用 10^{-3}、10^{-4}、10^{-5} 稀释度。菌落形态是进行微生物分离纯化的依据之一。

【实训器材】

1. 仪器:恒温培养箱、酒精灯、酒精棉球、试管、试管架、无菌吸管、移液管、涡旋振荡器、无菌平皿、超净工作台、高压灭菌锅、三角瓶。

2. 试剂与材料:牛肉膏蛋白胨琼脂培养基(牛肉膏、蛋白胨、NaCl、琼脂、水、pH 自然)、高氏一号培养基(可溶性淀粉、KNO_3、K_2HPO_4、$MgSO_4 \cdot 7H_2O$、NaCl、$FeSO_4 \cdot 7H_2O$、琼脂、水、pH 7.4 ~ 7.6)、PDA 培养基(马铃薯、蔗糖或葡萄糖、琼脂、水、pH 自然)、校园土壤。

【实训方法与步骤】

1) 培养基准备

需要准备的培养基见表5.3。

表5.3 培养基准备

培养基类别	培养基原料	培养基灭菌	适宜微生物种类
牛肉膏蛋白胨培养基(200 mL)	牛肉膏、蛋白胨、NaCl、琼脂、水、pH 自然	将牛肉膏、蛋白胨溶入烧杯中,搅拌至溶解,加水至 200 mL,后加入琼脂,121 ℃高压灭 20 min	细菌
高氏一号培养基(200 mL)	可溶性淀粉、KNO_3、K_2HPO_4、$MgSO_4 \cdot 7H_2O$、NaCl、$FeSO_4 \cdot 7H_2O$、琼脂、水、pH 7.4 ~ 7.6	首先将 $FeSO_4 \cdot 7H_2O$ 配制为母液。将淀粉加入烧杯搅拌溶解,再依次将 KNO_3,K_2HPO_4,$MgSO_4 \cdot 7H_2O$,NaCl,$FeSO_4$ 溶液。加水至 200 mL 后调节 pH 至 7.4 ~ 7.6,加入琼脂,121 ℃高压灭 20 min	放线菌
PDA 培养基(含蔗糖,200 mL)	马铃薯、蔗糖、琼脂、水、pH 自然	将称好的马铃薯煮 30 min,用纱布进行过滤,保留滤液。将蔗糖溶于滤液中,加水补至 200 mL,加入琼脂,121 ℃高压灭 20 min	霉菌
PDA 培养基(含葡萄糖,200 mL)	马铃薯、葡萄糖、琼脂、水、pH 自然	将称好的马铃薯煮 30 min,用纱布进行过滤,保留滤液。将葡萄糖溶于滤液中,加水补至 200 mL,加入琼脂,115 ℃高压灭 20 min	酵母

2) 微生物的分离

①接种前使用酒精棉球擦拭双手,点燃酒精灯,灯焰周围 1 ~ 2 cm 处的空间为无菌区,所以在酒精灯灯焰旁进行无菌操作法接种,可避免污染。

②倒平板。右手持盛有溶化培养基的三角瓶,置火焰旁边;左手拿平皿,用手掌边缘和小指、无名指拔出瓶塞,然后左手将培养皿盖在火焰附近打开一条缝隙,迅速倒入培养基,使培养基均匀分布,平置于桌面上,待凝固后备用。

③制备土壤稀释液。称取土样 5 g,放入盛有 45 mL 无菌水并带有玻璃珠的三角瓶中,振摇 20 min,使土样与无菌水充分混合,制成土壤混悬液。进行梯度稀释,方法可参照技能实训 6.2,制成 10^{-1}、10^{-2}、10^{-3}、10^{-4}、10^{-5}、10^{-6} 各种稀释度。

④选取适宜的稀释度。用无菌吸管吸取 0.1 mL 稀释液滴加到不同的培养基表面。将玻璃涂布棒在酒精灯火焰上进行灼烧,待冷却后,用涂布棒将菌液均匀涂布在培养基表面。

⑤玻璃涂布棒使用后,进行灼烧灭菌,以免造成污染。

⑥待培养基表面菌液被培养基吸收后,将平皿倒置于 37 ℃下培养 1~2 d,定期观察。

3)微生物的纯化

将分离的微生物通过平板划线法进行纯化,具体操作步骤详见技能实训 6.1。

4)微生物的观察

观察微生物的菌落特征,通过显微镜观察微生物的形态,具体操作步骤详见技能实训2.4、技能实训2.5。

【实训结果】

在 4 种培养基平板上,长出的菌落分别属于哪个类群,描述其菌落特征。

【注意事项】

1. 选择正确的培养基是培养特定微生物的前提。

2. 整个操作过程需要进行无菌操作。

【思考题】

如何确定平板上某一单个菌落属于纯培养?

技能实训 5.4　病毒的禽胚培养技术

【实训目的】

掌握鸡胚的孵化和观察方法;掌握尿囊腔接种法;熟悉鸡胚接种病毒途径和接种方法。

【实训原理】

病毒培养可用动物接种、鸡胚培养和细胞培养法。鸡胚接种培养是病毒学的重要方法之一。来自禽类的病毒,均可在鸡胚中繁殖,哺乳动物的病毒如蓝舌病病毒、流感病毒等也可在鸡胚中增殖。目前,鸡胚尤其是 SPF 级鸡胚被广泛利用于分离病毒、制造疫苗和抗原等,其来源丰富,操作简便。除病毒外,衣原体、立克次氏体也可用鸡胚来培养。

鸡胚是由 3 个胚层发育而来的,即外胚层、中胚层和内胚层。它们构成胚胎的组织与器官(见图 5.23)。根据病毒种类不同,可将病毒样本接种于鸡胚的不同位置(见表 5.4),可分为尿囊腔接种、羊膜腔接种、卵黄囊接种及绒毛尿囊膜接种(见图 5.24)。

表5.4   不同鸡胚接种途径的应用

接种途径	病毒的适用范围
尿囊腔接种	流感病毒、新城鸡瘟病毒、腮腺炎病毒
羊膜腔接种	临床材料(如患者的鼻洗液及咽漱液)分离病毒
卵黄囊接种	抗流感病毒药物
绒毛尿囊膜	流感病毒滴定、中和试验、药物实验

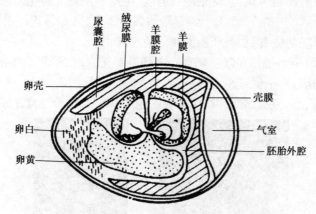

图5.23   10~11日龄鸡胚各部分结构示意图

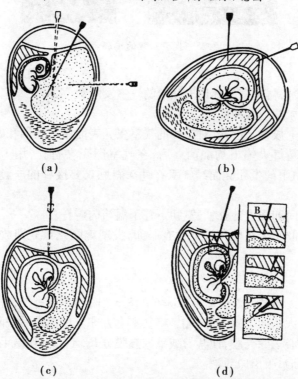

图5.24   不同鸡胚接种途径示意图

(a)卵黄囊接种法;(b)尿囊腔接种的两种途径;

(c)鸡胚绒尿膜直接接种法;(d)羊膜腔接种

【实训器材】

1. 仪器:孵化箱、1 mL注射器、蛋托、检卵器、钻孔器、超净工作台、酒精棉球、酒精灯。

2. 试剂与材料:白壳鸡胚、鸡新城疫病毒液、碘酊、蜡烛。

【实训方法与步骤】

1) 鸡胚的孵化

①鸡胚的选择和孵化应选择健康无病鸡群或SPF鸡群的新鲜受精蛋。为便于照蛋观察,以白壳蛋为最好。用孵卵箱孵化,要特别注意温度、湿度和翻蛋。孵化条件一般选择相对湿度为60%,最低温度36 ℃,一般37.5 ℃。每日翻蛋最少3次,开始将鸡胚横放,在接种前2 d立放,大头向下,注意鸡胚的位置,如果胚胎偏在一边易死亡。

②孵化3~4 d,可用照蛋器在暗室观察。鸡胚发育正常时,可见清晰的血管及活的鸡胚,血管及其主要分枝均明显,呈鲜红色,鸡胚可以自然活动(见图5.25)。未受精和死胚胚体固定在一端不动,看不到血管或血管消散,应剔除。选用9~11日龄发育良好的鸡胚。

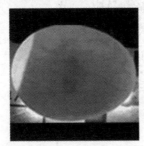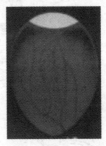

图5.25　发育正常的鸡胚示意图

2) 接种

①在接种前,用检卵器观察并标记出胚胎的气室及胚胎位置,在气室下边的胚胎附近没有大血管的区域标示出尿囊腔接种部位。

②把鸡胚气室向上放置于蛋托,对接种的气室蛋壳表面用酒精棉和碘酊消毒。

③将钻孔器在酒精灯火焰下灼烧消毒后,在气室卵壳端打孔,用1 mL注射器吸取接种0.1 mL病毒液,从气室下的蛋壳侧面经气室将针头斜刺入要接种的尿囊腔部位约1.5 cm,注入接种液。

④用熔化的蜡封闭卵壳上的孔,气室朝下置于温箱内孵育。

⑤对已接种的鸡胚每天在检卵灯下检查胚卵,发现鸡胚死亡立即放入冰箱,将24 h内死亡的鸡胚剔除。

3) 收获

①培养2~4 d后,将鸡胚置于4 ℃冷冻6~18 h。时间不宜过长,过长会引起散黄。

②冷冻后的鸡卵大头向上置于卵杯上,将气室上方卵壳用消毒后去除,暴露壳膜。

③用无菌镊子小心去除壳膜,使其与绒毛尿囊膜分开,不要损伤绒毛尿囊膜。用注射器经绒毛尿囊膜刺入尿囊腔,吸出尿囊液。

④将收集的尿囊液冻融后释放出病毒。

【实训结果】

观察鸡胚感染病毒的症状。

【注意事项】

1. 最好选用 SPF 鸡胚。

2. 受精卵入孵后要注意翻蛋。

3. 卵检时避免照蛋时间过长,引起鸡胚温度变化过大。

4. 接种鸡胚时,应尽可能避开血管丰富区域。

5. 温箱底盘中,要加入足够量的蒸馏水,保持一定湿度。

【思考题】

1. 常用鸡胚接种方法有哪些?

2. 鸡胚接种时应注意哪些事项?

· 情境小结 ·

　　影响微生物生长的理化因素有很多,主要有温度、pH、氧气,不同种类的微生物对环境条件的要求不同。测定微生物细胞数量可评价培养条件,评价抗菌物质对为微生物的抑制作用,反映微生物的生长规律。常用的方法有生物量测定法、计数法和生理指标法。单细胞微生物群体呈现一定的生长规律,大致分为迟缓期、指数期、稳定期及衰亡期。正确地认识和掌握生长曲线各个时期的特点对发酵生产和科学研究有重要的指导意义。无菌操作是微生物接种技术的关键。平板划线法、稀释倒平板法和稀释涂平板法是用来获得微生物纯培养的方法。病毒的增殖过程分为吸附、侵入脱壳、生物合成及装配释放 4 个步骤。病毒的人工培养通常通过动物接种法、禽胚接种法和细胞接种法来实现。鸡胚常用于痘类病毒、黏液病毒和疱疹病毒的分离、鉴定、疫苗生产及病毒性质等方面的研究。根据不同的病毒种类,可选择不同的接种途径。鸡胚的孵化和观察对病毒的培养起到至关重要的作用。

目标测试 5

一、填空题

1. 温度三基点包括_____、_____及_____。

2. 根据微生物与氧的关系,可将它们分为_____、_____、_____、_____及_____5 大类。

3. 生长曲线分为 4 个时期,分别为_____、_____、_____及_____。

4. 实验室获得纯培养的方法有_____、_____、_____及_____。

5. 连续培养通常采用_____及_____两种方式。

6. 平板划线法使用的接种工具是_____,穿刺接种法使用的接种工具是_____,涂平板法使用的接种工具是_____。

7. 病毒复制的过程分为_____、_____、_____及_____4 个步骤。

8. 根据不同的病毒种类,可选择不同的鸡胚接种途径,主要有_____、_____、

_____及_____4种。

二、名词解释

最适生长温度；生长曲线；纯培养；无菌操作

二、简答题

1. 根据为微生物生长的最适温度不同，可将微生物分为哪几种类型？

2. 请说出细菌、放线菌、霉菌、酵母适宜生长的 pH 环境。

3. 测定微生物的生长量常用哪几种方法？

4. 生长曲线各个时期的特点是什么？如何利用生长曲线来控制工业生产？

5. 常用的接种方法有哪些？

6. 如何进行无菌操作？

7. 病毒培养有哪几种方式？各自有何优缺点？

8. 影响禽胚增殖病毒的因素主要有哪些？

学习情境 6
微生物育种技术

【学习目标】

1. 掌握基因突变的概念及类型,基因突变的机制及规律,微生物育种的方法。
2. 熟悉核酸是遗传物质的证明实验,遗传物质转移和重组的概念和方法。
3. 了解遗传物质在细胞中的存在方式,国内外菌种保藏机构。
4. 能进行优良菌种的选育及菌种保藏。

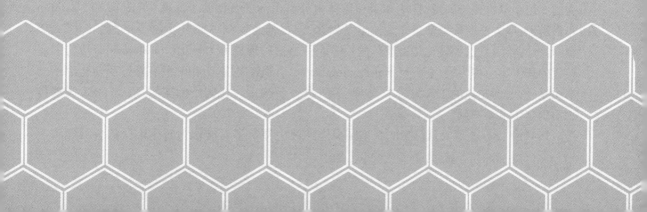

项目20 微生物遗传变异的物质基础

任务 20.1 核酸是遗传物质的经典证明试验

遗传的物质基础是蛋白质还是核酸,曾是生物学中激烈争论的重大问题之一。蛋白质分子是由氨基酸组成的,20 种常见氨基酸的排列组合数目将是天文数字,而核酸的组成元素——核苷酸仅有 4 种。从这一事实出发,人们一直认为是蛋白质决定了遗传。只是到 1944 年后,采用原核微生物作为遗传学研究对象,设计了 3 个著名的实验,以确凿的事实证明了核酸尤其是 DNA 才是一切生物遗传变异的物质基础,使遗传学研究进入了一个崭新的划时代的阶段。

20.1.1 转化实验

肺炎球菌的转化实验是确证 DNA 是遗传物质的第一个实验。它是英国军队医生 Frederick Griffith 在 1928 年研究小鼠肺炎感染时发现的。肺炎链球菌(*Streptococcus pneumoniae*)是一种球形细菌,常成双或成链排列,它有几种不同菌株,有的具有荚膜,菌落表面光滑,称 S 型,是致病菌株,可使人患肺炎,也可使小鼠患败血症而死亡;有的不形成荚膜,菌落外观粗糙,故称 R 型,无致病性,不能使小鼠死亡。

1928 年英国医生 F. Griffith 将活的光滑型肺炎球菌(S 型))给 a 组小鼠注射,活的粗糙型肺炎球菌(R 型)给 b 组小鼠注射,将经加热灭活的光滑型肺炎球菌(S 型)给 c 组小鼠注射,活的粗糙型(R 型)和经热灭活的光滑型(S 型)肺炎球菌的混合物给 d 组小鼠注射。正如预期的,注射了 S 型肺炎球菌的 a 组小鼠患肺炎而死亡,注射了热灭活的 S 型肺炎球菌的,以及注射活的 R 型肺炎球菌的 b 组及 c 组小鼠没有患肺炎而存活下来。令人惊讶的是,注射了混合物的 d 组小鼠也死于肺炎,且从 d 组小鼠体内分离出活的 S 型肺炎球菌(见图 6.1)。Griffith 非常震惊,他无法明确地知道究竟发生了什么,但是他意识到一些 R 型肺炎球菌"转化"成 S 型肺炎球菌,而且这种转化是可遗传的。Griffith 将这种现象称为转化(transformation),将引起转化的遗传物质称为转化因子(transforming factor)。遗憾的是 Griffith 没有能证明转化因子的本质是什么,但是他的工作为后来 Avery 等人进一步揭示转化因子的实质,确立 DNA 为遗传物质奠定了重要基础。

1944 年,Avery 等人从热死的 S 型肺炎链球菌中提纯了可能作为转化因子的各种细胞成分(DNA、蛋白质、荚膜多糖等),在离体条件下进行了转化实验(见图6.2)。

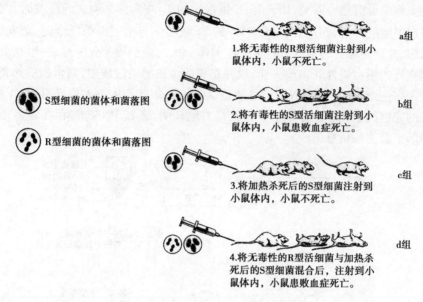

图6.1 肺炎球菌转化实验

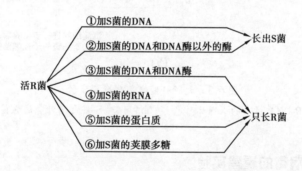

图6.2 Avery做的转化因子离体实验

上述研究结果表明,只要DNA被破坏的抽提物,无毒R菌变成有毒S菌的转化就被阻断,只有S型菌株的DNA才能将肺炎链球菌的R型转化为S型,而且DNA的纯度越高,其转化效率也越高,六亿分之一剂量的纯化DNA就能有效的起作用。这就充分证明了是DNA作为遗传信息的载体,S型转移给R型的绝不是遗传性状(在这里是荚膜多糖)的本身,而是以DNA为物质基础的遗传信息。在Griffith进行肺炎球菌开创性转化实验后,在包括不动杆菌属(Acinetobacter)、芽孢杆菌属(Bacillus)、嗜血杆菌属(Haemophilus)、奈瑟菌属(Neisseria)、葡萄球菌属(Staphylococcus)等细菌属和酿酒酵母(Saccharomyces cerevisiae)中都发现了转化现象。现在除了自然转化,科学家们也在实验室中找到了人工转化细菌的方法。

20.1.2 噬菌体感染实验

1952年,A. D. Hershey和M. Chase发表了证实DNA是T_2噬菌体的遗传物质的著名实验——噬菌体感染实验。首先,他们用^{32}P标记病毒的DNA,用^{35}S标记病毒的蛋白质外壳,他们做了两组实验,如图 6.3 所示。

从两组实验中可清楚地看到,用含有^{35}S 蛋白质的 T_2 噬菌体感染大肠杆菌时,大多数放射活性留在宿主细胞的外边,而用含有^{32}P-DNA 的 T_2 噬菌体与宿主菌混合时,则发现^{32}P-DNA 注入宿主细胞,并产生噬菌体后代,这些 T_2 噬菌体后代的蛋白质外壳的组成、形状大小等特性均与留在细胞外的蛋白质外壳一模一样,说明在噬菌体的感染过程中,其蛋白质外壳未进入宿主细胞。进入宿主细胞的只有 DNA,但经增殖、装配后,却能产生一大群既有 DNA 核心、又有蛋白质外壳的完整的子代噬菌体粒子。这就有力地证明,在其 DNA 中,存在着包括合成蛋白质外壳在内的整套遗传信息。

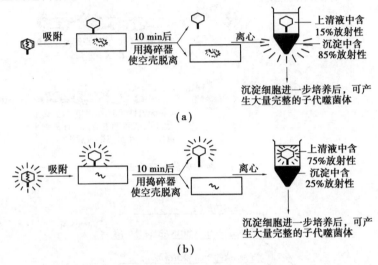

图 6.3 大肠杆菌噬菌体感染实验

(a)用含^{32}P-DNA 核心的噬菌体作感染;(b)用含^{35}S-蛋白质外壳的噬菌体作感染

20.1.3 植物病毒的重建实验

为了证明核酸是遗传物质,H. Fraenkel-Conrat(1956)进一步用含 RNA 的烟草花叶病毒(TMV)进行了著名的植物病毒重建实验。把 TMV 放在一定浓度的苯酚溶液中振荡,就能将它的蛋白质外壳与 RNA 核心相分离。结果发现裸露的 RNA 也能感染烟草,并使其患典型症状,而且在病斑中还能分离到完整的 TMV 粒子。但由于提纯的 RNA 缺乏蛋白质衣壳的保护,所以感染频率要比正常 TMV 粒子低些。在实验中,还选用了另一株与 TMV 近缘的霍氏车前花叶病毒(HRV)。整个实验的过程和结果如图 6.4 所示。

图 6.4 说明,当用 TMV-RNA 与 HRV-衣壳重建后的杂合病毒去感染烟草时,烟叶上出现的是典型的 TMV 病斑,再从中分离出来的新病毒也是未带任何 HRV 痕迹的典型 TMV 病毒;反之,用 HRV-RNA 与 TMV-衣壳进行重建时,也可获得相同的结论。这就充分证明,在 RNA 病毒中,遗传的物质基础也是核酸,只不过是 RNA 罢了。

通过这 3 个具有历史意义的经典实验,得到了一个确信无疑的共同结论:只有核酸才是负载遗传信息的真正物质基础。

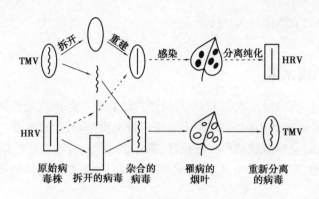

图 6.4　TMV 重建实验示意图

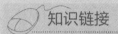

DNA 双螺旋结构的发现

　　1953 年，美国生物学家沃森(J. Watson, 1928—)和英国生物物理学家克里克(F. Crick, 1916—2004)，在英国女生物学家富兰克琳(R. Franklin, 1920—1958)和英国生物物理学家威尔金斯(M. Wilkins, 1916—2004)对 DNA 晶体所作的 X 光衍射分析的基础上，根据 DNA 分子碱基配对原则，构建出了 DNA 分子的双螺旋结构模型。双螺旋结构显示出 DNA 分子在细胞分裂时能够被精确复制，解释了其在遗传和进化中的作用。同时，沃森和克里克还预言了遗传信息的复制、传递和表达传递过程是从 DNA→RNA→蛋白质，被称为"中心法则"。不久，这一设想被其他科学家的发现所证实。DNA 及其双螺旋结构的发现，揭示了基因复制和遗传信息传递的奥秘，并由此引发了一场蔚为壮观的生命科学和生物技术革命。

任务 20.2　遗传物质在细胞中的存在方式

　　核酸，尤其 DNA 是如何存在于生物体中的，又是以何种形式呈现的，下面主要从 7 个层次来进行探讨。

20.2.1　细胞水平

　　从细胞水平看，真核微生物和原核微生物的大部分 DNA 都集中在细胞核或核区中。真核微生物核外有核膜，称为真核。原核微生物核外无核膜，称为拟核或原核，也称核区。在不同的微生物细胞中，细胞核的数目是不同的。有的只有一个细胞核，如细菌中的球菌和酵母菌等；有的有两个细胞核，称为双核，如细菌中的大多数杆菌和真菌中的担子菌等；还有的有多个细胞核,如许多真菌和放线菌的菌丝体等。

20.2.2　细胞核水平

从细胞核水平看,真核微生物的 DNA 与组蛋白结合在一起形成染色体,由核膜包裹,形成有固定形态的真核。原核微生物的 DNA 不与任何蛋白质结合,也有少数与非组蛋白结合在一起,形成无核膜包裹的呈松散状态存在的核区,其中的 DNA 呈环状双链结构。不论是真核微生物还是原核微生物,除细胞核外,在细胞质中还有能自主复制的遗传物质。

20.2.3　染色体水平

不同生物核内染色体的数目不同。真核微生物的细胞核中染色体数目较多,而原核微生物中只有一条。除染色体的数目外,染色体的套数也不相同。如果一个细胞中只有一套染色体,它就是一个单倍体。绝大多数微生物是单倍体。如果一个细胞中含有两套相同功能的染色体,则称为双倍体。少数微生物(如酿酒酵母菌)的营养细胞以及单倍体的性细胞接合或体细胞融合后所形成的合子是双倍体。

20.2.4　核酸水平

从核酸的种类来看,绝大多数生物的遗传物质是 DNA,只有部分病毒(其中多数是植物病毒,还有少数是噬菌体)的遗传物质才是 RNA。在核酸的结构上,绝大多数微生物的 DNA 是双链的,只有少数病毒为单链结构。RNA 也有双链(大多数真菌病毒)与单链(大多数 RNA 噬菌体)之分。从 DNA 的长度来看,真核生物的 DNA 比原核生物的长得多,但不同生物间的差别很大。从核酸的状态看,真核微生物的核内 DNA 是念珠状链(核小体链),核外 DNA 同原核微生物的一样。原核微生物中双链 DNA 是环状,在细菌质粒中呈麻花状。病毒粒子中双链 DNA 呈环状或线状,RNA 分子都是线状的。

20.2.5　基因水平

基因是生物体内遗传信息的基本单位,通常指位于染色体上的一段核苷酸序列,由众多基因可构成一染色体。一个基因的平均大小为 1 000 ~ 1 500 bp,相对分子质量约 6.7×10^5。具体基因的大小差别很大,可从几十个 bp 至上万个 bp。根据功能,基因可分为调节基因、启动基因、操纵基因和结构基因。

20.2.6　密码子水平

遗传密码是指 DNA 链上特定的核苷酸排列顺序。基因中携带的遗传信息通过 mRNA 传给蛋白质。遗传密码的单位是密码子。三联密码子一般都用 mRNA 上的 3 个核苷酸序列来表示。A、C、G 和 U 4 种核苷酸 3 个一组可排列 64 种密码子。其中,AUG 为起始密码子,对应甲硫氨酸(真核生物)或甲酰甲硫氨酸(原核生物);UAA、UGA 和 UAG 是蛋白质合成的终止信号,称为终止密码子。其余的分别对应除甲硫氨酸以外的 19 种编码氨基酸。

20.2.7　核苷酸水平

核苷酸是核酸的组成单位,在绝大多数微生物的 DNA 中,都只含有 dAMP、dTMP、dGMP 和 dCMP 4 种脱氧核糖核苷酸;在绝大多数 RNA 中,只含有 AMP、UMP、GMP 和 CMP 4 种核糖核苷酸。当其中某一个核苷酸中的碱基发生变化,则导致一个密码子意义改变,进而导致整个基因信息改变,指导合成新的蛋白质,引起性状改变。因此,核苷酸是最小的突变单位或交换单位。

项目21 遗传物质的转移和重组

来自两个不同细胞的基因(DNA)所发生的转移和结合称为基因重组。基因的转移和重组大大增加了生物的遗传多样性。在微生物中,基因的传递可使病毒将遗传信息传给细菌,使细菌致病性得以提高以及细菌产生抗生素抗性等。另外,人为地控制微生物的基因转移和重组的研究成果有助于解决农业、工业、医学问题以及预防和治疗传染病的难题。本项目将介绍微生物基因转移和重组的4种现象和机制。

任务21.1 转 化

受体菌直接吸收来自供体菌的 DNA 片段,通过交换将其整合到自己的基因组中,从而获得了供体菌部分遗传性状的现象称为转化(见图6.5)。通过转化方式而形成的杂种后代,称为转化子。转化因子是指有转化活性的外源 DNA 片段,它是供体菌释放或人工提取的游离 DNA 片段。

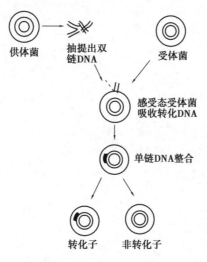

图6.5 转化过程示意图

任务21.2　接　合

接合是通过供体菌和受体菌的直接接触而产生的遗传信息的转移和重组过程。

细菌的接合现象在大肠杆菌中研究是最清楚的。大肠杆菌有性别分化,决定它们性别的因子称为F因子。F因子是一种质粒,在大肠杆菌中每个细胞含有1~4个F因子。F因子既可脱离染色体在细胞内独立存在,也可整合到染色体组上。它既可经过接合作用而获得,也可通过一些理化因素(如吖啶橙、丝裂霉素、利福平、溴化乙啶和加热等)的处理而从细胞中消除。含有F因子的大肠杆菌称为F^+菌株,不含有F因子的大肠杆菌称为F^-菌株。

F^+菌株可与不含F因子的F^-菌株接合,从而使后者也成为F^+菌株。其过程大体可分两个阶段:首先是F^+菌株与F^-菌株配对,并通过性菌毛接合(见图6.6);然后F因子双链DNA的一条单链在一特定的位置断开,通过性菌毛内腔向F^-菌株细胞内转移,并同时在两个菌株细胞内以一条DNA单链为模板,各自复制合成完整的F因子(见图6.7)。

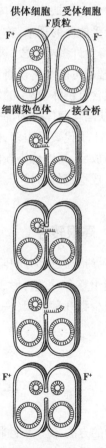

图6.7　F^+和F^-接合示意图

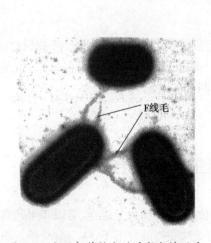

图6.6　大肠杆菌接合的透射电镜照片

任务 21.3 转 导

通过缺陷噬菌体的媒介,把供体细胞的小片段 DNA 携带到受体细胞中,通过交换与整合,使后者获得前者部分遗传性状的现象,称为转导。由转导作用而获得部分新遗传性状的重组细胞,称为转导子。

转导现象是由 J. Lederberg 等 (1952) 首先在鼠伤寒沙门氏菌中发现的。以后在许多原核微生物中都陆续发现了转导,如大肠杆菌属,芽孢杆菌属,变形杆菌属,假单胞菌属,志贺氏菌属和葡萄球菌属等。转导现象在自然界中比较普遍,它在低等生物进化过程中很可能是一种产生新基因组合的重要方式。目前所知道的转导已有多种,现分别介绍如下。

21.3.1 普遍转导

通过极少数完全缺陷噬菌体对供体菌基因组上任何小片段 DNA 进行"误包",而将其遗传性状传递给受体菌的现象,称为普遍转导。噬菌体侵入寄主细胞后,通过复制和合成,也将寄主 DNA 降解为许多小片段,进入装配阶段。正常情况下,噬菌体将自身的 DNA 包裹在衣壳中,但也有异常的可能。它误将寄主细胞 DNA 的某一片段包裹进去。这样的噬菌体称缺陷噬菌体。体内仅含有供体 DNA 的缺陷噬菌体称完全缺陷噬菌体。体内同时含有供体 DNA 和噬菌体 DNA 的缺陷噬菌体称为部分缺陷噬菌体。这种异常情况出现的概率很低($10^{-8} \sim 10^{-5}$)。由于噬菌体产生子代数量很多,因此这种异常情况的出现还是很多的。当包裹有寄主 DNA 片段的噬菌体释放后,再度感染新的寄主,其中的供体菌的 DNA 片段进入受体菌,并通过基因重组使受体菌形成稳定的转导子。

21.3.2 局限转导

局限性转导指通过部分缺陷的温和噬菌体把供体菌的少数特定基因携带到受体菌中,并与后者的基因组整合、重组,形成转导子的现象。最初于 1954 年在大肠杆菌 K_{12} 中发现。它只能转导一种或少数几种基因(一般为位于附着点两侧的基因)。

任务 21.4 原生质体融合

通过人为的方法,使遗传性状不同的两个细胞的原生质体进行融合,借以获得兼有双亲遗传性状的稳定重组子的过程,称为原生质体融合。由此法获得的重组子,称为融合子。原核生物原生质体融合研究是从 20 世纪 70 年代后期才发展起来的一种较有效的遗传物质转移手段。

原生质体融合的主要操作步骤是:先选择两株有特殊价值,并带有选择性遗传标记的细胞作为亲本菌株置于等渗溶液中,用适当的脱壁酶(如细菌和放线菌可用溶菌酶等处理,真菌可用蜗牛消化酶或其他相应酶处理)去除细胞壁,再将形成的原生质体(包括球状体)进行离心聚集,加入促融合剂 PEG(聚乙二醇)或借电脉冲等因素促进融合,然后用等渗溶液稀释,再涂在能促使它再生细胞壁和进行细胞分裂的基本培养基平板上。待形成菌落后,再通过影印平板法,把它接种到各种选择性培养基平板上,检验它们是否为稳定的融合子,最后再测定其有关生物学性状或生产性能(见图 6.8)。

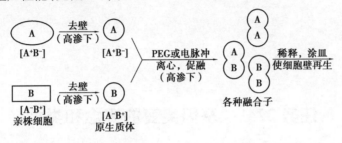

图 6.8 原生质体融合的操作示意图

知识链接

基因传递机制的比较

　　几种遗传信息传递主要方式之间最根本的区别在于所传递 DNA 的数量及其传递机制。转化从一个细菌细胞传递到另一个细胞的 DNA 少于 1%,且只是传递染色体 DNA。在接合中,被传递的 DNA 数量变化很大,依赖于接合机制。质粒总是参与传递。在 F^+ 和 F^- 接合中,F 质粒本身被传递。在转导中,所传递的 DNA 数量从几个基因到大片段染色体,且一般由噬菌体参与传递。在普遍传导中,噬菌体引起细菌染色体断裂;一些片段在病毒组装时被误包入病毒中。在局限转导中,噬菌体插入宿主染色体并在离开时将一部分宿主基因带走。

项目22　基因突变

任务22.1　基因突变的概念和类型

22.1.1　基因突变的概念

基因突变是指遗传物质的分子结构或数量发生的可遗传的变化。狭义的突变,专指点突变。所谓点突变,是指一个基因内部遗传结构或 DNA 序列的任何改变,包括一对或少数几对碱基的缺失、插入或置换,而导致的遗传变化。广义的突变,包括点突变和染色体畸变。染色体畸变是指大段染色体的缺失、重复、倒位、易位。在微生物中,点突变是最常见、最易发生的一种突变现象。从自然界分离到的菌株一般称野生型菌株,或称野生型。野生型经突变后形成的带有新性状的菌株,称突变株。

22.1.2　基因突变的类型

1)营养缺陷型

某一野生型菌株因发生基因突变而丧失合成一种或几种生长因子、碱基或氨基酸的能力,因而无法在基本培养基(MM)上正常生长繁殖的变异类型,称为营养缺陷型。它们可在加有相应营养物质的基本培养基平板上选出。它的基因型常用所需营养物的前 3 个英文小写斜体字母表示。例如,*his*C、*try*A 分表代表组氨酸缺陷型和色氨酸缺陷型,其中的大写字母 C 和 A 表示同一表型中不同基因的突变。相应的表型则用 *his*C 和 *trg*A 表示。常用 *his*C⁻ 和 *his*C⁺ 分别表示缺陷型和野生型。营养缺陷型突变株在遗传学、分子生物学、遗传工程和育种等工作中十分有用。

2)抗性突变型

抗性突变型是指野生型菌株因发生基因突变,而产生的对某化学药物或致死物理因子的抗性变异类型,它们可在加有相应药物或用相应物理因子处理的培养基平板上选出。抗性突变型普遍存在,如对一些抗生素具抗药性的菌株等。这类突变类型常用所抗药物的前 3 个小写斜体英文字母加上"r"表示,如 str^r 和 str^s 分别表示对链霉素的抗性和敏感性。在加有相应抗生素的平板上,只有抗性突变能生长,所以抗性突变型菌株在遗传学、分子生物学、遗传育种和遗传工程等研究中极其重要。

3)条件致死突变型

某菌株或病毒经基因突变后,在原本可以生长、繁殖的条件下却无法生长、繁殖,这种突变类型称为条件致死突变型。其中,最常用的是温度敏感条件致死突变株,用 ts(temperature-sensitive)表示,这类突变株在特定温度(28~35 ℃)下能够增殖,在非特定温度(37~40 ℃)下则不能生长、繁殖,而野生型在两种温度均能增殖。显然是由于在非特定温度下,突变基因所编码的蛋白缺乏其应有功能。选育病毒 ts 株是制备疫苗的重要方法,现已从许多动物病毒中分离出 ts 株,选择遗传稳定性良好的品系用于制备减毒活疫苗,如流感病毒及脊髓灰质炎病毒 ts 株疫苗。另外,还通过条件致死突变株来研究那些生长繁殖所必需的基因。

4)形态突变型

形态突变型是指由突变引起的个体或菌落形态的变异。例如,细菌的鞭毛或荚膜的有无,霉菌或放线菌的孢子有无或颜色变化,菌落表面的光滑、粗糙以及噬菌斑的大小、清晰度等的突变。

5)抗原突变型

抗原突变型是指由于基因突变引起的细胞抗原结构发生的变异类型,包括细胞壁缺陷变异(L 型细菌等)、荚膜或鞭毛成分变异等。

6)其他突变型

如毒力、糖发酵能力、代谢产物的种类和产量以及对某种药物的依赖性等的突变型。

22.1.3　突变率

某一细胞(或病毒颗粒)在每一世代中发生突变的概率,称为突变率。例如,突变率为 10^{-8} 者,即表示含 10^8 个细胞的群体,当其分裂成 2×10^8 个细胞时,会有一个细胞发生突变,也可理解为一个细胞在 1 亿次分裂过程中,平均会发生 1 次突变。

不同生物的基因突变率是不同的,微生物的突变率为 $10^{-9}\sim10^{-6}$,高等生物的突变率是 $10^{-8}\sim10^{-5}$。同一种生物的不同基因,突变率也不相同。例如,玉米的抑制色素形成的基因的突变率为 1.06×10^{-4},而黄色胚乳基因的突变率为 2.2×10^{-6}。

任务 22.2　基因突变的机制

基因突变的原因是多种多样的,可以是自发的或诱发的。

22.2.1　自发突变

自发突变是指生物体在无人工干预下自然发生的低频率突变。随诱变机制的研究,对自发突变的原因已有所认识,下面讨论几种自发突变的可能机制。

1)背景辐射和环境因素的诱变

不少"自发突变"实质上是由一些原因不详的低剂量诱变因素长期的综合效应导致。例如,充满宇宙空间的各种短波辐射、高温的诱变效应以及自然界中普遍存在的一些低浓度的诱变物质的作用等。

2)微生物自身有害代谢产物的诱变

过氧化氢是普遍存在于微生物体内的一种代谢产物,它对脉孢菌具有诱变作用。这种作用可因同时加入过氧化氢酶而降低,如果同时再加入过氧化氢酶抑制剂,则又可提高突变率。这就说明,过氧化氢可能是自发突变中的一种内源诱变剂。在许多微生物的陈旧培养物中易出现自发突变株,可能也是同样的原因。

3)由 DNA 复制过程中碱基配对错误引起

据统计,DNA 链每次复制中,每个碱基对错误配对的频率是 $10^{-11} \sim 10^{-7}$,而一个基因平均约含 1 000 bp,故自发突变频率约为 10^{-6}。因此,若对细菌做一般液体培养时,因其细胞浓度常可达到 10^8 个/mL,故经常会在其中产生自发突变株。

22.2.2 诱发突变

诱发突变简称诱变,是指通过人为的方法,利用物理、化学或生物因素显著提高基因突变频率的手段。凡具有诱变效应的任何因素,都可称为诱变剂。常用的诱变剂如下:

1)碱基类似物

碱基类似物是结构与 DNA 中含氮碱基十分相似的分子。这类诱变剂有:如 5-溴尿嘧啶(5-BU)、5-氨基尿嘧啶(5-AU)、8-氮鸟嘌呤(8-NG)、2-腺嘌呤(2-AP)和 6-氯嘌呤(6-CP)等。例如,5-溴尿嘧啶可以代替胸腺嘧啶插入 DNA 中(见图 6.9)。当含 5-溴尿嘧啶的 DNA 复制时,这种类似物就会造成碱基配对错误。

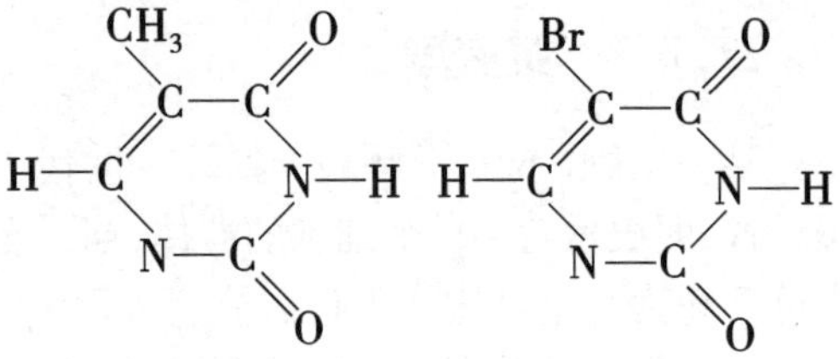

图 6.9　碱基类似物

2)插入染料

这是一类扁平的具有 3 个苯环结构的化合物,在分子形态上类似于碱基对的扁平分子。所以它们是通过插入 DNA 分子的碱基对之间,使其分开,从而导致 DNA 在复制过程中的滑动。这种滑动增加了一小段 DNA 插入或缺失的概率,导致突变率的增加,这类突变称为移码突变(见图 6.10)。由移码突变所产生的突变株,称为移码突变株。这类诱变剂有原黄素、溴化乙啶、吖啶橙、吖啶黄和"ICR"类化合物(由美国肿瘤研究所合成,故名)。

3)直接与 DNA 碱基起化学反应的诱变剂

最常见的有亚硝酸、羟胺和烷化剂。亚硝酸能引起含 NH_2 基的碱基(A、G、C)产生氧化脱氨反应,使氨基变为酮基,从而改变配对性质造成碱基置换突变。羟胺(NH_2OH)几乎只和胞嘧啶发生反应,因此只引起 GC—AT 的转换。甲磺酸乙酯(EMS)和亚硝基胍(NTG)都属于烷基化试剂,其烷基化位点主要在鸟嘌呤的 N-7 位和腺嘌呤 N-3 位上。但这两个碱基的其他位置以及其他碱基的许多位置也能被烷化,烷化后的碱基也像碱基结构类似物一样能引起碱基配对的错误。亚硝基胍是一种诱变作用特别强的诱变剂,因而有超诱变剂之称,它可使一个群体中任何一个基因的突变率高达 1%,而且能引起多位点突点,主要集中在复制叉附近,随复制叉移动其作用位置也移动。此外,硫酸二乙酯、乙基磺酸乙酯以及二乙基亚硝酸胺等也是常用的烷化剂。

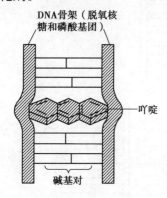

图 6.10　吖啶引起的移码突变示意图

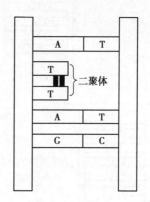

图 6.11　紫外线引起的胸腺嘧啶二聚体

4)辐射和热

紫外线是实验室中常用的非电离辐射诱变因子,其作用机制也了解的比较清楚,由 UV 引起的主要损伤是相邻碱基形成二聚体(见图 6.11),阻碍碱基的正常配对而导致碱基置换突变。X 射线、γ 射线、快中子等属于电离辐射,作用机理尚不十分清楚,与 UV 不同的是电离辐射可通过玻璃和其他物质,穿透力强,能达到生殖细胞,因此,常用于动物和植物的诱变育种。

短时间的热处理也可诱发突变,据认为热的作用是使胞嘧啶脱氨基而成为尿嘧啶,从而导致 GC—AT 的转换。

22.2.3　紫外线对 DNA 的损伤及其修复

已知的 DNA 损伤类型很多,机体对其修复的方法也各异。发现得较早和研究得较深入的是紫外线(UV)的作用。嘧啶对紫外线的敏感性要比嘌呤强得多,其光化学反应产物主要是嘧啶二聚体(TT,TC,CC)和水合物,相邻嘧啶形成二聚体后造成局部 DNA 分子无法配对,从而引起微生物的死亡或突变。微生物具有多种修复受损 DNA 的机制。

1)光复活作用

把经 UV 照射后的微生物立即暴露于可见光下时,就可出现其死亡率明显降低的现象,此即光复活作用。最早是 A. Kelner (1949)在灰色链霉菌中发现的,后在许多微生物中都陆续得到了证实。现已了解,经 UV 照射后带有嘧啶二聚体的 DNA 分子,在黑暗下会被一种光激活酶——光解酶(光裂合酶)结合,这种复合物在 300 ~ 500 nm 可见光下时,此酶会因获得光能而激活,并使二聚体重新分解成单体。与此同时,光解酶也从复合物中释放出来,以便重新执行功能(见图 6.12(a))。由于一般的微生物中都存在着光复活作用,所以在利用 UV 进行诱变育种等工作时,就应在红光下进行照射和后续操作,并放置在黑暗条件下培养。

2) 切除修复

切除修复是活细胞内一种用于对被 UV 等诱变剂损伤后 DNA 的修复方式之一,又称暗修复。这是一种不依赖可见光,只通过酶切作用去除嘧啶二聚体,随后重新合成一段正常 DNA 链的核酸修复方式(见图 6.12(b))。

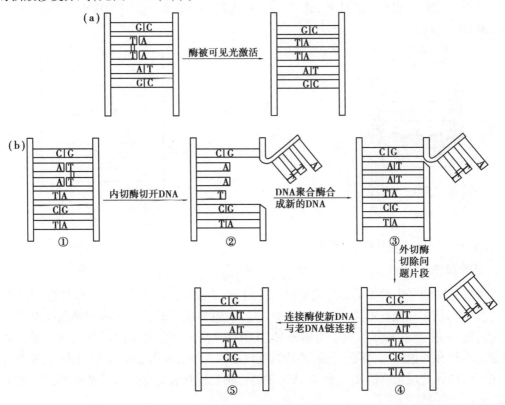

图 6.12　胸腺嘧啶二聚体修复

(a)DNA 的光修复,除去二聚体;(b)暗修复,DNA 的问题片段被切除和取代

任务 22.3　基因突变的规律

1）不对应性

不对应性即突变的性状与引起突变的原因间无直接的对应关系。例如,细菌在有青霉素的环境下,出现了抗青霉素的突变体;在紫外线的作用下,出现了抗紫外线的突变体;在较高的培养温度下,出现了耐高温的突变体等。从表面上看,会认为正是由于青霉素、紫外线或高温的"诱变",才产生了相对应的突变性状。事实恰恰相反,这类性状都可通过自发的或其他任何诱变因子诱发得到。这里的青霉素、紫外线或高温仅是起着淘汰原有非突变型(敏感型)个体的作用。

2）自发性

由于自然界环境因素的影响和微生物内在的生理生化特点,在没有人为诱发因素的情况下,各种遗传性状的改变可以自发地产生。

3）稀有性

稀有性是指自发突变的频率较低,而且稳定,一般为 $10^{-9} \sim 10^{-6}$。

4）独立性

突变的发生一般是独立的,即在某一群体中,既可发生抗青霉素的突变型,也可发生抗链霉素或任何其他药物的抗药性。某一基因的突变,即不提高也不降低其他任何基因的突变率。突变不仅对某一细胞是随机的,且对某一基因也是随机的。

5）可诱变性

通过各种物理、化学诱变剂的作用,可提高突变率,一般可提高 $10 \sim 10^5$ 倍。

6）稳定性

由于突变的根源是遗传物质结构上发生了稳定的变化,因此,产生的新性状也是稳定的和可遗传的。

7）可逆性

由原始的野生型基因变异为突变型基因的过程,称为正向突变;相反的过程,则称为回复突变。实验证明,任何性状既有可能正向突变,也有可能发生回复突变,两者发生的频率基本相同。

案例分析

　　我国畜禽养殖过程中大量使用抗生素,大量抗生素通过畜禽的粪便传递到环境中。某研究机构进行的一项研究显示:长期施用含四环素药物残留的畜禽粪便作为肥料的耕地土壤,其土壤中抗四环素耐药菌的数量达到59株,而没有施用过畜禽粪便的土壤抗四环素耐药菌的数量是3株。

思考题:

1. 土壤中含有的四环素抗性菌株是由于接触了四环素而产生的抗性突变吗?

2. 为什么使用含四环素残留的畜禽粪便作为肥料的土壤中耐药菌株的数量要比没有使用过畜禽粪便的土壤耐药菌株的数量要高?

3. 以上研究结果对你有何启示,这种耐药菌数量的增加对人类健康又会造成怎样的影响?

解析:

微生物发生何种突变与环境之间并没有直接的关系,这就是基因突变的结果与环境之间的不对应性规律。土壤中的微生物产生了抗四环素这种基因突变,这种抗性突变并不是由于菌株接触了土壤中的四环素造成的,那些没有采用畜禽粪便施肥的土壤中同样存在抗四环素抗性菌株就证明了四环素抗性突变不需要接触四环素。四环素的存在造成了只有产生抗四环素突变的菌株在这种环境中才能更好地生存保留下来,这便是"适者生存"的道理。

产生四环素抗性的菌株可以将抗性基因传递给自己的子代,也可以通过"接合""转化""转导"等方式横向传递给那些没有产生抗性突变的菌株,从而使这些菌株也获得四环素抗性。由于土壤中四环素的存在,起到了淘汰非抗性菌株,富集抗性菌株的作用,从而这种抗性基因的转移和重组也更容易发生。这就是施用含四环素残留的畜禽粪便土壤中耐药菌株的数量要比没有使用过畜禽粪便的土壤耐药菌数量多的原因。

目前,无论是医疗临床还是人们的畜禽养殖都在大量使用抗生素,造成环境中(包括人体内)大量抗生素残留,这种残留会造成耐药菌菌株种类和数量的增加,会造成临床使用的很多抗生素失去治疗效果,这在医疗上是件非常可怕的事情。抗性基因可以发生转移和重组,一旦某种细菌整合了所有抗性基因,将会出现"无药可治"的局面,耐甲氧西林金黄色葡萄球菌(MRSA)便是这种"超级细菌",所有的抗生素对它都无效,MRSA造成的死亡人数已超过艾滋病人数。可怕的是这种"超级细菌"还在增加,希望通过以上学习有助于你了解耐药菌增加的原因,加强合理使用抗生素意识。

项目23 微生物的菌种选育技术

菌种选育技术就是利用微生物遗传物质变异的特性,采用各种手段,改变菌种的遗传性状,经筛选获得新的适合生产的菌株,以稳定和提高产品质量或得到新的产品。在生物进化过程中,微生物形成了越来越完善的代谢调节机制,使细胞内复杂的生物化学反应能高度有序地进行和对外界环境条件的改变迅速作出反应。因此,处于平衡生长、进行正常代谢的微生物不会有代谢产物的积累。而微生物育种的目的就是要人为地使某种代谢产物过量积累,把生物合成的代谢途径朝人们所希望的方向加以引导,或者促使细胞内发生基因的重新组合优化遗传性状,实现人为控制微生物,获得所需要的高产、优质和低耗的菌种。为了实现这一目的,必须设法解除或突破微生物的代谢调节控制,进行优良性状的组合,或者利用基因工程的方法人为改造或构建所需要的菌株。

任务23.1 自然选育

23.1.1 从自然界筛选工业菌种

我国幅员辽阔,各地气候条件、土质条件、植被条件差异很大,这为自然界中各种微生物的存在提供了良好的生存环境。由于微生物在自然界大多是以混杂的形式群居于一起的,而现代发酵工业是以纯种培养为基础,故采用各种不同的筛选手段,挑选出性能良好、符合生产需要的纯种是工业育种的关键一步。自然界工业菌种分离筛选的主要步骤是采样、增殖培养、培养分离及筛选。

1) 采样

土壤是微生物的大本营,故采样以采集土壤为主。一般在有机质较多的肥沃土壤中,微生物的数量最多,中性偏碱的土壤以细菌和放线菌为主,酸性红土壤及森林土壤中霉菌较多,果园、菜园和野果生长区等富含碳水化合物的土壤和沼泽地中酵母和霉菌较多。采样的对象也可以是植物、腐败物品和某些水域等。采样应充分考虑季节性和时间因素,以温度适中、雨量不多的秋初为好。因为真正的原地菌群的出现可能是短暂的,如在夏季或冬季土壤中微生物存活数量较少,暴雨后则会显著减少。采样方式是在选好适当地点后,用无菌刮铲、土样采集器等采集有代表性的样品,如特定的土样类型和土层、叶子碎屑和腐质、根系及根系周围区域、海底水、泥及沉积物、植物表皮及各部、阴沟污水及污泥、反刍动物第一胃内含物和发酵食品等。

具体采集土样时,就森林、旱地、草地而言,可先掘洞,由土壤下层向上层顺序采集;就水田等浸水土壤而言,一般是在不损坏土层结构的情况下插入圆筒采集。如果层次要求不严格,可取离地面 5~15 cm 处的土壤。将采集到的土样盛入清洁的聚乙烯袋、牛皮袋或玻璃瓶中,必须完整地标上样本的种类及采集日期、地点以及采集地点的地理、生态参数等。采好的样品应及时处理,暂不能处理的也应储存于 4 ℃下,但储存时间不宜过长。这是因为一旦采样结束,试样中的微生物群体就脱离了原来的生态环境,其内部生态环境就会发生变化,微生物群体之间就会出现消长。例如要分离嗜冷菌,则在室温下保存样品会使其中的嗜冷菌数量明显降低。

在采集植物根际土样时,一般方法是将植物根从土壤中慢慢拔出,浸渍在大量无菌水中约 20 min,洗去黏附在根上的土壤,然后再用无菌水漂洗下根部残留的土,这部分土即为根际土样。在采集水样时,将水样收集于 100 mL 干净、灭菌的广口塑料瓶中。由于表层水中含有泥沙,应从较深的静水层中采集水样。其方法是:握住采样瓶浸入水中 30~50 cm 处,瓶口朝下打开瓶盖,让水样进入。如果有急流存在的话,应直接将瓶口反向于急流。水样采集完毕时,应迅速从水中取出采集瓶。水样不应装满采样瓶,采集的水样应在 24 h 之内迅速进行检测,或者4 ℃下储存。

2) 增殖培养

一般情况下,采来的样品可直接进行分离,但是如果样品中所需要分离的菌类含量不多或不占优势,为了容易分离到目的菌种,应设法增加其数量,以增加分离的几率。可通过选择性的配制培养基(如营养成分、添加抑制剂等),选择一定的培养条件(如培养温度、溶氧、培养基酸碱度等)来控制。

例如,根据微生物利用碳源的特点,可选定糖、淀粉、纤维素或者石油等,以其中的一种为唯一碳源。那么,只有利用这一碳源的微生物才能大量正常生长,而其他微生物就可能死亡或淘汰;在分离细菌时,培养基中添加浓度约为 50 μg/mL 的抗真菌剂(如放线菌酮和制霉菌素),可抑制真菌的生长;在分离放线菌时,通常于培养基中加入 1~5 mL 天然浸出汁(植物、岩石、有机混合腐质等的浸出汁)作为最初分离的促进因子,由此可分离出更多不同类型的放线菌类型。放线菌还可十分有效地利用低浓度的底物和复杂底物(如几丁质),因此大多数放线菌的分离培养是在贫瘠或复杂底物的琼脂平板上进行的,而不是在含丰富营养的生长培养基上分离的。在放线菌分离琼脂中通常加入抗真菌剂制霉菌素或放线菌酮,以抑制真菌的繁殖。此外,为了对某些特殊种类的放线菌进行富集和分离,可选择性地添加一些抗生素(如新生霉素);在分离真菌时,利用低 C/N 比的培养基可使真菌生长菌落分散,利于计数、分离和鉴定。在分离培养基中加入一定的抗生素如氯霉素、四环素、卡那霉素、青霉素、链霉素等,即可有效地抑制细菌生长及其菌落形成。

3) 分离培养

通过增殖培养,样品中的微生物还是处于混杂生长状态,因此,还必须分离纯化。在这一步,增殖培养的选择性控制条件还应进一步应用,而且要控制更为细致。常用的纯种分离方法有稀释平板法、平板划线分离法和组织分离法等。稀释平板法是将样品进行适当稀释,然后将稀释液涂布于培养基平板上进行培养,待长出独立的单个菌落,进行挑选分离。平板划线分离法是利用接种环挑取样品,在无菌平板表面进行平行划线、扇形划线或其他形式的连续划线,微生物细胞数量将随着划线次数的增加而减少,并逐步分散开来,经培养后可在平板表面得到单菌落。组织分离法主要用于食用菌菌种或某些植物病原菌的分离。分离时,首先用10%漂白粉或0.1%升汞液对植物或器官组织进行表面消毒,用无菌水洗涤数次后,移植到培养皿中的培养基上,于适宜温度培养数天后,可见微生物向组织块周围扩展生长。为确保得到纯种,可对获得的单个菌落进行多次纯化,经菌落特征和细胞特征观察确认为纯种后,即可由菌落边缘挑取部分菌种进行移接斜面培养。

对于有些微生物如毛霉、根霉等在分离时,由于其菌丝的蔓延性,极易生长成片,很难挑取单菌落,故常在培养基中添加0.1%的去氧胆酸钠或在察氏培养基中添加0.1%的山梨糖及0.01%的蔗糖,利于单菌落的分离。

4)筛选

从自然界中分离得到的纯种称为野生型菌株,它只是筛选生产菌种的第一步。所得菌种是否具有生产上的实用价值,需进一步进行生产性能的测试。性能测定的方法分初筛和复筛两种。

(1)初筛

初筛可采用平皿快速检测法和使用自动筛选仪器等方法加快筛选速度。平皿快速检测法是利用菌体在特定固体培养基平板上的生理生化反应,将肉眼观察不到的产量性状转化成肉眼可见的变化,包括纸片培养显色法、变色圈法、透明圈法、生长圈法及抑制圈法等。另外,微量化仪器和自动操作系统也已经用于菌种筛选,如高通量筛选技术以分子水平和细胞水平的实验方法为基础,将许多筛选模型固定在各自不同的微板载体上,用机器人加样,培养后,以灵敏快速的检测仪器采集实验结果数据,以计算机对实验数据进行分析处理,优选出所需的目的菌种。使用自动筛选仪器的优点是使筛选从繁重的劳动中解脱出来,可在短时间里进行大量筛选,提高了工作效率,一个星期就可筛选十几个、几十个模型,成千上万个样品。不过,自动筛选仪器的一次性设备投资费用很大,特别是机器人的使用、设备的保养费和软件的费用都价格不菲。

(2)复筛

复筛是在初筛的基础上做比较精细的测定,一般是采用与生产相近的培养基和培养条件,通过摇瓶培养或台式发酵罐培养测试其生产性能,最终得到符合生产要求的高产菌株,并对获得的高产菌株进行鉴定,确定种属。如果此野生型菌株产量偏低,达不到工业生产的要求,可以留之作为菌种选育的出发菌株。

23.1.2　自发突变育种

1)从生产中选育

在日常生产过程中,微生物也会以一定频率发生自发突变。富于实际经验和善于细致观察的人们就可及时抓住这类良机来选育优良的生产菌株。例如,从污染噬菌体的发酵液中有可能分离到抗噬菌体的新菌株。

2)定向培育优良菌株

定向培育是指用某一特定因素长期处理某一微生物培养物,同时不断对它们进行传代,以达到累积并选择相应的自发突变体的一种古老的育种方法。由于定向培育的自发突变频率较低,变异程度较轻微,因此,培育新种的过程十分缓慢。与诱变育种、杂交育种和基因工程技术相比,定向培育法带有"守株待兔"的性质,除某些抗性突变外,一般要相当长的时间。

任务 23.2　诱变育种

诱变育种是指利用物理或化学诱变剂处理均匀而分散的微生物细胞群,促进其突变频率大幅度提高,然后设法采用简便、快速高效的筛选方法,从中挑选少数符合育种目的的突变株,以供生产实践或科学实验之用。诱变育种具有极其重要的实践意义。当前发酵工业和其他微生物生产部门所使用的高产菌株,几乎都是通过诱变育种而大大提高了生产性能。其中,最突出的例子就是青霉素生产菌株的选育。1943 年,产黄青霉每毫升发酵液只产生约 20 单位的青霉素,通过诱变育种和其他措施配合,目前的发酵单位已比原来提高了三四十倍,达到了每毫升 5 万 ~ 10 万单位。

诱变育种不仅能提高菌种的生产性能而增加产品的产量外,而且还可达到改进产品质量、扩大品种和简化生产工艺等目的,故仍是目前使用最广泛的育种手段之一。

23.2.1　诱变育种的基本程序

微生物诱变育种,一般按照图 6.13 程序进行。

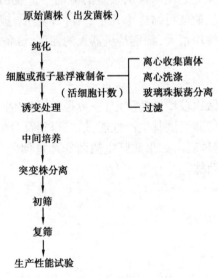

图 6.13　诱变育种步骤

23.2.2　诱变育种中应注意的几个问题

1) 挑选优良的出发菌株

出发菌株就是用于育种的原始菌株。出发菌株适合,育种工作效率就高。参考以下实际经验选用出发菌株:

①以单倍体纯种为出发菌株,可排除异核体和异质体的影响。

②采用具有优良性状的菌株,如生长速度快、营养要求低以及产孢子早而多的菌株。

③选择对诱变剂敏感的菌株。由于有些菌株在发生某一变异后,会提高对其他诱变因素的敏感性,故可考虑选择已发生其他变异的菌株为出发菌株。

④许多高产突变往往要经过逐步累积的过程,才变得明显,所以有必要多挑选一些已经过诱变的菌株为出发菌株,进行多步育种,确保高产菌株的获得。

2) 菌悬液的制备

一般采用生理状态一致(用选择法或诱导法使微生物同步生长)的单细胞或孢子进行诱变处理。所处理的细胞必须是均匀而分散的单细胞悬液。分散状态的细胞可均匀地接触诱变剂,又可避免长出不纯菌落。由于某些微生物细胞是多核的,即使处理其单细胞,也会出现不纯的菌落。有时虽然处理的是单核的细胞或孢子,但由于诱变剂一般只作用于 DNA 双链中的某一条单链,故某一突变无法反映在当代的表型上,而是要经过 DNA 的复制和细胞分裂后才表现出来,于是出现了不纯菌落,则称为表型延迟。上述两类不纯菌落的存在,也是诱变育种工作中初分离的菌株经传代后很快出现生产性状"衰退"的主要原因。鉴于上述原因,因此用于诱变育种的细胞应尽量选用单核细胞,如霉菌或放线菌的孢子或细菌的芽孢。

细胞的生理状态对诱变处理也会产生很大的影响。细菌在对数期诱变处理效果较好;霉菌或放线菌的分生孢子一般都处于休眠状态,所以培养时间的长短对孢子影响不大,但稍加萌发后的孢子则可提高诱变效率。

在实际工作中,要得到均匀分散的细胞悬液,通常可用无菌的玻璃珠来打散成团的细胞,然后再用脱脂棉过滤。一般在处理真菌的孢子或酵母细胞时,其悬浮液的浓度大约为 10^6 个/mL,细菌和放线菌孢子的浓度大约为 10^8 个/mL。另外,根据选用的诱变剂不同,菌悬液可用生理盐水或缓冲液配置。

3) 选择简便有效、最适剂量的诱变剂

目前,常用的诱变剂主要有紫外线(UV)、硫酸二乙酯、N-甲基-N′-硝基-N-亚硝基胍(NTG)和亚硝基甲基脲(NMU)等。后两种因有突出的诱变效果,故被誉为"超诱变剂"。剂量的选择受处理条件、菌种情况、诱变剂的种类等多种因素的影响。剂量一般是指强度与作用时间的乘积。在育种实践中,常采用杀菌率来作各种诱变剂的相对剂量。要确定一个合适的剂量,通常要进行多次试验。在实际工作中,突变率往往随剂量的增高而提高,但达到一定程度后,再提高剂量反而会使突变率下降。根据对紫外线、X 射线和乙烯亚胺等诱变效应的研究结果,发现正突变较多地出现在偏低的剂量中,而负突变则较多地出现于偏高的剂量中,还发现经多次诱变而提高产量的菌株中,更容易出现负突变。因此,在诱变育种工作中,目前比较倾向于采用较低的剂量。例如,过去在用紫外线作诱变剂时,常采用杀菌率为99%的剂量,而近

年来则倾向于采用杀菌率为 30% ~ 75% 的剂量。

4)利用复合处理的协同效应

诱变剂的复合处理常呈现一定的协同效应,因而对育种有利。复合处理的方法包括两种或多种诱变剂的先后使用,同一种诱变剂的重复使用,两种或多种诱变剂的同时使用等。

5)突变体的筛选

诱变处理使微生物群体中出现各种突变型,其中绝大多数是负变株。要获得预定的效应表型主要靠科学的筛选方案和筛选方法,一般要经过初筛和复筛两个阶段的筛选。

初筛一般通过平板稀释法获得单个菌落,然后对各个菌落进行有关性状的初步测定,从中选出具有优良性状的菌落。例如,对抗生素产生菌来说,选出抑菌圈大的菌落;对于蛋白酶产生菌来说,选出透明圈大的菌落。此法快速、简便,结果直观性强。其缺点是培养皿的培养条件与三角瓶、发酵罐的培养条件相差大,两者结果常不一致。

复筛是指对初筛出的菌株的有关性状作精确的定量测定。一般要在摇瓶或台式发酵罐中进行培养,经过精细的分析测定,得出准确的数据。突变体经过筛选后,还必须经过小型或中型的投产试验,才能用于生产。

23.2.3 营养缺陷型突变株的筛选

营养缺陷型是指发生了某酶合成能力的丧失,因而只能在加有该酶合成产物的培养基中才能生长的突变株。营养缺陷型的筛选与鉴定涉及下列几种培养基:基本培养基(MM,符号为[–])是指仅能满足某微生物的野生型菌株生长所需的最低成分的合成培养基。完全培养基(CM,符号为[+])是指可满足某种微生物的一切营养缺陷型菌株的营养需要的天然或半合成培养基。补充培养基(SM,符号为[A]或[B]等)是指在基本培养基中添加某种营养物质以满足该营养物质缺陷型菌株生长需求的合成或半合成培养基。

营养缺陷型菌株不仅在生产中可直接作发酵生产核苷酸、氨基酸等中间产物的生产菌种,而且在科学实验中也是研究代谢途径的好材料和研究杂交、转化、转导、原生质融合等遗传规律必不可少的遗传标记菌种。

营养缺陷型的筛选一般要经过淘汰野生型、检出缺陷型和鉴定缺陷型 3 个环节。

1)淘汰野生型

在诱变后的存活个体中,营养缺陷型的比例一般较低。通过以下的抗生素法或菌丝过滤法就可淘汰为数众多的野生型菌株即浓缩了营养缺陷型。

(1)抗生素法

它有青霉素法和制霉菌素法等数种。青霉素法适用于细菌,青霉素能抑制细菌细胞壁的生物合成,杀死正在繁殖的野生型细菌,但无法杀死正处于休止状态的营养缺陷型细菌。制霉菌素法则适合于真菌,制霉菌素可与真菌细胞膜上的甾醇作用,从而引起膜的损伤,也是只能杀死生长繁殖着的酵母菌或霉菌。在基本培养基中加入抗生素,野生型生长被杀死,营养缺陷型不能在基本培养基中生长而被保留下来。

(2)菌丝过滤法

它适用于进行丝状生长的真菌和放线菌。其原理是:在基本培养基中,野生型菌株的孢子能发芽成菌丝,而营养缺陷型的孢子则不能。通过过滤就可除去大部分野生型,保留下营养缺陷型。

2)检出缺陷型

具体方法很多。用一个培养皿即可检出的,有夹层培养法和限量补充培养法;在不同培养皿上分别进行对照和检出的,有逐个检出法和影印接种法。可根据实验要求和实验室具体条件加以选用。现分别介绍如下:

(1)夹层培养法

先在培养皿底部倒一薄层不含菌的基本培养基,待凝,添加一层混有经诱变剂处理菌液的基本培养基,其上再浇一薄层不含菌的基本培养基,经培养后,对首次出现的菌落用记号笔一一标在皿底。然后再加一层完全培养基,培养后新出现的小菌落多数都是营养缺陷型突变株(见图6.14)。

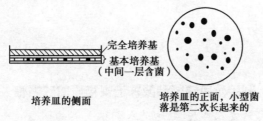

图6.14　夹层法筛选营养缺陷菌株

(2)限量补充培养法

把诱变处理后的细胞接种在含有微量(<0.01%)蛋白胨的基本培养基平板上,野生型细胞就迅速长成较大的菌落,而营养缺陷型则缓慢生长成小菌落。若需获得某一特定营养缺陷型,可再在基本培养基中加入微量的相应物质。

(3)逐个检出法

把经诱变处理的细胞群涂布在完全培养基的琼脂平板上,待长成单个菌落后,用接种针或灭过菌的牙签把这些单个菌落逐个整齐地分别接种到基本培养基平板和另一完全培养基平板上,使两个平板上的菌落位置严格对应。经培养后,如果在完全培养基平板的某一部位上长出菌落,而在基本培养基的相应位置上却不长,说明这是营养缺陷型。

(4)影印平板法

将诱变剂处理后的细胞群涂布在一完全培养基平板上,经培养长出许多菌落。用特殊工具——"印章"把此平板上的全部菌落转印到另一基本培养基平板上。经培养后,比较前后两个平板上长出的菌落。如果发现在前一培养基平板上的某一部位长有菌落,而在后一平板上的相应部位却呈空白,说明这就是一个营养缺陷型突变株(见图6.15)。

3)鉴定缺陷型

可借生长谱法进行。生长谱法是指在混有供试菌的平板表面点加微量营养物,视某营养物的周围有否长菌来确定该供试菌的营养要求的一种快速、直观的方法。用此法鉴定营养缺陷型的操作是:把生长在完全培养液里的营养缺陷型细胞经离心和无菌水清洗后,配成适当浓度的悬液(如 $10^7 \sim 10^8$ 个/mL),取 0.1 mL 与基本培养基均匀混合后,倾注在培养皿内,待凝固、表面干燥后,在皿背划几个区,然后在平板上按区加微量待鉴定缺陷型所需的营养物粉末

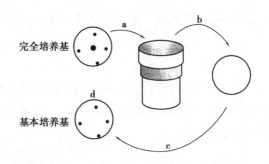

图 6.15　用影印平板法检出营养缺陷型突变株
(a)影印菌落;(b)影印接种;(c)培养;(d)筛选检出

(用滤纸片法也可),如氨基酸、维生素、嘌呤或嘧啶碱基等。经培养后,如发现某一营养物周围有生长圈,说明此菌即该营养物的缺陷型突变株。用类似方法还可测定双重或多重营养缺陷型。

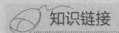 知识链接

利用营养缺陷型菌株检测物质的致癌性

　　环境中哪些物质可诱发人类癌症,这是人们很关心的问题。美国微生物学家 Bruce Ames 巧妙地利用营养缺陷型菌株来验证物质是否具有致癌性,具有很高的可靠性与可操作性,被世界各国广泛采用,被称为 Ames 实验。Ames 实验的原理是这样的,致癌物一般具有致突变性,这种致突变能力可使丧失合成组氨酸能力的沙门氏菌营养缺陷型菌株发生回复突变,使其恢复合成组氨酸的能力。如果被测物质是致癌物质,那么菌株重新恢复组氨酸合成能力的概率也会提高,而且物质的致癌能力越强,恢复菌株的数量就越多。

任务 23.3　杂交育种

　　在真核微生物中,基因重组的方式很多。在此重点介绍有性杂交和准性杂交。

23.3.1　有性杂交

　　杂交是在细胞水平上发生的一种遗传重组方式。有性杂交一般是指不同遗传型的两性细胞间发生的接合和随之进行的染色体重组,进而产生新遗传型后代的一种育种技术。凡能产生有性孢子的酵母菌或霉菌,原则上都可应用与高等动、植物杂交育种相似的有性杂交方法进行育种。现以工业上常用的酿酒酵母为例来加以说明。

　　酿酒酵母一般都是以双倍体的形式存在。将不同生产性状的甲乙两个亲本分别接种到产

孢子培养基(醋酸钠培养基等)斜面上,使其产生子囊,经过减数分裂后,在每个子囊内会形成4个子囊孢子(单倍体)。用蒸馏水洗下子囊,经机械研磨法或蜗牛酶酶解法破坏子囊,再经离心,然后用获得的子囊孢子涂布平板,就可得到单倍体菌落。把两个亲体的不同性别的单倍体细胞密集在一起,就有更多机会出现双倍体的杂交后代。它们的双倍体细胞和单倍体细胞有很大不同,易于识别。有了各种双倍体的杂交子代后,就可进一步从中筛选出优良性状的个体。

生产实践中利用有性杂交培育优良品种的例子很多。例如,用于酒精发酵的酵母和用于面包发酵的酵母虽属同一种酿酒酵母,但两者是不同的菌株,表现在前者产酒精率高而对麦芽糖和葡萄糖的发酵力弱,后者则产酒精率低而对麦芽糖和葡萄糖的发酵力强。两者通过杂交就得到了既能生产酒精,又能将其残余的菌体综合利用作为面包厂和家用发面酵母的优良菌种。

23.3.2　准性杂交

准性杂交是一种类似于有性生殖但比它更为原始的两性生殖方式。它可使同一生物的两个不同来源的体细胞经融合后,不通过减数分裂而导致低频率的基因重组。准性生殖常见于某些真菌,尤其是半知菌类中。准性杂交包括下列4个阶段:

1) 菌丝联结

它发生于一些形态上没有区别,但在遗传性上有差别的两个同种不同菌株的体细胞(单倍体)间。发生菌丝联结的频率很低。

2) 形成异核体

两个遗传型有差异的体细胞经菌丝联结后,先发生质配,使原有的两个单倍体核集中到同一个细胞中,形成双相异核体。异核体能独立生活。

3) 核融合

异核体中的双核在某种条件下,低频率地产生双倍体杂合子核的现象。某些理化因素如樟脑蒸气、紫外线或高温等的处理,可提高核融合的频率。

4) 体细胞交换和单倍体化

体细胞交换即体细胞中染色体间的交换,也称有丝分裂交换。双倍体杂合子性状极不稳定,在其进行有丝分裂过程中,其中极少数核中的染色体会发生交换和单倍体化,从而形成了极个别具有新性状的单倍体杂合子。如对双倍体杂合子用紫外线、γ射线等进行处理,就会促进染色体断裂、畸变或导致染色体在两个子细胞中分配不均,因而有可能产生各种不同性状组合的单倍体杂合子。

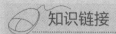 知识链接

基因工程

基因工程是指有目的地操作遗传物质,使生物特征朝着设计的方向改变。各种各样遗传操作方法使微生物育种学家能够在微生物体内创造遗传物质的组合。种内不同菌株间的基因传递在自然界本来就存在,在实验室里已经开展了几十年。如今,异种间基因传递及组合通过基因工程也能实现了。例如,将淀粉酶合成基因加到酿酒酵母中,可使酿酒酵母直接发酵淀粉生产酒精,不必将谷物先制成麦芽。基因工程的操作对象远不止微生物。例如,位于新泽西州普林斯顿研究所的生物技术公司 DNX 开展了一个研究项目,该项目利用胎龄一天的猪胚胎,向其注射成千上万的人血红蛋白基因拷贝,然后将胚胎转移到另一只猪的子宫中培育,直到分娩。这个新出生的小猪有可能在产生猪血红蛋白的同时也产生人血红蛋白,成功率只有大约 0.5%。目前,该公司已成功制备了 3 只这种转基因猪。有一天,医院用的血浆可能就是这种转基因猪产的血浆。

项目24 微生物菌种保藏与复壮技术

任务24.1 菌种衰退与复壮

在微生物的基础研究和应用研究中,选育一株理想的菌株是一件艰苦的工作,而欲使菌种始终保持优良性状的遗传稳定性,便于长期使用,还需要做很多日常的工作。实际上,由于各种各样的原因,要使菌种永远不变是不可能的,菌种衰退是一种潜在的威胁。只有掌握了菌种衰退的某些规律,才能采取相应的措施,尽量减少菌种的衰退或使已衰退的菌种得以复壮。

24.1.1 菌种的衰退

1)菌种衰退的现象

菌种衰退(degeneration)是指由于自发突变的结果,而使某物种原有的一系列生物学性状发生量变或质变的现象。菌种衰退的具体表现有以下5个方面:

①菌落和细胞形态改变。每一种微生物在一定的培养条件下都有一定的形态特征,如果典型的形态特征逐渐减少,就表现为衰退。例如,泾阳链霉菌"5406"的菌落原来为凸形变成了扇形、帽形或小山形;孢子丝由原来螺旋形变成波曲形或直形,孢子从椭圆形变成圆柱形等。

②生长速度缓慢,产孢子越来越少。例如,"5406"的菌苔变薄,生长缓慢(半个月以上才长出菌落),不产生丰富的橘红色的孢子层,有时甚至只长些黄绿色的基内菌丝。

③代谢产物生产能力的下降,即出现负突变。例如,黑曲霉糖化力、放线菌抗生素发酵单位的下降以及各种发酵代谢产物量的减少等,在生产上是十分不利的。

④致病菌对宿主侵染能力下降。例如,白僵菌对宿主致病能力的降低等。

⑤外界不良条件。包括低温、高温或噬菌体侵染等的抵抗能力的下降等。例如,抗噬菌体菌株变为敏感菌株等。

值得指出的是,有时培养条件的改变或杂菌污染等原因会造成菌种衰退的假象,因此,在实践工作中一定要正确判断菌种是否退化,这样才能找出正确的解决办法。

2)菌种衰退的原因

菌种衰退不是突然发生的,而是从量变到质变的逐步演变过程。开始时,在群体细胞中仅有个别细胞发生自发突变(一般均为负变),不会使群体菌株性能发生改变。经过连续传代,群体中的负变个体达到一定数量,发展成为优势群体,从而使整个群体表现为严重的衰退。经分析发现,导致这一现象的原因有以下3方面:

(1)基因突变

菌种衰退的主要原因是有关基因的负突变。如果控制产量的基因发生负突变,则表现为产量下降;如果控制孢子生成的基因发生负突变,则产生孢子的能力下降。菌种在移种传代过程中会发生自发突变。虽然自发突变的频率很低(一般为 $10^{-9} \sim 10^{-6}$),尤其是对于某一特定基因来说,突变频率更低。但是,由于微生物具有极高的代谢繁殖能力,随着传代次数增加,衰退细胞的数目就会不断增加,在数量上逐渐占优势,最终成为一株衰退了的菌株。表型延迟现象也会造成菌种衰退。例如,在诱变育种过程中经常会发现某菌株初筛时产量较高,进行复筛时产量却下降了。质粒脱落导致菌种衰退的情况在抗生素生产中较多,不少抗生素的合成是受质粒控制的。当菌株细胞由于自发突变或外界条件影响(如高温),致使控制产量的质粒脱落或者核内 DNA 和质粒复制不一致,即 DNA 复制速度超过质粒,经多次传代后,某些细胞中就不具有对产量起决定作用的质粒,这类细胞数量不断提高达到优势,则菌种表现为衰退。

(2)连续传代

连续传代是加速菌种衰退的一个重要原因。一方面传代次数越多,发生自发突变(尤其是负突变)的概率越高;另一方面传代次数越多,群体中个别的衰退型细胞数量增加并占据优势越快,致使群体表型出现衰退。

(3)不适宜的培养和保藏条件

不适宜的培养和保藏条件是加速菌种衰退的另一个重要原因。不良的培养条件如营养成分、温度、湿度、pH、通气量等,以及保藏条件如营养、含水量、温度、氧气等,不仅会诱发衰退型细胞的出现,还会促进衰退细胞迅速繁殖,在数量上大大超过正常细胞,造成菌种衰退。

3)菌种衰退的防止

根据菌种衰退原因的分析,可制订出一些防治衰退的措施。主要从以下6个方面考虑:

(1)控制传代次数

意即尽量避免不必要的移种和传代,将必要的传代降低到最低限度,以减少自发突变的发生率。一套良好的菌种保藏方法可大大减少不必要的移种和传代次数。

(2)创造良好的培养条件

创造一个适合原种的良好培养条件,可防止菌种衰退。例如,培养营养缺陷型菌株时,应保证适当的营养成分,尤其是生长因子;培养一些抗性菌时,应添加一定浓度的药物于培养基中,使回复的敏感型菌株的生长受到抑制,而生产菌能正常生长;控制好碳源、氮源等培养基成分和 pH、温度等培养条件,使之有利于正常菌株生长,限制退化菌株的数量,防止衰退。又如,利用菟丝子的种子汁培养"鲁保一号"真菌可防止其退化;在赤霉素生产菌藤仓赤霉的培养基中加入糖蜜、天冬酰胺、谷氨酰胺、5-核苷酸或甘露醇等丰富营养物时,有防止菌种衰退的效果;此外,将培养栖土曲霉(Aspergillus terricola)3.942 的温度从 28 ~ 30 ℃提高到 33 ~ 34 ℃,可防止其产孢子能力的衰退。

(3)利用不易衰退的细胞移种传代

在放线菌和霉菌中,由于它们的菌丝细胞常含几个细胞核,甚至是异核体,因此用菌丝接种就会出现不纯和衰退,而孢子一般是单核的。用它接种时,就不会发生这种现象。在实践中,若用灭过菌的棉团轻巧地对放线菌进行斜面移种,由于避免了菌丝的接入,因而达到了防止衰退的效果;另外,有些霉菌(如构巢曲霉)若用其分生孢子传代就易衰退,而改用子囊孢子移种则能避免衰退。

(4)采用有效的菌种保藏方法

有效的菌种保藏方法是防止菌种衰退的极其必要的措施。在实践中,应当有针对性地选择菌种保藏的方法。例如,啤酒酿造中常用的酿酒酵母,保持其优良发酵性能最有效的保藏方法是 -70 ℃低温保藏,其次是 4 ℃低温保藏。若采用对于绝大多数微生物保藏效果很好的冷冻干燥保藏法和液氮保藏法,其效果并不理想。一般斜面冰箱保藏法只适用于短期保藏,而需要长期保藏的菌种,应当采用砂土管保藏法、冷冻干燥保藏法及液氮保藏法等方法。对于比较重要的菌种,尽可能采用多种保藏方法。

工业生产用菌种的主要性状都属于数量性状,而这类性状恰是最易衰退的。即使在较好的保藏条件下,还是存在这种情况。例如,链霉素产生菌——灰色链霉菌的菌种保藏即使是用冷冻干燥保藏法等现今较好的方法,还是会出现这类情况。由此说明,有必要研究和采用更有效的保藏方法,以防止菌种的衰退。

(5)讲究菌种选育技术

在菌种选育时,应尽量使用单核细胞或孢子,并采用较高剂量使单链突变而使另一单链丧失作为模板的能力,避免表型延迟现象。同时,在诱变处理后应进行充分的后培养及分离纯化,以保证菌种的纯度。

(6)定期进行分离纯化

定期进行分离纯化,对相应指标进行检查,也是有效防止菌种衰退的方法。此方法将在菌种复壮部分介绍。

24.1.2 菌种的复壮

1)复壮

从菌种衰退的本质可知,通常在已衰退的菌种中存在有一定数量尚未衰退的个体。狭义的复壮,是指在菌种已经发生衰退的情况下,通过纯种分离和测定典型性状、生产性能等指标,从已衰退的群体中筛选出少数尚未退化的个体,以达到恢复原菌株固有性状的相应措施。广义的复壮,是指在菌种的典型特征或生产性状尚未衰退前,就经常有意识地采取纯种分离和生产性状测定工作,以期从中选择到自发的正突变个体。

由此可见,狭义的复壮是一种消极的措施,而广义的复壮是一种积极的措施,也是目前工业生产中积极提倡的措施。

2)菌种复壮的主要方法

(1)纯种分离法

通过纯种分离,可将衰退菌种细胞群体中一部分仍保持原有典型性状的单细胞分离出来,经扩大培养,就可恢复原菌株的典型性状。常用的分离纯化的方法可归纳成两类:一类较粗放,只能达到"菌落纯"的水平,即从种的水平来说是纯的。例如采用稀释平板法、涂布平板法、平板划线法等方法获得单菌落。另一类是较精细的单细胞或单孢子分离方法。它可达到

"细胞纯"(即"菌株纯")的水平。后一类方法应用较广,种类很多,既有简单的利用培养皿或凹玻片等作分离室的方法,也有利用复杂的显微操纵器的纯种分离方法。对于不长孢子的丝状菌,则可用无菌小刀切取菌落边缘的菌丝尖端进行分离移植,也可用无菌毛细管截取菌丝尖端单细胞进行纯种分离。

(2)宿主体内复壮法

对于寄生性微生物的衰退菌株,可通过接种到相应昆虫或动植物宿主体内来提高菌株的毒性。例如,苏云金芽孢杆菌经过长期人工培养会发生毒力减退、杀虫率降低等现象,可用退化的菌株去感染菜青虫的幼虫,然后再从病死的虫体内重新分离典型菌株。如此反复多次,就可提高菌株的杀虫率。根瘤菌属经人工移接,结瘤固氮能力减退,将其回接到相应豆科宿主植物上,令其侵染结瘤,再从根瘤中分离出根瘤菌,其结瘤固氮性能就可恢复甚至提高。

(3)淘汰法

将衰退菌种进行一定的处理(如药物,低温、高温等),往往可起到淘汰已衰退个体而达到复壮的目的。例如,有人曾将"5406"的分生孢子在低温($-30 \sim -10$ ℃)下处理 $5 \sim 7$ d,使其死亡率达到80%,结果发现在抗低温的存活个体中留下了未退化的健壮个体。

(4)遗传育种法

遗传育种法即把退化的菌种,重新进行遗传育种,从中再选出高产而不易退化的稳定性较好的生产菌种。

任务 24.2　菌种的保藏技术

24.2.1　菌种保藏的目的和原理

微生物菌种资源是自然资源的重要组成部分,是生物多样性的重要体现,也是微生物科学研究、教学及生物技术产业持续发展的基础,在国民经济建设中发挥重要作用。微生物菌种收集、整理、保藏是一项基础性、公益性工作,微生物资源的收集和保藏具有重要意义,可为科技工作者从事科研活动提供物质基础,为政府决策提供依据。微生物纯培养的收集、分类和管理,兼具活标本馆、基因库的作用。

1)菌种保藏的目的

广泛收集在科学研究与生产中有价值的菌种;研究它们的生物学特性;研究和采取妥善的保藏方法,使菌种不死、不污染并尽可能少发生变异;编制菌种目录,为掌握和利用微生物资源提供依据。

2)菌种保藏的原理

选择适宜的培养基、培养温度和菌龄,以便得到健壮的细胞或孢子;保藏于低温、隔氧、干燥、避光的环境中,尽量降低或停止微生物的代谢活动,减慢或停止生长繁殖;不被杂菌污染,在较长时期内保持着活力。

3)菌种保藏的要求

应针对保藏菌株确定适宜的保藏方法;同一菌株应选用两种或两种以上方法进行保藏;只能采用一种保藏方法的菌株或细胞株必须备份并存放于两个以上的保藏设备中;菌种保藏方法参照相应的标准操作规程;菌种的入库和出库应记录入档,实行双人负责制管理;重要菌种应异地保藏备份;高致病性病原微生物和专利菌种应由国家指定的保藏机构保藏;菌种保藏设施应确保正常运行,设专人负责管理,定期检修维护;菌种保藏设施应有备用电源,防止断电事故发生;保藏机构要定期检查菌种保藏效果,有污染或退化迹象时,要及时分离纯化复壮;每次检查要有详细记录。废弃物的处置参照《实验室 生物安全通用要求》GB 19489—2008 的有关规定执行。

24.2.2　菌种保藏的方法

各种微生物由于遗传特性不同,因此适合采用的保藏方法也不一样。一种良好的有效保藏方法,首先应能保持原菌种的优良性状长期不变,同时,还需考虑方法的通用性、操作的简便性和设备的普及性。下面介绍几种常用的菌种保藏方法。

1)斜面低温保藏法

将菌种接种在适宜的斜面培养基上,待菌种生长完全后,置于 4 ℃左右的冰箱中保藏,每隔一定时间(保藏期)再转接至新的斜面培养基上,生长后继续保藏,如此连续不断。此法广泛适用于细菌、放线菌、酵母菌和霉菌等大多数微生物菌种的短期保藏及不宜用冷冻干燥保藏的菌种。放线菌、霉菌和有芽孢的细菌一般可保存 6 个月左右,无芽孢的细菌可保存 1 个月左右,酵母菌可保存 3 个月左右。如以橡皮塞代替棉塞,再用石蜡封口,置于 4 ℃冰箱中保藏,不仅能防止水分挥发、能隔氧,而且能防止棉塞受潮而污染。这一改进可使菌种的保藏期延长。

此法由于采用低温保藏,大大减缓了微生物的代谢繁殖速度,降低突变频率;同时也减少了培养基的水分蒸发,使其不至于干裂。该法的优点是简便易行,容易推广,存活率高,故科研和生产上对经常使用的菌种大多采用这种保藏方法。其缺点是菌株仍有一定程度的代谢活动能力,保藏期短,传代次数多,菌种较容易发生变异和被污染。

2)石蜡油封藏法

此法是在无菌条件下,将灭过菌并已蒸发掉水分的液状石蜡倒入培养成熟的菌种斜面(或半固体穿刺培养物)上,石蜡油层高出斜面顶端 1 cm,使培养物与空气隔绝,加胶塞并用固体石蜡封口后,垂直放在室温或 4 ℃冰箱内保藏。使用的液状石蜡要求优质无毒,化学纯规格,灭菌条件是:150 ~ 170 ℃烘箱内灭菌 1 h;或 121 ℃高压蒸汽灭菌 60 ~ 80 min,再置于 80 ℃的烘箱内烘干除去水分。

由于液状石蜡阻隔了空气,使菌体处于缺氧状态下,而且又防止了水分挥发,使培养物不会干裂,因而能使保藏期达 1 ~ 2 年,或更长。这种方法操作简单,它适于保藏霉菌、酵母菌、放线菌、好氧性细菌等,对霉菌和酵母菌的保藏效果较好,可保存几年,甚至长达 10 年。但对很多厌氧性细菌的保藏效果较差,尤其不适用于某些能分解烃类的菌种。有试验指出,此法用于保藏红曲霉很合适,保藏 1 ~ 2 年后存活率为 100%;也有报道显示,某些蕈菌菌丝用液状石蜡保藏法,在 3 ~ 6 ℃保藏时菌丝易于死亡,而在室温下反而较理想,这是值得注意的。

3)沙土管保藏法

这是一种常用的长期保藏菌种的方法,适用于产孢子的放线菌、霉菌及形成芽孢的细菌,对于一些对干燥敏感的细菌如奈氏球菌、弧菌和假单胞杆菌及酵母则不适用。

其制作方法是,先将沙与土分别洗净、烘干、过筛(一般沙用 60 目筛,土用 120 目筛),按沙与土的比例为(1~2)∶1 混匀,分装于小试管中,沙土的高度约 1 cm,以 121 ℃蒸汽灭菌 1~1.5 h,间歇灭菌 3 次。50 ℃烘干后经检查无误后备用。也有只用沙或土作载体进行保藏的。需要保藏的菌株先用斜面培养基充分培养,再以无菌水制成 10^8~10^{10} 个/mL 菌悬液或孢子悬液滴入沙土管中,放线菌和霉菌也可直接刮下孢子与载体混匀,而后置于干燥器中抽真空 2~4 h,用火焰熔封管口(或用石蜡封口),置于干燥器中,在室温或 4 ℃冰箱内保藏,后者效果更好。沙土管法兼具低温、干燥、隔氧和无营养物等诸条件,故保藏期较长、效果较好,且微生物移接方便,经济简便。它比石蜡油封藏法的保藏期长,为 1~10 年。中国科学院微生物研究所用沙土管保藏法保藏放线菌。

4)麸皮保藏法

麸皮保藏法也称曲法保藏。即以麸皮作载体,吸附接入的孢子,然后在低温干燥条件下保存。其制作方法是按照不同菌种对水分要求的不同将麸皮与水以一定的比例 1∶(0.8~1.5)拌匀,装量为试管体积 2/5,湿热灭菌后经冷却,接入新鲜培养的菌种,适温培养至孢子长成。将试管置于盛有氯化钙等干燥剂的干燥器中,于室温下干燥数日后移入低温下保藏;干燥后也可将试管用火焰熔封,再保藏,则效果更好。

此法适用于产孢子的霉菌和某些放线菌,保藏期在 1 年以上。因操作简单,经济实惠,工厂较多采用。中国科学院微生物研究所采用麸皮保藏法保藏曲霉,如米曲霉、黑曲霉、泡盛曲霉等,其保藏期可达数年至数十年。

5)甘油悬液保藏法

此法是将菌种悬浮在甘油蒸馏水中,置于低温下保藏,本法较简便,但需置备低温冰箱。保藏温度若采用 -20 ℃,保藏期为 0.5~1 年,而采用 -70 ℃,保藏期可达 10 年。

将拟保藏菌种对数期的培养液直接与经 121 ℃蒸汽灭菌 20 min 的甘油混合,并使甘油的终浓度在 10%~15%,再分装于小离心管中,置低温冰箱中保藏。基因工程菌常采用此法保藏。

6)冷冻真空干燥保藏法

冷冻真空干燥保藏法又称冷冻干燥保藏法,简称冻干法。它通常是用保护剂制备拟保藏菌种的细胞悬液或孢子悬液于安瓿管中,再在低温下快速将含菌样冻结,并减压抽真空,使水升华将样品脱水干燥,形成完全干燥的固体菌块,并在真空条件下立即融封,造成无氧真空环境,最后置于低温下,使微生物处于休眠状态,而得以长期保藏。常用的保护剂有脱脂牛乳、血清、淀粉、葡聚糖等高分子物质。

由于此法同时具备低温、干燥、缺氧的菌种保藏条件,因此保藏期长,一般达 5~15 年,存活率高,变异率低,是目前被广泛采用的一种较理想的保藏方法。除不产孢子的丝状真菌不宜用此法外,其他大多数微生物如病毒、细菌、放线菌、酵母菌、丝状真菌等均可采用这种保藏方法。但该法操作比较烦琐,技术要求较高,且需要冻干机等设备。

保藏菌种需用时,可在无菌环境下开启安瓿管,将无菌的培养基注入安瓿管中,固体菌块溶解后,摇匀复水,然后将其接种于适宜该菌种生长的斜面上适温培养即可。

7)液氮超低温保藏法

液氮超低温保藏法简称液氮保藏法或液氮法。它是以甘油、二甲基亚砜等作为保护剂,在液氮超低温(-196 ℃)下保藏的方法。其主要原理是:菌种细胞从常温过渡到低温,并在降到低温之前,使细胞内的自由水通过细胞膜外渗出来,以免膜内因自由水凝结成冰晶而使细胞损伤。美国 ATCC 菌种保藏中心采用该法时,把菌悬液或带菌丝的琼脂块经控制制冷速度,以 1 ℃/min 的下降速度从 0 ℃直降到 -35 ℃,然后保藏在 -196 ~ -150 ℃液氮冷箱中。如果降温速度过快,由于细胞内自由水来不及渗出胞外,形成冰晶就会损伤细胞。据研究认为降温的速度控制在 1 ~ 10 ℃/min,细胞死亡率低;随着速度加快,死亡率则相应提高。

液氮低温保藏的保护剂,一般是选择甘油、二甲基亚砜、糊精、血清蛋白、聚乙烯氮戊环、吐温 80 等,但最常用的是甘油(10% ~ 20%)。不同微生物要选择不同的保护剂,再通过试验加以确定保护剂的浓度,原则上是控制在不足以造成微生物致死的浓度。

此法操作简便、高效,保藏期一般可达到 15 年以上,是目前公认的最有效的菌种长期保藏技术之一。除了少数对低温损伤敏感的微生物外,该法适用于各种微生物菌种的保藏,甚至连藻类、原生动物、支原体等都能用此法获得有效的保藏。此法的另一大优点是可使用各种培养形式的微生物进行保藏,无论是孢子或菌体、液体培养物或固体培养物均可采用该保藏法。其缺点是需购置超低温液氮设备,且液氮消耗较多,操作费用较高。

要使用菌种时,从液氮罐中取出安瓿瓶,并迅速放入 35 ~ 40 ℃温水中,使之冰冻融化,以无菌操作打开安瓿瓶,移接到保藏前使用的同一种培养基斜面上进行培养。从液氮罐中取出安瓿瓶时速度要快,一般不超过 1 min,以防其他安瓿瓶升温而影响保藏质量。取样时,一定要戴专用手套以防止意外爆炸和冻伤。

8)宿主保藏法

此法适用于专性活细胞寄生微生物(如病毒、立克次氏体等)。它们只能寄生在活的动植物或其他微生物体内,故可针对宿主细胞的特性进行保存。如植物病毒可用植物幼叶的汁液与病毒混合,冷冻或干燥保存。噬菌体可经过细菌培养扩大后,与培养基混合直接保存。动物病毒可直接用病毒感染适宜的脏器或体液,然后分装于试管中密封,低温保存。

在上述的菌种保藏方法中,以斜面低温保藏法、石蜡油封藏法、宿主保藏法最为简便,沙土管保藏法、麸皮保藏法和甘油悬液保藏法次之;以冷冻真空干燥保藏法和液氮超低温保藏法最为复杂,但其保藏效果最好。应用时,可根据实际需要选用。

在国际著名的"美国典型培养物收藏中心"(简写 ATCC),仅采用两种最有效的保藏法,即保藏期一般达 5 ~ 15 年的冷冻真空干燥保藏法与保藏期一般达 15 年以上的液氮超低温保藏法,以达到最大限度地减少传代次数,避免菌种变异和衰退的目的。我国菌种保藏多采用 3 种方法,即斜面低温保藏法、液氮超低温保藏法和冷冻真空干燥保藏法。

24.2.3 菌种保藏的分工和机构

菌种保藏可按微生物各分支学科的专业性质分为普通、工业、农业、医学、兽医、抗生素等保藏管理中心。此外,也可按微生物类群进行分工,如沙门氏菌、弧菌、根瘤菌、乳酸杆菌、放线菌、酵母菌、丝状真菌、藻类等保藏中心。

菌种是一个国家的重要资源,世界各国都对菌种极为重视,设置了各种专业性的菌种保藏机构。目前,世界上约有 550 个菌种保藏机构。其中,著名的有美国菌种保藏中心(简称 ATCC,马里兰),1925 年建立,是世界上最大的、保藏微生物种类和数量最多的机构,保藏病毒、衣原体、细菌、放线菌、酵母菌、真菌、藻类、原生动物等,都是典型株;荷兰真菌菌种保藏中心(简称 CBS,得福特),1904 年建立,保藏酵母菌、丝状真菌,大多是模式株;英国全国菌种保藏中心(简称 NCTC,伦敦),保藏医用和兽医用病原微生物;英联邦真菌研究所(简称 CMI,萨里郡):保藏真菌模式株、生理生化和有机合成等菌种;日本大阪发酵研究所(简称 IFO,大阪),保藏普通和工业微生物菌种;美国农业部北方利用研究开发部(北方地区研究室,简称 NRRL,伊利诺伊州皮契里亚),收藏农业、工业、微生物分类学所涉及的菌种,包括细菌、丝状真菌、酵母菌等。

1970 年 8 月在墨西哥城举行的第 10 届国际微生物学代表大会上成立了世界菌种保藏联合会(简称 WFCC),同时确定澳大利亚昆士兰大学微生物系为世界资料中心。这个中心用电子计算机储存全世界各菌种保藏机构的有关情报和资料,1972 年出版《世界菌种保藏名录》。中国于 1979 年成立了中国微生物菌种保藏管理委员会(简称 CCCCM,北京)。国内主要的菌种保藏机关见表 6.1。

表 6.1　国内主要菌种保藏机构

单位简称	单位名称	单位简称	单位名称
CCCCM	中国微生物菌种保藏管理委员会	NICPBP	卫生部药品生物制品检定所
CGMCC	中国普通微生物菌种保藏中心	IV	中国预防医学科学院病毒研究所
AS	中国科学院微生物研究所	CACC	中国抗生素微生物菌种保藏中心
AS-IV	中国科学院武汉病毒研究所	IMB	中国医学科学院医药生物技术研究所
ACCC	中国农业微生物菌种保藏中心	SIA	四川抗生素研究所
ISF	中国农业科学院土壤与肥料研究所	IANP	华北制药厂抗生素研究所
CICC	中国工业微生物菌种保藏中心	CVCC	中国兽医微生物菌种保藏中心
IFFI	中国食品发酵工业研究院	NCIVBP	农业部兽药监察研究所
CMCC	中国医学微生物菌种保藏中心	CFCC	中国林业微生物菌种保藏中心
ID	中国医学科学院皮肤病研究所	RIF	中国林业科学院林业研究所

【学习情境6】技能实训

技能实训6.1 紫外线诱变选育 α-淀粉酶高产菌株

【实训目的】

学习利用紫外线进行诱变育种;通过诱变技术筛选出 α-淀粉酶高产菌株。

【实训原理】

紫外线是育种最常用的物理诱变剂,其诱变效应主要是由于它引起 DNA 结构的改变而形成突变型。紫外线诱变,一般采用 15 W 或 30 W 紫外线灯,照射距离为 20～30 cm,照射时间依菌种而异,一般为 1～3 min,死亡率控制在 50%～80% 为宜。被照射处理的细胞,必须呈均匀分散的单细胞悬浮液状态,以利于均匀接触诱变剂,并可减少不纯种的出现。同时,对于细菌细胞的生理状态则要求培养至对数期为最好。本实训以紫外线处理产淀粉酶的枯草杆菌,通过透明圈法初筛,选择淀粉酶活力高的生产菌株。

【实训器材】

1. 菌种:枯草芽孢杆菌。

2. 器材:装有 15 W 或 30 W 紫外灯的超净工作台、电磁力搅拌器(含转子)、低速离心机、培养皿、涂布器、10 mL 离心管、(1 mL、5 mL、10 mL)吸管、250 mL 三角瓶、恒温摇床、培养箱、直尺、棉签、橡皮手套、洗耳球。

3. 培养基和试剂:无菌水、75% 酒精、0.5% 碘液(碘片 1 g,碘化钾 2 g,蒸馏水 200 mL,先将碘化钾溶解在少量水中,再将碘片溶解在碘化钾溶液中,待碘片全部溶解后,加足水即可)、选择培养基(可溶性淀粉 2 g,牛肉膏 1 g,NaCl 0.5 g,琼脂 2 g,蒸馏水 100 mL,pH 6.8～7.0,121 ℃灭菌 20 min)、肉汤培养基(牛肉膏 0.5 g,蛋白胨 1 g,NaCl 0.5 g,蒸馏水 100 mL,pH 7.2～7.4,121 ℃灭菌 20 min)。

【实训方法与步骤】

1)菌体培养

取枯草芽孢杆菌一环接种于盛有 20 mL 肉汤培养基的 250 mL 三角瓶中,于 37 ℃振荡培养 12 h,即为对数期的菌种。

2)菌悬液的制备

取 5 mL 发酵液于 10 mL 离心管中,以 3 000 r/min 离心 10 min,弃去上清液。加入无菌水

9 mL,振荡洗涤,离心 10 min,弃去上清液。加入无菌水 9 mL,振荡混匀。

3)诱变处理

将菌悬液倾于无菌培养皿中(内放个磁力搅拌棒),置于磁力搅拌器上,于超净工作台紫外灯下(距离 30 cm)照射 0.5~1 min。

4)涂布

取 0.1~0.2 mL 诱变后菌悬液于选择培养基平板上,用涂布器涂匀。置 37 ℃暗箱培养 48 h。

5)挑选

在长出菌落的周围滴加碘液,观察并测定透明圈直径(C)和菌落直径(H),挑选 C/H 值最大者接入斜面保藏。

【注意事项】

1. 紫外线对人体的细胞,尤其是人的眼睛和皮肤有伤害,长时间与紫外线接触会造成灼伤。操作时要戴防护眼镜,操作尽量控制在防护罩内。

2. 空气在紫外灯照射下,会产生臭氧,臭氧也有杀菌作用。臭氧过高,会引起人不舒服,同时也会影响菌体的成活率。臭氧在空气中的含量不能超过 0.1%~1%。

3. 涂布平板、培养等操作应在红灯或暗处进行。

【思考题】

1. 利用紫外线诱变育种,应注意哪些因素?

2. 为什么诱变育种后要挑选 C/H 值最大者接入斜面保藏。

技能实训 6.2　亚硝酸诱变筛选乳糖发酵突变株

【实训目的】

通过亚硝酸诱变,掌握化学诱变剂的使用方法;通过乳糖发酵突变株的筛选,学会设计快速筛选突变株的方法。

【实训原理】

亚硝酸是一种化学诱变剂,主要是引起氧化脱氨基作用。在微生物育种过程中,一般采用亚硝酸的浓度为 0.01~1 mol,本实验采用在 pH 4.6 的 0.1 mol 醋酸缓冲液中加入亚硝酸钠晶体而产生亚硝酸($HAc + NaNO_2 \longrightarrow HNO_2 + NaAc$)与微生物起作用,然后通过加 pH 7.0 的磷酸缓冲液终止反应。筛选乳糖发酵突变型可用一个特殊的大肠杆菌 galE 突变型快速有效地筛选出 Lac⁻ 菌株。其原理是:大肠杆菌中与半乳糖代谢直接有关的酶有 3 个即半乳糖激酶(GalK),1-磷酸半乳糖尿苷移酶(GalT)和尿苷二磷酸半乳糖-4-差间异构酶(GalE),它们所催化的反应为:

$$半乳糖 + ATP \xrightarrow{\text{GalK}} 半乳糖\text{-}1\text{-}磷酸 \xrightarrow{\text{GalT}} 尿苷二磷酸半乳糖 \xrightarrow{\text{GalF}}$$

尿苷二磷酸葡萄糖——→6-磷酸葡萄糖

当 galE 突变,细胞中会因尿苷二磷酸半乳糖积累而中毒死亡,这种突变型对乳糖也敏感,因为乳糖可以分解成为半乳糖。因此,galE 突变型不能在含甘油加乳糖的培养基上生长,而只有当 Lac⁺ 变成 Lac⁻ 时才能在此培养基上生长,所以根据生长情况就可以筛选出 Lac⁻ 突变株。

【实训器材及试剂】

1. 试剂与材料:*E. coli* 活材料。

2. 培养基:LB 肉汤 1 瓶、4.5 mL/支磷酸缓冲液 10 支(配法:K_2HPO_4 10.5 g,KH_2PO_4 45 g,$(NH_4)_2SO_4$ l g,枸橼酸钠 0.5 g,加水 1 000 mL,pH 7.0)、0.1 M 醋酸缓冲液 10 mL(配法:A液:11.55 mL 冰醋酸用水定溶 1 L;B液:27.29 g 醋酸钠加蒸馏水定溶 1 L;将 25 mL A 液 + 24.5 mL B 液 +50 mL 蒸馏水,调 pH 4.6 灭菌)、亚硝酸溶液(称 34.5 g 亚硝酸钠,在处理前加入 10 mL 0.1 mol/L 醋酸缓冲液,使之终浓度为 0.05 mol/L)、葡萄糖基本固体培养基 200 mL[将 175 mL 素琼脂(称 3.5 g 琼脂粉加 175 mL 蒸馏水,灭菌备用)融化后加 10 倍磷酸缓冲液 20 mL,20% 葡萄糖 4 mL,0.25 mol/L $MgSO_4$ 1 mL,混匀后倒入平皿]、乳糖加甘油基本固体培养基 200 mL(在葡萄糖基本培养基中将葡萄糖换成 0.2% 的甘油 +0.2% 的乳糖,用"L"表示)。

3. 仪器:三角瓶、离心管、试管、10 mL 吸管、1 mL 吸管、离心机、培养皿等。

【实训方法与步骤】

具体的操作步骤如下:

①实验前的 14~16 h,将供试大肠杆菌从斜面挑 1 环于 5 mL LB 肉汤中,37 ℃培养过夜。

②将上述培养液倒入离心管中以 3 500 r/min 速度离心 5 min。

③弃上清液,打匀沉淀加 5 mL pH 4.6 0.1 mol/L 磷酸缓冲液,再用同样速度离心一次。

④弃上清,打匀沉淀,加现配的 HNO_2 1 mL,于 37 ℃水浴中保温 5 min。

⑤5 min 后,取溶液 0.5 mL,于 4.5 mL 的 1×A 磷酸缓冲液中进行 10 倍系列稀释到 10^{-5},余下继续 37 ℃保温 5 min 即为 10 min 处理,取 10^{-1}、10^{-2}、10^{-3} 3 个稀释度涂"L"平板,取 10^{-4},10^{-5} 两个稀释度涂"G"平板,每个稀释度两个重复 37 ℃培养 24 h。

⑥保温后 10 min 的溶液,直接转入 1×A 磷酸缓冲液中,进行 10 倍系列稀释到 10^{-4},取 10^{-1}、10^{-2} 两个稀释度涂"L"平板,取 10^{-3}、10^{-4} 两个稀释度涂"G"平板,每个稀释度两个重复,37 ℃培养 24 h。

⑦将两个不同时间处理后培养的平板取出,分别统计"L"和"G"上的菌数,以进行突变率的计算,即

$$突变率 = \frac{L 平板上的菌落数 \times 稀释倍数}{G 平板上的菌落数 \times 稀释倍数} \times 100\% \tag{6.1}$$

【思考题】

1. 为什么在乳糖加甘油上长出的菌落是 Lac⁻ 突变型?

2. 影响本实验突变率的因素有哪些?

技能实训 6.3　冷冻干燥法保藏微生物

【实训目的】

掌握冷冻干燥法保藏微生物的基本原理;学习并掌握冷冻干燥法的操作技术及适用范围。

【实训原理】

微生物个体微小,代谢活跃,生长繁殖快,如果保藏不妥容易发生变异,或被其他微生物污染,甚至导致细胞死亡,这种现象屡见不鲜。菌种的长期保藏对任何微生物学工作者都是很重要的,而且也是非常必要的。

虽不同的保藏方法其原理各异,但基本原则是使微生物的新陈代谢处于最低或几乎停止的状态。保藏方法通常基于温度、水分、通气、营养成分及渗透压等方面考虑。冷冻干燥法是将微生物冷冻,在减压下利用升华作用除去水分,使细胞的生理活动趋于停止,从而长期维持存活状态。

【实训器材及试剂】

1. 菌种:细菌、放线菌、酵母菌、霉菌。

2. 培养基:牛肉膏蛋白胨培养基、高氏一号培养基、马铃薯培养基、麦芽汁酵母膏培养基。

3. 溶液或试剂:10% ~ 20% 脱脂奶、70% 乙醇。

4. 仪器或其他用具:无菌吸管、无菌滴管、无菌试管、接种环、安瓿管、冰箱(-20 ℃)、超低温冰箱(-80 ℃)、冷冻干燥机、干燥器、真空泵、真空压力表、酒精喷灯。

【实训方法与步骤】

1)安瓿管准备

安瓿管材料以中性玻璃为宜。清洗安瓿管时,先用2% 盐酸浸泡过夜,自来水冲洗干净后,用蒸馏水浸泡至 pH 中性,干燥后、贴上标签,标上菌号及时间,加入脱脂棉塞后,121 ℃下高压灭菌 15 ~ 20 min,备用。

2)保护剂的选择和准备

保护剂种类要根据微生物类别选择。配制保护剂时,应注意其浓度及 pH 值,以及灭菌方法。如血清,可用过滤灭菌;牛奶要先脱脂,用离心方法去除上层油脂,一般在 100 ℃间歇煮沸 2 ~ 3 次,每次 10 ~ 30 min,备用。

3)冻干样品的准备

在最适宜的培养条件下将细胞培养至对数生长期,进行纯度检查后,与保护剂混合均匀,分装。微生物培养物浓度以细胞或孢子不少于 $10^8 \sim 10^{10}$ 个/mL 为宜(以大肠杆菌为例,为了取得 10^{10} 个活细胞/mL 菌液 2 ~ 2.5 mL,只需 10 mL 琼脂斜面两支)。采用较长的毛细滴管,直接滴入安瓿管底部,注意不要溅污上部管壁,每管分装量 0.1 ~ 0.2 mL。若是球形安瓿管,装量为半个球部。若是液体培养的微生物,应离心去除培养基,然后将培养物与保护剂混匀,再分装于安瓿管中。分装安瓿管时间尽量要短,最好在 1 ~ 2 h 内分装完毕并预冻。分装时,应注意在无菌条件下操作。

4)预冻

一般预冻 2 h 以上,温度达到 −35 ~ −20 ℃。

5)冷冻干燥

将冷冻后的样品安瓿管置于冷冻干燥机的干燥箱内,开始冷冻干燥,时间一般为 8 ~ 20 h。冷冻干燥完毕后,取出样品安瓿管置于干燥器内,备用。

终止干燥时间的判断依据有:安瓿管内冻干物呈酥块状或松散片状;真空度接近空载时的最高值;样品温度与管外温度接近;选用 1 ~ 2 支对照管,其水分与菌悬液同量,无水视为干燥完结;选用一个安瓿管,装 1% ~ 2% 氯化钴,如变深蓝色,可视为干燥完结。

6)真空封口及真空检验

将安瓿管颈部用强火焰拉细,然后采用真空泵抽真空,在真空条件下将安瓿管颈部加热熔封。熔封后的干燥管可采用高频电火花真空测定仪测定真空度。

7)保藏

安瓿管应低温避光保藏。

8)质量检查

冷冻干燥后抽取若干支安瓿管进行各项指标检查,如存活率、生产能力、形态变异、杂菌污染等。

9)保藏周期

不同微生物保藏周期不同,一般 10 年左右。

10)复苏方法

先用 70% 酒精棉花擦拭安瓿上部。将安瓿管顶部烧热。用无菌棉签蘸冷水,在顶部擦一圈,顶部出现裂纹,用锉刀或镊子颈部轻叩一下,敲下已开裂的安瓿管的顶端。用无菌水或培养液溶解菌块,使用无菌吸管移入新鲜培养基上,进行适温培养。

11)适用范围

适用于大多数细菌、放线菌、病毒、噬菌体、立克次体、霉菌和酵母等的保藏,但不适于霉菌的菌丝、菇类、藻类和原虫等。

【实训结果】

将实验结果填入表 6.2、表 6.3 中。

表 6.2 菌种保藏记录

菌种名称	保藏编号	保藏方法	保藏日期	存放条件	经手人

表 6.3 存活率检测结果

菌种名称	保藏方法	保护剂	保藏时间/月	保藏前活菌数/mL	保藏后活菌数/mL	存活率/%

12)注意事项

厌氧菌冷冻干燥管的制备主要程序与需氧菌操作相同。但是,保护剂使用前,应在100 ℃的沸水中煮沸15 min左右,脱气后放入冷水中急冷,除掉保护剂中的溶解氧。

【思考题】

根据以上结果,你认为哪些因素影响菌种保存活性?

· 情境小结 ·

遗传的物质基础是蛋白质还是核酸,曾是生物学中激烈争论的重大问题之一。在历史上是通过3个著名的实验确立了核酸是遗传物质基础这一重大生物基础问题,这就是肺炎球菌转化实验、噬菌体感染实验和植物病毒重建实验。遗传物质在细胞中以7个水平存在。

微生物的基因重组形式有原核生物中的转化、转导、接合及原生质体融合等,以及真核微生物中的有性杂交、准性杂交等。

基因突变是指遗传物质的分子结构或数量发生的可遗传的变化。狭义的突变,专指点突变。所谓点突变,是指一个基因内部遗传结构或DNA序列的任何改变,包括一对或少数几对碱基的缺失、插入或置换,而导致的遗传变化。其发生变化的范围很小,故又称点突变。广义的突变,包括点突变和染色体畸变。染色体畸变是指大段染色体的缺失、重复、倒位、易位。常见的突变类型有营养缺陷型、抗性突变型、条件致死突变型、形态突变型及抗原突变型等。基因突变具有不对应性、自发性、稀有性、独立性、可诱发性、稳定性及可逆性等规律。

基因突变可自发或诱发产生。诱发突变简称诱变,是指通过人为的方法,利用物理、化学或生物因素显著提高基因突变频率的手段。凡具有诱变效应的任何因素,都可称为诱变剂。

基因重组是指不同物种或同种不同菌株间的遗传物质在分子水平上的交换或组合,它可产生比基因突变层次更高的变异。工业生产用的菌种可从自然界筛选获得。自然筛选的主要步骤是采样、增殖培养、培养分离和筛选。如果产物与食品制造有关,还需对菌种进行生产性能鉴定。诱变育种是利用微生物遗传物质变异的特性,采用各种手段,改变菌种的遗传性状,经筛选获得新的适合生产的菌株,以稳定和提高产品质量或得到新的产品的方法。

菌种一个国家或企业重要的生产资源,菌种衰退将造成国家和企业的重大损失。菌种衰退是由于自发突变的结果,正确的保藏方法将会减少衰退的发生。常用的菌种保藏方法有斜面低温保藏法、石蜡油封藏法、沙土管保藏法、麸皮保藏法、甘油悬液保藏法、冷冻真空干燥保藏法、液氮超低温保藏法及宿主保藏法。不同的菌种适宜的保藏方法也不一样,最好采取两种以上的保藏方法保藏。

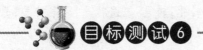 **目标测试6**

一、选择题

1. 最早进行肺炎链球菌转化实验的科学家是( )。
   A. Griffith   B. Avery 等   C. Hershey 等   D. Fraenkel-Conrat

2. 对肺炎链球菌中的蛋白质、核酸和荚膜多糖分别进行提纯和转化实验的科学家是( )。
   A. Griffith   B. Avery 等   C. Hershey 等   D. Fraenkel-Conrat

3. 对大肠杆菌进行噬菌体感染试验,以证实核酸是遗传物质的科学家是( )。
   A. Griffith   B. Avery 等   C. Hershey 等   D. Fraenkel-Conrat

4. 用植物病毒的重建实验来证实核酸是生物的遗传物质基础的科学家是( )。
   A. Griffith   B. Avery 等   C. Hershey 等   D. Fraenkel-Conrat

5. 在专业书刊中,基因及其表达产物(多肽)的名称按规范化的符号分别是3个英文字母的( )。
   A. 大写斜体和小写正体   B. 大写正体和小写斜体
   C. 小写斜体和大写正体   D. 小写正体和大写斜体

6. 艾姆斯试验的原理是利用鼠沙门氏菌的( )缺陷型的回复突变。
   A. lys   B. val   C. try   D. his

7. 有一种被称为"超诱变剂"的化学诱变剂就是指( )。
   A. 氮芥   B. 乙烯亚胺   C. NTG   D. 亚硝酸

8. 有一种检出营养缺陷型的夹层培养法,要在培养皿中先加入3薄层培养基,经培养后再倒入第4层培养基,这4层加入次序是( )。
   A. MM + 含菌 MM + SM + CM   B. MM + 含菌 MM + MM + CM
   C. MM + 含菌 MM + MM + SM   D. MM + 含菌 MM + CM + SM

9. 原核生物通过供体细胞与受体细胞间的暂时接触而完成部分染色体重组的现象,称为( )。
   A. 准性杂交   B. 接合   C. 有性杂交   D. 转化

10. 供体细胞与受体细胞通过缺陷噬菌体的媒介,从供体细胞传递部分染色体至受体细胞的现象,称为( )。
    A. 接合   B. 转化   C. 转导   D. 有性杂交

11. 对低温保藏菌种来说,以下4种温度中以( )为最好。
    A. 0 ℃   B. -20 ℃   C. -70 ℃   D. -196 ℃

12. 在下列4种菌种保藏中,以( )的效果为最好。
    A. 石蜡油封藏法   B. 沙土保藏法
    C. 冷冻干燥法   D. 液氮保藏法

二、名词解释

基因重组;突变率;营养缺陷型;野生型;点突变;光复活作用;诱变剂;基本培养基;完全培养基;补充培养基;基因突变;抗性突变型;染色体畸变;条件致死突变型;形态突变型;抗原突

变型;切除修复;自发突变;诱发突变;碱基类似物;接合;转化;转导;普遍转导;局限转导;原生质体融合;衰退;复壮

三、简答题

1. 证明核酸是遗传变异物质基础的经典实验有哪几个? 请选出其中之一详细加以说明。

2. 试从不同水平来认识遗传物质在细胞内的存在方式。

3. 基因突变有何特点? 突变有哪几种类型?

4. 根据突变的光复活修复作用、原理,你认为在进行紫外线诱变处理时,应注意些什么? 为了使被诱变的细胞均匀的受到紫外线照射,你将如何做?

5. 什么是诱变育种? 诱变育种的一般步骤是什么?

6. 如何挑选优良的出发菌株? 如何选择合适的诱变剂及剂量?

7. 筛选营养缺陷型突变株的方法有哪些?

8. 试述转化的过程及机制。

9. 原生质体融合育种的步骤是什么?

10. 菌种为什么退化? 防止菌种退化的措施有哪些?

11. "ATCC"是一个什么组织? 目前它用于菌种保藏的方法有哪几种?

12. 常用的菌种保藏方法有哪几种? 试比较它们的优缺点。

学习情境 7

微生物鉴定技术

【学习目标】

1. 掌握经典鉴定技术原理和类型。

2. 熟悉细菌分解性代谢产物及其在鉴别细菌上的应用,细菌合成代谢产物临床意义。

3. 了解现代鉴定技术类型,微生物快速鉴定和自动化分析方法。

4. 能操作 IMViC 实验、糖发酵实验、大分子物质的水解实验。

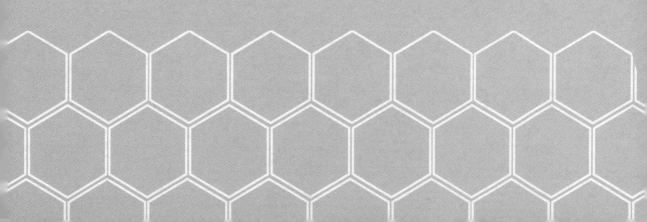

为了认识种类繁多的微生物,了解它们之间的亲缘关系,并为微生物资源的开发、利用、控制和改造提供理论依据,微生物工作者必须掌握有关微生物分类鉴定的知识。

微生物鉴定是微生物学的基础性工作,不论鉴定对象属哪一类,其工作步骤都离不开以下3步:获得该微生物的纯种培养物;测定一系列必要的鉴定指标;查找权威性的鉴定手册。

不同的微生物往往有自己不同的重点鉴定指标。例如,在鉴定形态特征较丰富、细胞体积较大的真菌等微生物时,常以其形态特征为主要指标;在鉴定放线菌和酵母菌时,往往形态特征与生理特征兼用;而在鉴定形态特征较缺乏的细菌时,则须使用较多的生理、生化和遗传等指标;在鉴定属于非细胞生物类的病毒时,除使用电子显微镜和各种生化、免疫等技术外,还要使用致病性等一些独特的指标和方法。

通常把鉴定微生物的技术分成以下4个不同水平:

①细胞的形态和习性水平,如用经典的研究方法,观察细胞的形态特征、运动性、酶反应、营养要求和生长条件、代谢特性、致病性、抗原性和生态学特性等。

②细胞组分水平,包括细胞壁、脂类、醌类和光合色素等成分的分析,所用的技术除常规技术外,还使用红外光谱、气相色谱、高效液相色谱和质谱分析等新技术。

③蛋白质水平,包括氨基酸序列分析、凝胶电泳和各种免疫标记技术等。

④核酸水平,包括$(G+C)$mol%值的测定,核酸分子杂交,16S rRNA(原核生物的核糖体的组成部分)或18S rRNA(真核生物的核糖体的组成部分)寡核苷酸序列分析,重要基因序列分析和全基因组测序等。

在微生物分类学发展的早期,主要的分类、鉴定指标尚局限于利用常规方法鉴定微生物细胞的形态、构造和习性等表型特征水平上,这可称为经典的分类鉴定方法;从20世纪60年代起,后3个水平的分类鉴定理论和方法开始发展,特别是化学分类学和数值分类学等现代分类鉴定方法的发展,不但为探索微生物的自然分类打下了坚实的基础,也为微生物的精确鉴定开创了一个新的局面。

项目25 经典鉴定技术

任务 25.1 经典鉴定指标

微生物分类鉴定的依据:由于微生物极其微小,结构又较简单,因此对微生物进行分类鉴定时,除了像高等生物一样,采用传统的形态学、生理学和生态学特征之外,还必须寻找微生物独有的特征作为分类鉴定的依据。在现代微生物分类中,微生物类群的任何稳定特征都有分类学意义,都可作为分类鉴定的依据,包括从不同层次的(细胞的、分子的)、用不同学科(化学、物理学、遗传学、免疫学、分子生物学等)的技术方法来研究和比较不同微生物的细胞、细胞组分或代谢产物,并从中发现微生物种类的稳定特征,确定这些特征作为微生物分类鉴定的依据。微生物的分类鉴定依据主要有形态特征、生理生化特征、生态特征、抗原特征、遗传特征及化学分类特征等。

25.1.1 经典分类鉴定法

经典分类法是100多年来进行微生物分类的传统方法。其特点是人为地选择几种形态、生理生化特征进行分类,并在分类中将表型特征分为主、次。一般在科以上分类单位以形态特征、科以下分类单位以形态结合生理生化特征加以区分。最后,采用双歧法整理实验结果,排列一个分类单元,形成双歧检索表,如下:

A. 能在 60 ℃ 以上生长
    B. 细胞大,宽度 1.3 ~ 1.8 mm ……………………1. 热微菌属 (*Thermomicrobium*)
    BB. 细胞小,宽度 0.4 ~ 0.8 mm
        C. 能以葡萄糖为碳源生长
        D. 能在 pH 4.5 生长 ………………2. 热酸菌属 (*Acidothermus*)
        DD. 不能在 pH 4.5 生长 ………………3. 栖热菌属 (*Thermus*)
        CC. 不能以葡萄糖为唯一碳源 ………………… 4. 栖热嗜油菌属 (*Thermoleophilum*)
    AA. 不能在 60 ℃ 以上生长

25.1.2 经典鉴定指标

所谓经典的分类鉴定方法,是相对于现代的分类鉴定方法而言的,通常是指长期以来在常规鉴定中普遍采用的一些形态、生理、生化、生态、生活史及血清学反应等指标(见图7.1)。

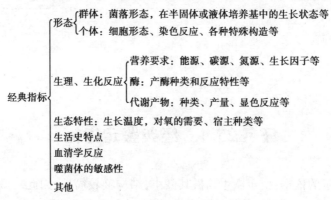

图 7.1　经典鉴定指标

1)形态学和培养特性

(1)微生物的形态学特征

形态学特征始终被用作微生物分类和鉴定的重要依据之一。其中有两个重要原因:一是它易于观察和比较,尤其是在真核微生物和具有特殊形态结构的细菌中;二是许多形态学特征依赖于多基因的表达,具有相对的稳定性。因此,形态学特征不仅是微生物鉴定的重要依据,而且也往往是系统发育相关性的一个标志。

细菌形态特征观察主要是通过染色,在显微镜下对其形状、大小、排列方式、细胞结构(包括细胞壁、细胞膜、细胞核、鞭毛、芽孢等)及染色特性进行观察,直观地了解细菌在形态结构上特性。根据不同微生物在形态结构上的不同达到区别、鉴定微生物的目的。

(2)微生物的培养特征

微生物在固体培养基表面形成的细胞群体,称为菌落或菌苔。不同微生物在某种培养基中生长繁殖,所形成的菌落特征有很大差异,而同一种的微生物在一定条件下,培养特征却有一定稳定性。据此可对不同微生物加以区别鉴定。

细菌在固体培养基上接种培养,观察菌落或菌苔的大小、形态、颜色(色素是水溶性还是脂溶性)、光泽度、透明度、质地、隆起形状、边缘特征及迁移性等(见图2.12、图7.2)。在液体培养中生长,观察表面生长情况(菌膜、环)、混浊度及沉淀等(见图7.3)。在半固体培养基中穿刺接种培养,观察运动、扩散情况(见图7.4、图7.5)。

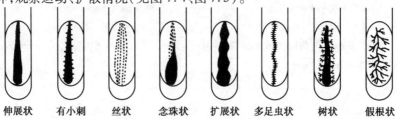

| 伸展状 | 有小刺 | 丝状 | 念珠状 | 扩展状 | 多足虫状 | 树状 | 假根状 |

图 7.2　普通斜面划线培养特征

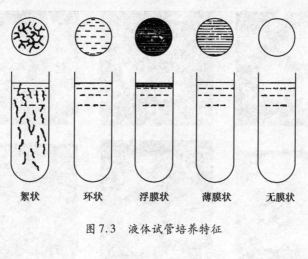

图 7.3 液体试管培养特征

絮状　环状　浮膜状　薄膜状　无膜状

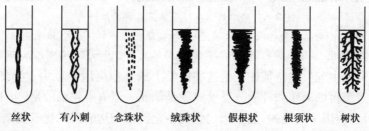

丝状　有小刺　念珠状　绒珠状　假根状　根须状　树状

图 7.4 软琼脂穿刺培养特征

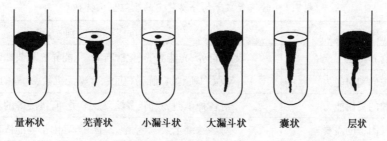

量杯状　芜菁状　小漏斗状　大漏斗状　囊状　层状

图 7.5 明胶穿刺培养特征

大多数酵母菌没有丝状体,在固体培养基上形成的菌落和细菌的很相似,只是比细菌菌落大且厚。液体培养也和细菌相似,有均匀生长、沉淀或在液面形成菌膜。

霉菌是有分支的丝状体,菌丝粗长,在条件适宜的培养基里,菌丝无限伸长沿培养基表面蔓延。霉菌的基内菌丝、气生菌丝和孢子丝都常带有不同颜色,因而菌落边缘和中心,正面和背面颜色常常不同。例如,青霉菌的孢子青绿色,气生菌丝无色,基内菌丝褐色。霉菌在固体培养表面形成絮状、绒毛状和蜘蛛网状菌落(见图7.6)。

2)生理特征及生化反应

生理生化特征与微生物的酶调节蛋白质的本质和活性直接相关,酶及蛋白质都是基因产物,所以对微生物生理生化特征的比较也是对微生物基因组的间接比较,加上测定生理生化特征比直接分析基因组要容易得多,因此生理生化特征对于微生物的系统分类是有重要意义的。

在以实用为主要目的的表型分类中,大量原核生物的属和种,仅仅根据形态学特征是难以

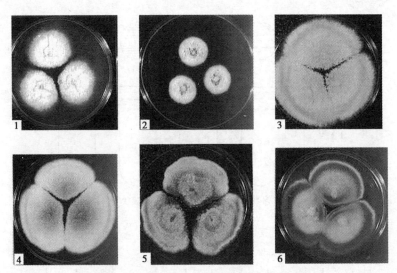

图 7.6 平皿培养基培养霉菌各种菌落形态

1—中心和边缘黄白色;2—中心灰色,边缘黄绿色;3—中心黄色,边缘黄棕色;

4—中心灰绿色,边缘淡黄色;5—中心黄绿色,边缘灰白色;6—中心黄褐色,边缘灰绿色

区分和鉴别的,所以生理生化特征往往是这些医学上或其他应用领域中重要细菌分类鉴定的主要特征,如肠道菌科细菌属和种的分类鉴定就是如此。但值得强调的是,由于不少生理生化特征是染色体外遗传因子编码的,加上影响生理生化特征表达的因素比较复杂,因此根据生理生化特征来判断亲缘关系进行系统分类时,必须与其他特征特别是基因型特征综合分析,否则就可能导致错误的结论。常用于微生物分类鉴定的生理生化特征见表7.1。

表 7.1 常用于微生物分类鉴定的生理生化特征

特 征	不同类群的区别
营养类型	光能自养、光能异养、化能自养、化能异养及兼性营养型
对氮源的利用能力	对蛋白质、蛋白胨、氨基酸、含氮无机盐、N_2 等的利用
对碳源的利用能力	对各种单糖、双糖、多糖以及醇类、有机酸等的利用
对生长因子的需要	对特殊维生素、氨基酸、X-因子、V-因子等的依赖性
需氧性	好氧、微好氧、厌氧及兼性厌氧
对温度的适应性	最适、最低及最高生长温度及致死温度
对 pH 的适应性	在一定 pH 条件下的生长能力及生长的 pH 范围
对渗透压的适应性	对盐浓度的耐受性或嗜盐性
对抗生素及抑菌剂的敏感性	对抗生素、氰化钾(钠)、胆汁、弧菌抑制剂或某些染料的敏感性
代谢产物	各种特征性代谢产物
与宿主的关系	共生、寄生、致病性等

微生物生化反应是指用化学反应来测定微生物的代谢产物。生化反应常用来鉴别一些在形态和其他方面不易区别的微生物。因此,微生物生化反应是微生物分类鉴定中的重要依据之一。

细菌检验和鉴定中常用的生化反应试验有糖酵解试验、淀粉水解试验、V-P 试验、甲基红

（methyl red）试验、靛基质（indole）试验、硝酸盐（nitrate）还原试验、明胶（gelatin）液化试验、尿素酶（urease）试验、氧化酶（oxidase）试验、硫化氢（H_2S）试验、三糖铁（TSI）琼脂试验、硫化氢-靛基质-动力（SIM）琼脂试验等。

3）血清学试验

细菌细胞和病毒等都含有蛋白质、脂蛋白、脂多糖等具有抗原性的物质，由于不同微生物抗原物质结构不同，赋予它们不同的抗原特征，一种细菌的抗原除了可与它自身的抗体起特异性反应外，若它与其他种类的细菌具有共同的抗原组分，它们的抗原和抗体之间就会发生交叉反应，因此，可在生物体外进行不同微生物之间抗原与抗体反应试验——血清学试验来进行微生物的分类和鉴定。通常是对全细胞或者细胞壁、鞭毛、荚膜或黏液层的抗原性进行分析比较，此外也可用纯化的蛋白质（酶）进行分析，以比较不同细菌同源蛋白质之间的结构相似性。

虽然血清学试验被广泛用于微生物分类鉴定的研究，也积累了一些有益的资料，但比较成功的应用是对种内及个别属内不同菌株血清型的划分。例如，根据鞭毛抗原（H 抗原）苏云金芽孢杆菌分成 40 多个血清型，根据荚膜抗原肺炎链球菌分成近百个血清型，根据菌体（O）抗原、H 抗原和表面（Vi）抗原将沙门氏菌属细菌分成约 2 000 个血清型，等等。由于某些传染病与特定的血清型密切相关，其分布也有一定的区域性特征，因此，血清型的划分在流行病的研究中有重要意义。用血清学反应进行细菌的鉴定或检测时，既可用已知的抗体来鉴定未知细菌（抗原），又可用已知的细菌作抗原来检测未知的抗体。由于血清学反应往往具有特异性强、灵敏度高、简便快速等优点，因此常常被用于检测或鉴定某些医学卫生细菌、传染病的诊断和流行病调查等。

由于血清学分析法只是对抗原大分子表面结构进行比较，其结果可能受分子上每一个抗原位点的影响，因此应用有很大的限制。研究表明，血清学试验主要适用于抗原结构同源程度高（蛋白质同源序列 70% 以上）的微生物种内血清型的分类鉴定。在高等级的分类单元中，除已发现肠道菌科细菌具有共同的抗原（ECA）外，对于其他属以上分类单元的分类鉴定未能普遍应用。

4）噬菌体分型

在原核生物中已普遍发现有相应种类的噬菌体。噬菌体对宿主的感染和裂解作用常具有高度的特异性，即一种噬菌体往往只能感染和裂解某种细菌，甚至只裂解种内的某些菌株。因此，根据噬菌体的宿主范围可将细菌分为不同的噬菌型和利用噬菌体裂解作用的特异性进行细菌鉴定。这对于追溯传染病来源、流行病调查以及病原菌的检测鉴定有重要意义。例如，鼠疫耶尔森氏菌（Yersinia pestis）噬菌体已被用于对该菌的快速鉴定。在金黄色葡萄球菌引起的流行病的调查中，噬菌体分型也发挥了作用。此外，在工业生产中，噬菌体分型对防止噬菌体危害也有指导意义。

鉴定噬菌体对细菌的裂解反应的技术并不复杂，只要将烈性噬菌体悬液滴在新鲜的、处在对数生长期的细菌平板培养物上，或者将噬菌体滴入新鲜的细菌液体培养物中，适温培养 16～48 h，若平板上出现噬菌斑（透明斑），或者使液体培养物由混浊变澄清，即说明噬菌体对该菌有裂解作用，否则为阴性结果。

噬菌体和细菌之间反应的特异性，一般表现为裂解同一个种内的菌株，但也存在宿主范围较广泛的噬菌体，除了可裂解同种菌株外，还可裂解属内不同种，甚至不同属的菌株（如某些肠道菌科细菌的噬菌体）。这种属间的交叉反应，是否反映属种间的系统发育相关性及其相关程度，目前尚没有明确的解析。

任务 25.2　细菌分解代谢产物检测

25.2.1　细菌的代谢

1) 细菌的分解代谢

细菌的类型不同,能利用的营养物质种类也不同。对某些分子量较大、结构复杂的营养物质,如多糖、蛋白质及脂类等一般难以直接利用,通过相应的胞外酶将其降解为小分子物质后,再吸收利用;而一些结构简单的有机化合物,如葡萄糖、氨基酸等则很容易被细菌分解利用。分解代谢主要为细菌合成代谢提供能量和用于合成生物大分子的前体简单化合物。

(1) 糖的分解

营养物质中的多糖,先经细菌分泌的胞外酶水解,分解为单糖（一般为葡萄糖）,进而转化为丙酮酸,"多糖→单糖→丙酮酸"这一基本过程是一致的,而丙酮酸的利用各类细菌则不尽相同。需氧菌将丙酮酸经三羧酸循环彻底分解成 CO_2 和水,在此过程中产生各种代谢产物。厌氧菌则发酵丙酮酸,产生各种酸类（如甲酸、乙酸、丙酸、乳酸、琥珀酸等）、醛类（如乙醛）、醇类（如乙醇、乙酰甲基甲醇、丁醇等）、酮类（如丙酮）。在无氧条件下,不同厌氧菌对丙酮酸发酵途径不同,其代谢产物也不同。

(2) 蛋白质的分解

蛋白质首先经细菌胞外酶的作用被分解为蛋白胨,然后进一步被分解成短肽（或氨基酸）,才被吸收进入菌体,再经胞内酶水解成为游离的氨基酸。能分解蛋白质的细菌很少,能分解氨基酸的细菌比能分解蛋白质的为多。各种细菌对蛋白质和氨基酸的利用、分解能力也各不相同,可借以鉴别细菌。

2) 细菌的合成代谢

细菌的合成代谢即细胞物质合成,与其他生物细胞相似,能利用分解代谢的中间产物及从外界吸收的小分子物质,合成菌体的各种成分,如蛋白质、多糖、脂类、核酸等。合成代谢是一个耗能过程,合成代谢的三要素是小分子前体物质、ATP 和 $NADPH_2$ 的参与。

25.2.2　细菌的分解代谢产物及其检测

各种细菌所具有的酶系不完全相同,对营养物质的分解利用能力和代谢途径也不一样,因而代谢产物也就不同。通过生化试验的方法检测细菌对各种物质的代谢作用及其代谢产物可借以区别和鉴定细菌的种类。利用生物化学方法来鉴别不同的细菌统称细菌的生化反应试验。常见的有以下几种:

1)糖类分解产物

(1)糖发酵试验

不同种类的细菌对糖的分解利用能力不同;对某一种糖,有的能分解,有的不能分解。对同种糖分解的途径也不尽相同:有的只产酸,有的可同时产生酸和气体,借此可鉴别细菌。例如,大肠埃希菌分解葡萄糖、乳糖等产酸、产气,而伤寒杆菌只分解葡萄糖产酸,不产气,且不能分解乳糖。这是由于大肠埃希菌分解葡萄糖等产生的甲酸,经甲酸解氢酶的作用生成 H_2 和 CO_2。而伤寒杆菌无此酶,故分解葡萄糖只产酸而不产气。

$$乳糖 + H_2O \xrightarrow[\text{大肠埃希菌}]{\text{乳糖苷酶}} D\text{-}葡萄糖 + D\text{-}半乳糖$$

$$葡萄糖 \xrightarrow[\text{大肠埃希菌}]{\text{伤寒沙门菌}} CH_3COCOOH \longrightarrow HCOOH$$

$$HCOOH \xrightarrow[\text{大肠埃希菌}]{\text{甲酸解氢酶}} H_2 + CO_2$$

(2)甲基红试验

大肠埃希菌和产气杆菌均属革兰阴性菌(G^-)短杆菌,并且都能分解葡萄糖、乳糖产酸、产气,两者不易区别。但两者所产生的酸类和总酸量不一,大肠埃希菌可产生甲酸、乙酸、乳酸、琥珀酸和乙醇,而产气杆菌只产生甲酸以及乙醇和乙酰甲基乙醇,从而大肠埃希菌培养液酸性强,pH 在 4.5 以下,加入甲基红指示剂呈红色,甲基红试验阳性;产气杆菌将分解葡萄糖产生的两分子丙酮酸转变成 1 分子近中性的乙酰甲基甲醇,故生成的酸类少,培养液最终 pH 在 5.4 以上,加入甲基红指示剂呈橘黄色,甲基红试验阴性。

(3)VP 试验(Voges-Proskauer test)

产气杆菌将分解葡萄糖产生的两分子丙酮酸脱羧,生成一分子近中性的乙酰甲基甲醇。乙酰甲基甲醇在碱性溶液中被空气中的氧气氧化,生成二乙酰。二乙酰和培养液中含胍基的化合物反应,生成红色的化合物,称为 VP 试验阳性。大肠埃希菌分解葡萄糖不生成乙酰甲基甲醇,故 VP 试验阴性。

$$2CH_3COCOOH \longrightarrow \underset{\text{乙酰甲基甲醇}}{CH_3COCHOHCH_3} + 2CO_2$$

$$CH_3COCHOHCH_3 \xrightarrow[+KOH]{-2H} \underset{\text{二乙酰}}{CH_3COCOCH_3}$$

二乙酰　　　　　　胍基　　　　　　红色化合物

(4)枸橼酸盐利用试验

某些细菌能利用培养基中的枸橼酸盐作为唯一的碳源,也能利用其中的铵盐作为唯一碳源,细菌生长过程中分解枸橼酸盐产生碳酸盐和分解铵盐生成的氨,使培养基变碱,是指示剂呈碱性反应。

产气杆菌等能利用有机酸和它们的盐作为碳源,进一步分解产生碱性碳酸盐和碳酸氢盐,使培养基由中性变为碱性,故使溴麝香草酚蓝(BTB)由淡绿色变为深蓝色,为枸橼酸盐利用试验阳性。大肠埃希菌不能利用枸橼酸盐,故不能生长,培养基仍为绿色,为枸橼酸盐利用试验阴性。

2) 蛋白质及氨基酸的分解产物

(1) 明胶液化试验

有些细菌具有明胶酶,能分解明胶使其失去凝固能力而液化。变形杆菌、霍乱弧菌、铜绿假单胞菌、枯草杆菌等能液化明胶;大肠埃希菌、沙门菌则不能。除明胶液化试验外,还常用牛乳酪蛋白凝固和胨化试验来观察蛋白质分解现象,借以鉴别细菌。

(2) 吲哚试验

有些细菌含有色氨酸酶,能分解蛋白胨中的色氨酸生成无色吲哚,加入对—二甲基氨基苯甲醛试剂,可与无色的吲哚形成红色玫瑰吲哚,为吲哚试验阳性。大肠埃希菌、霍乱弧菌等吲哚试验阳性;产气杆菌、奇异变形杆菌、沙门菌等吲哚试验阴性。

$$\text{色氨酸} \xrightarrow[+\text{H}_2\text{O}]{\text{色氨酸酶}} \text{吲哚} + \text{NH}_3 + \text{CH}_3\text{COCOOH}$$

$$2\,\text{吲哚} + \text{对二甲基氨基苯甲醛} \longrightarrow \text{玫瑰吲哚} + \text{H}_2\text{O}$$

(3) 硫化氢试验

有些细菌能分解培养基中的胱氨酸、半胱氨酸和甲硫氨等含硫氨基酸,产生 H_2S,如遇培养基中的醋酸铅或硫酸亚铁,能生成黑色的硫化铅或硫化亚铁,则为硫化氢试验阳性。

$$\text{SHCH}_2\text{CHNH}_2\text{COOH} \xrightarrow{\text{半胱氨酸脱巯基酶}} \text{CH}_3\text{COCOOH} + \text{H}_2\text{S} + \text{NH}_3$$

$$\text{H}_2\text{S} + \text{Pb(CH}_3\text{COO)}_2 \longrightarrow 2\text{CH}_3\text{COOH} + \text{PbS}\downarrow$$

$$\text{H}_2\text{S} + \text{FeSO}_4 \longrightarrow \text{H}_2\text{SO}4 + \text{FeS}\downarrow$$

本试验常用于区别肠道杆菌的种类。沙门菌属通常为阳性;志贺菌属、大肠埃希菌、产气杆菌均为阴性。

细菌的生化反应是鉴别细菌的重要手段,尤其对形态、革兰氏染色反应和培养特性相同或相似的细菌更为重要。其中,吲哚试验(I)、甲基红试验(M)、VP 试验和枸橼酸盐利用试验(C),简称为 IMViC 试验,常用于大肠埃希菌和产气杆菌的鉴别。典型大肠埃希菌的 IMViC 试验结果是"＋＋－－",而产气杆菌是"－－＋＋"。

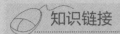

微生物简捷鉴定与分类

1)细菌的鉴定

在实际工作中,通常要进行的菌种判别的要求并不高,而只希望快速而简单。主要进行下列4项实验,就可判断常用的细菌的属:

①用显微镜观察细菌,以判断其是球菌还是杆菌。

②用革兰氏染色反应,鉴别其是阳性菌还是阴性菌。

③进行产芽孢试验,以观察其是否产芽孢。

④进行VP试验(即甲基乙酰甲醇试验),以鉴别其是阴性还是阳性。

根据以上4项实验结果查阅图7.7,即可初步判断细菌的属。

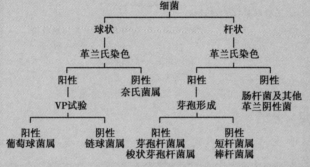

图7.7　细菌的简捷分类

2)放线菌属和种的鉴定方法

放线菌主要属的简捷分类主要通过菌落观察及油镜镜检(见图7.8)。

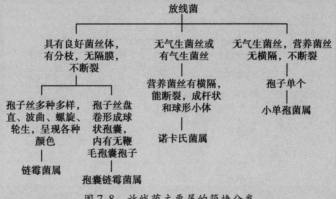

图7.8　放线菌主要属的简捷分类

3)酵母菌的鉴定与分类

常见酵母菌主要通过观察菌落及用显微镜观察细胞进行简捷分类(见图7.9)。

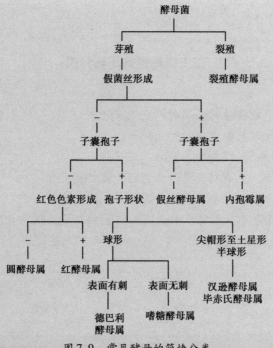

图 7.9 常见酵母的简捷分类

4)霉菌的鉴定与分类

霉菌是指形成明显的菌丝体或孢子块的微小真菌类,它并不是分类学上作为分类群的单位概念。霉菌分属于藻状菌、子囊菌和不完全菌。霉菌被包括在真菌的范畴内。真菌主要包括霉菌、酵母菌和担子菌。霉菌的简捷分类如图 7.10 所示。

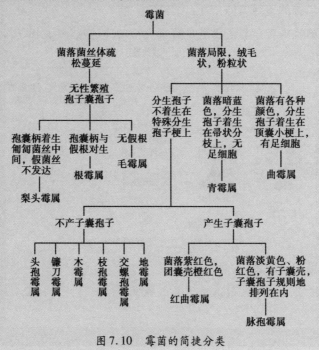

图 7.10 霉菌的简捷分类

任务 25.3　细菌合成代谢产物临床意义

细菌的合成性代谢产物,除了菌体的自身组成成分如细胞壁、多糖、蛋白质、脂肪酸等外,还有一些其他合成代谢产物。这些产物有的与其致病性有关,有的可用于鉴别细菌或防治疾病。

1)细菌毒素

细菌毒素可分为外毒素和内毒素。外毒素(extoxine)其化学本质是蛋白质,是细菌在代谢过程中产生并分泌到菌体外的。产生外毒素的主要有白喉杆菌、破伤风梭菌、肉毒杆菌等 G⁺ 细菌。内毒素(entoxin)主要是 G⁻ 细菌细胞壁的组成成分——脂多糖,当细菌死亡,菌体崩解后才能释放出来。

2)热原质

许多 G⁻ 杆菌和少数 G⁺ 细菌所产生的能诱导机体发热反应的物质,统称为热原质。通常说的热原质主要是指 G⁻ 细菌的脂多糖。它注入人体或动物体内能引起发热反应,称为热原质。热原质耐高温,不被高压蒸汽灭菌法所破坏,必须以 250 ℃、30 min 或 180 ℃、4 h 的高温处理,或者用强酸、强碱、强氧化剂煮沸 30 min 方可破坏。此外,也可用吸附剂和特制石棉滤板除去。生物制品、抗生素及注射液尤其是大型输液,不得检出热原质。

3)细菌素

细菌素是许多细菌所产生的,类似抗生素的杀菌物质,一般是高分子量的蛋白质。作用范围狭窄,仅对产生菌的近缘细菌有作用。它的产生受细胞内的质粒所控制。细菌素按产生菌命名。例如,大肠埃希菌产生的细菌素称为大肠菌素;又如,绿脓菌素、弧菌素、葡萄球菌素等。细菌素的作用具有特异性,已用于细菌的分型及流行病学调查,尚未用于治疗。

4)色素

许多细菌在一定条件下能合成各种色素。有的为水溶性,使培养基呈现一定颜色,如铜绿假单胞菌色素;有的是不溶于水的脂溶性色素,只存在于菌体,从而使菌落呈现一定的色泽,如金黄色葡萄球菌色素。色素在细菌的鉴别上有一定的价值。

5)维生素

多数细菌都能利用周围环境中的氮源或碳源合成自身生长所需的维生素,其中某些类型的细菌还能将合成的维生素分泌到菌体外。例如,人和动物大肠中的大肠埃希菌在肠道中能合成 B 族维生素(维生素 B_6、维生素 B_{12})及维生素 K 等,可被人体吸收利用,对维持肠道的生理环境起着重要的作用。还有某些微生物在医药生产上用于维生素的生产。

6)抗生素

抗生素过去曾称抗菌素,是由某些微生物在代谢过程中产生的一种抑制或杀死其他微生物的物质。其杀伤微生物的机制各不相同,有的阻碍细菌细胞壁的合成,如青霉素类;有的阻抑核酸合成,如利福平等;有的阻抑蛋白质的合成,如链霉素、红霉素、四环素等;有的损伤胞质膜,如多粘菌素(potymyxin)等。抗生素大多由放线菌和真菌产生,由细菌产生的抗生素很少,如多粘菌素和杆菌肽(bacitrcin)等,而且在临床的应用也很少。

7) 酶类

多种致病菌能合成侵袭性酶类,能增强细菌的侵袭力,造成机体的损伤,如链球菌产生的透明质酸酶、产气荚膜杆菌产生的卵磷脂酶等。侵袭性酶类以及上述的毒素在细菌致病性中甚为重要。

细菌所产生的合成性特殊代谢产物除上述外,还有毒性酶、酶及酶抑制剂、抗生素、维生素等,将分别在有关章节中论述。

项目26 现代鉴定技术

近年来,随着分子生物学的发展和各项新技术的广泛应用,促使微生物分类鉴定工作有了飞速的发展。对微生物鉴定工作来说,已从经典的表型特征的鉴定深入现代的遗传学特性的鉴定、细胞化学组分的精确分析以及利用电子计算机进行数值分类研究等新的层次上。

DNA 是除少数 RNA 病毒以外的一切微生物的遗传信息载体。每一种微生物均有其自己特有的、稳定的 DNA 成分和结构,不同微生物间 DNA 成分和结构的差异程度代表着它们间亲缘关系的远近。因此,测定每种微生物 DNA 的若干重要数据,是微生物鉴定中极其重要的指标。

任务 26.1 DNA 碱基比例的测定

DNA 碱基比例主要是指"(G + C)mol%"值,也即指鸟嘌呤(G)和胞嘧啶(C)在整个 DNA 中的摩尔百分比。它是由 Lee 等(1956)和 Belozersky 等(1960)最早提出的。已知,在 DNA 双螺旋中,碱基中的腺嘌呤(A)可与胸腺嘧啶(T)配对并形成两个氢键,而鸟嘌呤(G)则与胞嘧啶(C)配对而形成 3 个氢键,由此而使 DNA 双链维持其稳定状态。因此,在 DNA 双链中,A 的数目等于 T 的数目,G 的数目则等于 C 的数目。不同种的生物或微生物,其 4 种碱基的含量及排列顺序不同,因此,其(G + C)mol%值一般会随种的不同而有变化。

大体来说,亲缘关系相近的种,其核苷酸的排列顺序也相近,因此其(G + C)mol%值也接近,例如,链霉菌属 (*Streptomyces*)为 65% ~74%。反之,(G + C)mol%值相近的两个种,它们的亲缘关系则不一定接近。例如,酿酒酵母 (*Saccharomy cescerevisiae*)、枯草芽孢杆菌 (*Bacillus subtilis*)和人类 (*Homosapien*)的(G + C)mol%值都很接近,可是其间的亲缘关系却相距极远,等等。当然,(G + C)mol%值不同的两个种,它们的亲缘关系就必然较远。例如,牛型放线菌 (*Actinomyces bovis*)的(G + C)mol%值为 63%,大肠埃希氏菌(*E. coli*)的值为 51%,而鼻疽诺卡氏菌 (*Nocardia farcinica*)则为 71%。一般来说,同一种微生物,其种内各菌株间的(G + C)mol%值可相差 2.5% ~4.0%,相差过少(低于 2%),则没有分类学上的意义;若相差在 5%以上,可认为已是两个不同的种了;要是相差超过 10%,则可考虑它们是属于不同的属。据知,在不同细菌中,(G + C)mol%值的变化幅度较大(30% ~75%),而脊椎动物的种间则较一致(40% ~45%)。

因此,(G + C)mol%值的用途主要在于排除不确切的分类单元,而不是用它去建立一个新的分类单元。例如,黄杆菌属 (*Flavobacterium*)的(G + C)mol%值是 30% ~70%,幅度过宽,所以被建议至少重新划分为两个属,即把含有低(G + C)mol%值(30% ~40%)的不运动的种仍保留在原属内,而把高值(55%~70%)的不运动和运动的种列入新的隐杆菌属(*Empedobacter*)中。类似的情况在螺菌属(*Spirillum*)中也存在。此属的(G+C)mol%值为38%~65%,后来根据其碱基成分和其他特征的不同已被分为3属——螺旋菌属(*Spirillum*,38%)、海洋螺菌属(*Oceanspirillum*,42%~48%)和水生螺菌属(*Aquaspirillum*,50%~56%)。

测定DNA(G+C)mol%值的方法很多,其中的解链温度(T_m,melting temperature,即热变性温度)法因具有操作简便、重复性好等优点,故最为常用。其原理为:在DNA双链的碱基对组成中,A—T间形成两个氢键,结合较弱,而G—C间可形成3个氢键,结合较牢。天然的双链DNA在一定的离子强度和pH下不断加热变性时,随着碱基间氢键的不断打开,天然构型的互补双链螺旋不断地变为变性构型的单链状态,从而导致核苷酸碱基在260 nm处紫外吸收明显增加,引起了增色效应。一旦双链完全变成单链,紫外吸收就停止增加。这种由增色效应而反映出来的氢键被打开的热变性过程是在一个狭窄的温度范围内完成的。在热变性过程中,紫外吸收增加的中点值所对应的温度即为T_m。因此,利用增色效应测定到的T_m值可反映出不同微生物DNA中的(G+C)mol%值。由于打开G—C间3个氢键所需温度较高,故某DNA样品的T_m值就可反映出其中G—C对的绝对含量。(G+C)mol%值高的DNA,其T_m值也高,因此,利用增色效应测定到的T_m值可用于确定某微生物DNA中的(G+C)mol%值。各种有代表性细菌的(G+C)mol%值见表7.2、表7.3。

表7.2　若干革兰阴性细菌的(G+C)mol%值

细菌属名	(G+C)mol%值
Fusobacterium(梭杆菌属)	26~34
Flavobacterium(黄杆菌属)	30~42
Haemophilus(嗜血菌属)	38~42
Proteus(变形菌属)	38~42
Vibrio(弧菌属)	40~50
Bacteroides(拟杆菌属)	40~45
Veillonella(韦荣氏球菌属)	40~44
Nitrosomonas(亚硝化单胞菌属)	47~51
Escherichia(埃希氏菌属)	50~51
Thiobacillus(硫杆菌属)	50~68
Salmonella(沙门氏菌属)	50~53
Enterobacter(肠杆菌属)	52~59
Acetobacter(醋酐菌属)	55~64
Pseudomonas(假单胞菌属)	58~70
Rhizobium(根瘤菌属)	59~66
Nitrobacter(硝化杆菌属)	60~62
Azotobacter(固氮菌属)	63~66

表7.3　若干革兰阳性和其他细菌的(G+C)mol%值

类别	细菌属名	(G+C)mol%值
革兰阳性细菌	Clostridium（梭菌属）	23～43
	Sarcina（八叠球菌属）	28～31
	Corynebacterium（棒杆菌属）	52～68
	Bifidobacterium（双歧杆菌属）	57～65
	Lactobacillus（乳杆菌属）	34～54
	Staphylococcus（葡萄球菌属）	30～40
	Bacillus（芽孢杆菌属）	32～62
	Streptococcus（链球菌属）	33～42
	Arthrobacter（节杆菌属）	60～72
	Nocardia（诺卡氏菌属）	60～72
	Mycobacterium（分枝杆菌属）	62～70
	Micrococcus（微球菌属）	66～75
	Streptomyces（链霉菌属）	69～73
其他细菌	Mycoplasma（支原体属）	23～40
	Rickettsia（立克次氏体属）	30～33
	Cytophaga（噬纤维菌属）	33～42
	Leptospira（钩端螺旋体属）	36～39
	Spirillum（螺菌属）	38～65
	Myxococcus（黏球菌属）	63～71

任务26.2　核酸分子杂交法

　　某一物种的 DNA 碱基排列顺序是其长期进化的结果,它是比(G+C)mol%值更为细致的遗传性状,由它组成的遗传密码决定着生物的一切表型特征。亲缘关系越近的微生物,其碱基顺序就越接近,反之亦然。一般来说,(G+C)mol%值相差1%,则 DNA 碱基序列的共同区域就约减少9%;若(G+C)mol%值的差异超过10%,则 DNA 碱基序列的共同区就极少了。从实验得知,各菌株 DNA 的同源性在70%以上者,属于种的水平;在20%以上者,则可能属于属的水平。

　　rRNA 由于在30多亿年生物进化的漫长历史中始终执行着相同的生理功能,因此其碱基顺序的变化要比 DNA 的碱基顺序变化慢得多和保守得多,它甚至被称为微生物的"化石"。例如,各种细菌 rRNA 的(G+C)mol%值均约为53%。研究 rRNA 碱基顺序对研究微生物的系统分类和进化历史具有极其重要的作用。

1）DNA-DNA 分子杂交

根据 DNA 分子解链的可逆性和碱基配对的专一性,将待测的不同来源的 DNA 在体外加热使其解链,并在合适条件下使互补的碱基重新配对,然后测定杂交百分率(以同源%或碱基相似性%表示)。此百分率越高,说明两者间碱基顺序的同源性越高,也即其间的亲缘关系越近(见图 7.11)。

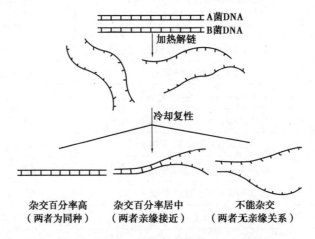

图 7.11　用 DNA-DNA 杂交确定菌种同源性原理

自 20 世纪 60 年代将 DNA-DNA 杂交技术应用于细菌分类以来,已经对大量的微生物菌株进行过研究,它对于许多有争议的种的界定和建立新种起了重要作用。许多资料表明:DNA-DNA 杂交同源性在 60% 以上的菌株可认为是同一个种;同源性超过 70% 为同一亚种;同源性在 20% ~60% 是同属不同种的关系。

2）DNA-rRNA 杂交

当两个菌株 DNA 的非配对碱基超过 10% ~20% 时,DNA-DNA 杂交往往不能形成双链,因而限制了 DNA-DNA 杂交主要应用于种水平上的分类。为了进一步比较亲缘关系更远的菌株之间的关系,需要用 rRNA 与 DNA 进行杂交。正如前面介绍过的,rRNA 是 DNA 转录的产物,在生物进化过程中,其碱基序列的变化比基因组要慢得多,保守得多,它甚至保留了古老祖先的一些碱基序列。因此,当两个菌株的 DNA-DNA 杂交率很低或不能杂交时,用 DNA-rRNA 杂交仍可能出现较高的杂交率,因而可用来进一步比较关系更远的菌株之间的关系,进行属和属以上等级分类单元的分类。DNA-rRNA 杂交和 DNA-DNA 杂交的原理和方法基本相同,只是在技术细节稍有些差异。

3）核酸探针

核酸探针是指能识别特异核苷酸序列的、带标记的一段单链 DNA 或 RNA 分子。换句话说,它是能与被检测的特定核苷酸序列(靶序列)互补结合,而不与其他序列结合的带标记的单链核苷酸片段。因此,一种核苷酸片段能否作为探针用于微生物鉴定,最根本的条件是它的特异性,即它能与所检测的微生物的核酸杂交而不能同其他微生物的核酸杂交。因此,根据特异性的不同,在微生物鉴定与检测中的作用也不同,有的探针只用于某一菌型的检测,有的可能用于某一种、属、科甚至更大类群范围的微生物的检测或鉴定。例如,从一株淋病奈瑟氏菌

(*Neisseria gonorrhoeae*)隐性质粒制备的 DNA 探针,它具有种的特异性,可用来检测和鉴定这种引起人类性行为传播疾病的细菌。

根据核酸探针来源和性质,还可分为基因组 DNA 探针、RNA 基因(cDNA)探针、RNA 探针及人工合成寡核苷酸探针等几类。核酸探针的制备要经过复杂的分子生物学操作过程,其中包括寻找特异的核苷酸序列片段、特异核苷酸片段的扩增和核苷酸片段的标记 3 个基本环节。

核酸探针技术,现在已越来越广泛地用于微生物鉴定、传染病诊断、流行病调查、食品卫生微生物检测以及分子生物学许多领域(如克隆的筛选、基因表达检测等)。

任务 26.3　rRNA 寡核苷酸编目分析法

从 20 世纪 70 年代初起,C. R. Woese 等曾测定了 200 多种原核生物的 16S rRNA 和真核生物的 18S rRNA 的寡核苷酸顺序谱,经过比较研究,不但搞清了原核生物和真核生物的许多系统进化问题,而且还导致了古细菌原界这一"第三生物"的建立。

16S rRNA 寡核苷酸编目分析所依据的基本原理是:用一种核糖核酸酶水解 rRNA,可使其产生一系列寡核苷酸片段,如果两种或两株微生物的亲缘关系越近,则它们所产生的寡核苷酸片段的顺序也越接近,反之亦然。

测定时,先将要鉴定菌株的 rRNA(一般事先用^{32}P 进行标记)提纯,再用可专一地水解 G 上 3′-端膦酸酯键的 T1 核糖核酸酶进行水解,产生以 G 为结尾的长度不一的寡核苷酸片段,接着将水解产物进行双向电泳,用放射性自显影技术获得 16S rRNA 寡核苷酸的指纹图谱,并确定不同长度寡核苷酸斑点在电泳图谱上的位置,然后将图谱中链长在 6 个核苷酸以上的寡核苷酸作顺序分析,其结果按长度不同进行编目,并列入表中。通过计算缔合系数或相关系数 S_{AB} 值,进行分析比较,就可定量地知道各被测菌株间的亲缘关系,即

$$S_{AB} = \frac{2N_{AB}}{N_A + N_B}$$

式中,N_{AB} 是 A,B 两个被测菌株所共同具有的寡核苷酸数,而 N_A 和 N_B 则是两株菌分别具有的寡核苷酸数。

任务 26.4　微生物全基因组序列测定

对微生物的全基因组进行测序,是当前国际生命科学领域中掌握某微生物全部遗传信息的最佳途径。从 1990 年起,在人类基因组计划(Human Genome Project,HGP)强有力的推动下,微生物全基因组测序一马当先,自 1995 年首次报道 *Haemophilus influenzae* RdKW20(流感嗜血杆菌)的基因组图谱以来,进展极快,在 2000 年的一年中,几乎每个月都有新的纪录出现,至今已正式公布的就有 53 种,正在进行的至少有 100 余种。

当前所涉及的微生物种类仍以细菌为主(40 种)、古生菌(9 种)和真核微生物(4 种)较

少;从应用领域来看,基本上集中在对人类健康关系重大的致病菌方面,同时兼顾进化等基础理论研究中的模式微生物和特殊生理类型,并有明显应用前景的嗜热菌等特种微生物,此外,与发酵工业、农业有关的微生物也已起步。在我国,正在对 *Thermotoga crenogenes*(泉生热孢菌,分离自云南腾冲热泉)、*Shigella flexneri*(弗氏志贺氏菌)、*Leptospira icterohaemorrhagiae*(黄疸出血性钩端螺旋体)、*Staphylococcus epidermidis*(表皮葡萄球菌)、*Penicillium chrysogenum*(产黄青霉)和 *Cordyceps sinensis*(冬虫夏草)等微生物进行全基因组测序。

任务 26.5　微生物快速鉴定和自动化分析方法

近 20 多年来,随着微电子、计算机、分子生物学、物理、化学等先进技术向微生物学的渗透和多学科的交叉,许多快速、准确、敏感、简易、自动化的方法技术广泛应用在微生物鉴定中,推动了微生物学的迅速发展。

26.5.1　微量多项试验鉴定系统

这种技术也称为简易诊检技术,或数码分类鉴定法。它是针对微生物的生理生化特征,配制各种培养基、反应底物、试剂等,分别微量(约 0.1 mL)加入各个分隔室中(或用小圆纸片吸收),冷冻干燥脱水或不干燥脱水,各分隔室在同一塑料条或板上构成检测卡(见图 7.12)。试验时,加入待检测的某一种菌液,培养 2 ~ 48 h,观察鉴定卡上各项反应,按判定表判定试验结果,用此结果编码,查检索表(根据数码分类鉴定的原理编制成),得到鉴定结果,或将编码输入计算机,用根据数码分类鉴定原理编制的软件鉴定,打印出结果。

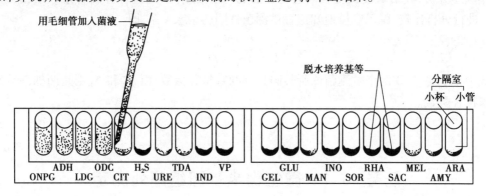

图 7.12　API 20E 鉴定卡示意图

微量多项试验鉴定系统已广泛用于动植物检疫、临床检验、食品卫生、药品检查、环境监测、发酵控制、生态研究等方面,尤其是临床检验中深受欢迎,迅猛发展。国际上此技术的产品,或称系统,种类繁多,国内有河南开封医学生物研究所的肠杆菌科细菌鉴定卡 E-15;上海市卫生防疫站的发酵性革兰阴性杆菌鉴定系统 SWF-A;中国人民解放军八一医院的厌氧菌快速生化鉴定系列 ARB-ID;深圳华士达生物科技有限公司的肠杆菌科的细菌生化鉴定卡 ENT等。国外的产品已标准化、系统化和商品化,主要有法国生物梅里埃集团的 API/ATB;瑞士罗氏公司的 Micro-1D,Enterotube,Minitek;美国的 Biology 全自动和手动细菌鉴定系统;日本的微孔滤膜块等。其中,API/ATB 包括众多的鉴定系统,共计有 750 种反应,可鉴定几乎所有常见的细菌。微量多项鉴定技术优点突出,不仅能快速、敏感、准确、重复性好,而且简易,节省人力、物力、时间和空间,缺点是各系统差异较大,有的价格贵,有的个别反应不准,难判定。但毫无疑问,它是微生物鉴定技术向快速、简易和自动化发展的重要方向之一。

API 20E 系统是 API/ATB 中最早和最重要的产品,也是国际上应用最多的系统,该系统的鉴定卡是一块有 20 个分隔室的塑料条,分隔室由相连通的小管和小杯组成,各小管中含不同的脱水培养基、试剂或底物等,每一分隔室可进行一种生化反应,个别的分隔室可进行两种反应,主要用来鉴定肠杆菌科细菌。

将菌液加入每一个分隔室并培养后,观察鉴定卡上 20 个分隔室中的反应变色情况,根据反应判定表(见表7.4),判定各项反应是阳性还是阴性反应;按鉴定卡上反应项目从左到右的顺序,每 3 个反应项目编为 1 组,共编为 7 组。每组中每个反应项目定为一个数值,依次是 1,2,4,各组中试验结果判定的反应是阳性者记为"＋",则写下其所定的数值,反应阴性者记"－",则写为 0,每组中的数值相加,便是该组的编码数,这样便形成了 7 位数字的编码(见表7.5)。用 7 位数字的编码查 API 20E 系统的检索表,或输入计算机检索,则能将检验的细菌鉴定出是什么菌种或生物型。

表7.4　API 20E 反应判定表

鉴定卡上的反应项目		反应结果	
代号	项目名称	阴性	阳性
ONPN	β-半乳糖苷酶	无色	黄
ADH	精氨酸水解	黄绿	红,橘红
LDC	赖氨酸脱羧	黄绿	红,橘红
ODC	鸟氨酸脱羧	黄绿	红,橘红
CIT	枸橼酸盐利用	黄绿	绿蓝
H_2S	产 H_2S	无色	黑色沉淀
URE	尿素酶	黄	红紫
TDA	色氨酸脱氨酶	黄	红紫
IND	吲哚形成	黄绿	红
VP	VP 试验	无色	红
GEL	蛋白酶	黑粒	黑液
GLU	葡萄糖产酸	蓝	黄绿
MAN	甘露醇产酸	蓝	黄绿
INO	肌醇产酸	蓝	黄绿
SOR	山梨醇产酸	蓝	黄绿
RHA	鼠李糖产酸	蓝	黄绿
SAC	蔗糖产酸	蓝	黄绿

续表

鉴定卡上的反应项目		反应结果	
代号	项目名称	阴性	阳性
MEL	蜜二糖产酸	蓝	黄绿
AMY	淀粉产酸	蓝	黄绿
ARA	阿拉伯糖产酸	蓝	黄绿

表7.5 举例说明

项目名称	ONPN	ADH	LDC	ODC	CIT	H2S	URE	TDA	IND
所定数值	1	2	4	1	2	4	1	2	4
试验结果	+	−	+	+	+	−	−		
记下数值	1	0	4	1	2	0	0	0	0
编码	5			3			0		

检索结果											
项目名称	VP	GEL	GLU	MAN	INO	SOR	RHA	SAC	MEL	AMY	ARA
所定数值	1	2	4	1	2	4	1	2	4	1	2
试验结果	+		+	+	+	+	+	+	+	+	+
记下数值	1	0	4	1	2	4	1	2	4	1	2
编码	5			7			7			3	
检索结果	5305773 产气肠杆菌(*Enterobacter aerogenes*)										

另一种应用广泛的是 Enterotube 系统,可称为肠道管系统。它的鉴定卡是由带有 12 个分隔室的一根塑料管组成,每个分隔室内装有不同的培养基琼脂斜面,能检验微生物的 15 种生理生化反应,一根接种丝穿过全部分隔室的各种培养基,并在塑料管的两端突出,被两个塑料帽盖着,像一根火腿肠(见图 7.13)。

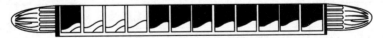

图 7.13 Enterotube 系统示意图

鉴定未知菌时,将塑料管的两端帽子移去,用接种丝一端的突出尖端接触于板上待鉴定的菌落中心,然后在另一端拉出接种丝,通过全部分隔室,使所有培养基都被接种,再将一段接种丝插回到 4 个分隔室的培养基中,以保持其还原或厌氧条件。如图 7.14 所示为肠道管系统的接种过程。培养后,按 API 20E 类似的步骤,观察反应变色情况,判定试验结果阴性或阳性,写出编码数。形成 5 位数的编码,因 12 个分隔中有 3 个分隔中的培养基都能观察到 2 种生化反应,此肠道管系统共 15 个反应,可分为 5 个组。根据编码查肠道管系统的索引,或用计算机检索,获得鉴定细菌的种名或生物型。

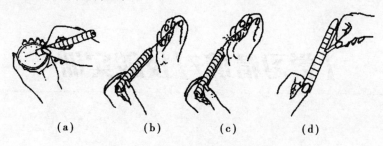

图 7.14 Enterotube 系统的接种过程

(a)接种丝尖端接触单个菌落;(b)拉出接种丝接种;

(c)再将一段接种丝插回到培养基中;(d)撕开蓝色带条

有一种可携带的检测水中大肠杆菌数的大肠杆菌测试卡,即微孔(milliporo)滤膜菌落计数板(见图 7.15)。它是在一块拇指大小的塑料板上,装有一薄层脱水干燥的大肠杆菌选择鉴定培养基,其上覆盖微孔滤膜(0.45 μm),整个塑料板有一外套。检测时,脱下外套,将塑料板浸入受检水中约 0.5 min,滤膜仅允许 1 mL 水进入有培养基的一边,干燥的培养基则吸水溶解,扩散与滤膜相连,而 1 mL 水中的大肠杆菌则滞留在膜的另一边,再将外套套上,培养 12 ~ 24 h,统计滤膜上形成的兰或绿色菌落数。菌落的多少可表明水中污染大肠杆菌群的状况。该测定卡携带和培养都方便,适于野外工作和家庭使用,因可放在人体内衣口袋中培养。置换塑料板上的培养基,可制成检测各种样品的微孔滤膜块。

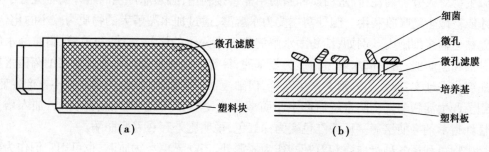

图 7.15 大肠杆菌测试卡示意图

(a)外观结构;(b)切面结构

26.5.2 现代分子生物学和免疫学技术

随着分子生物学和免疫学及其技术的日新月异,各种各样的 DNA 探针、聚合酶链式反应(PCR)技术、DNA 芯片(基因芯片)、酶联免疫吸附测定法(ELISA)、免疫荧光(immunoflu-orescence)技术、放射免疫(radioimmunoassay)及全自动免疫诊断系统(VIDAS 等)在微生物领域广泛地采用,是微生物的快速鉴定和自动化分析技术的重要方面,而且方兴未艾,在现代微生物学技术的发展中起着带头作用,使许多微生物技术和方法起了根本性的变革。有关的技术在这里不作叙述。

【学习情境7】技能实训

技能实训 7.1　大分子物质的水解试验

【实训目的】

证明不同微生物对各种有机大分子的水解能力不同,从而说明不同微生物有着不同的酶系统;掌握进行微生物大分子水解试验的原理和方法。

【实训原理】

微生物对大分子的淀粉、蛋白质和脂肪不能直接利用,必须靠产生的胞外酶将大分子物质分解才能被微生物吸收利用。胞外酶主要为水解酶,通过加水裂解大的物质为较小的化合物,使其能被运输至细胞内。例如,淀粉酶水解淀粉为小分子的糊精、双糖和单糖;脂肪酶水解脂肪为甘油和脂肪酸;蛋白酶水解蛋白质为氨基酸,等等。这些过程均可通过观察细菌菌落周围的物质变化来证实:淀粉遇碘液会产生蓝色,但细菌水解淀粉的区域,用碘测定不再产生蓝色,表明细菌产生淀粉酶。脂肪水解后产生脂肪酸可改变培养基的 pH,使 pH 降低,加入培养基的中性红指示剂会使培养基从淡红色变为深红色,说明胞外存在着脂肪酶。

微生物可利用各种蛋白质和氨基酸作为氮源外,当缺乏糖类物质时,也可用它们作为碳源和能源。明胶是由胶原蛋白经水解产生的蛋白质,在 25 ℃以下可维持凝胶状态,以固体形式存在。而在 25 ℃以上明胶就会液化。有些微生物可产生一种称为明胶酶的胞外酶,水解这种蛋白质,而使明胶液化,甚至在 4 ℃仍能保持液化状态。

还有些微生物能水解牛奶中的蛋白质酪素,酪素的水解可用石蕊牛奶来检测。石蕊培养基由脱脂牛奶和石蕊组成,是混浊的蓝色。酪素水解成氨基酸和肽后,培养基就会变得透明。石蕊牛奶也常被用来检测乳糖发酵,因为在酸存在下,石蕊会转变为粉红色,而过量的酸可引起牛奶的固化(凝乳形成)。氨基酸的分解会引起碱性反应,使石蕊变为紫色。此外,某些细菌能还原石蕊,使试管底部变为白色。

尿素是由大多数哺乳动物消化蛋白质后被分泌在尿中的废物。尿素酶能分解尿素释放出氨,这是一个分辨细菌很有用的诊断实验。尽管许多微生物都可产生尿素酶,但它们利用尿素的速度比变形杆菌属(*Proteus*)的细菌要慢,因此,尿素酶试验被用来从其他非发酵乳糖的肠道微生物中快速区分这个属的成员。尿素琼脂含有蛋白胨,葡萄糖,尿素和酚红。酚红在 pH6.8 时为黄色,而在培养过程中,产生尿素酶的细菌将分解尿素产生氨,使培养基的 pH 升高,在

pH 升至 8.4 时,指示剂就转变为深粉红色。

【实训器材】

1. 菌种:枯草芽孢杆菌、大肠杆菌、金黄色葡萄球菌、铜绿假单胞菌、普通变形杆菌。

2. 培养基:固体油脂培养基、固体淀粉培养基、明胶培养基试管、石蕊牛奶试管、尿素琼脂试管。

3. 溶液或试剂:革兰氏染色用卢戈氏碘液(Lugol' siodine solution)。

4. 仪器或其他用具:无菌平板、无菌试管、接种环、接种针、试管架。

【实训方法与步骤】

1)淀粉水解试验

①将固体淀粉培养基溶化后冷却至 50 ℃左右,无菌操作制成平板。

②用记号笔在平板底部划成四部分。

③将枯草芽孢杆菌,大肠杆菌,金黄色葡萄球菌,铜绿假单胞菌分别在不同的部分划线接种,在平板的反面分别在四部分写上菌名。

④将平板倒置在 37 ℃温箱中培养 24 h。

⑤观察各种细菌的生长情况,将平板打开盖子,滴入少量卢戈氏碘液于平皿中,轻轻旋转平板,使碘液均匀铺满整个平板。

如菌苔周围出现无色透明圈,说明淀粉已被水解,为阳性。透明圈的大小可初步判断该菌水解淀粉能力的强弱,即产生胞外淀粉酶活力的高低。

2)油脂水解试验

①将溶化的固体油脂培养基冷却至 50 ℃左右时,充分摇荡,使油脂均匀分布。无菌操作倒入平板,待凝。

②用记号笔在平板底部划成四部分,分别标上菌名。

③将上述 4 种菌分别用无菌操作划"+"字接种于平板的相对应部分的中心。

④将平板倒置,于 37 ℃温箱中培养 24 h。

⑤取出平板,观察菌苔颜色,如出现红色斑点说明脂肪水解,为阳性反应。

3)明胶水解试验

①取 3 支明胶培养基试管,用记号笔标明各管欲接种的菌名。

②用接种针分别穿刺接种枯草芽孢杆菌,大肠杆菌,金黄色葡萄球菌。

③将接种后的试管置 20 ℃中,培养 2 ~ 5 d。

④观察明胶液化情况。

4)石蕊牛奶试验

①取两支石蕊牛奶培养基试管,用记号笔标明各管欲接种的菌名。

②分别接种普通变形杆菌和金黄色葡萄球菌。

③将接种后的试管置 35 ℃中,培养 24 ~ 48 h。

④观察培养基颜色变化。石蕊在酸性条件下为粉红色,碱性条件下为紫色,而被还原时为白色。

5)尿素试验

①取两支尿素培养基斜面试管,用记号笔标明各管欲接种的菌名。

②分别接种普通变形杆菌和金黄色葡萄球菌。

③将接种后的试管置35 ℃中,培养24～48 h。

④观察培养基颜色变化。尿素酶存在时为红色,无尿素酶时应为黄色。

【实训结果】

将结果填入表7.6中,"＋"表示阳性,"－"表示阴性。

表7.6　实训结果

菌　名	淀粉水解试验	脂肪水解试验	明胶液化试验	石蕊牛奶试验	尿素试验
枯草芽孢杆菌					
大肠杆菌					
金黄色葡萄球菌					
铜绿假单胞菌					
普通变形杆菌					

【思考题】

1.你怎样解释淀粉酶是胞外酶而非胞内酶?

2.不利用碘液,你怎样证明淀粉水解的存在?

3.接种后的明胶试管可以在35 ℃培养,在培养后你必须做什么才能证明水解的存在?

4.解释在石蕊牛奶中的石蕊为什么能起到氧化还原指示剂的作用?

5.为什么尿素试验可用于鉴定变形杆菌属(Proteus)细菌?

技能实训7.2　糖发酵试验

【实训目的】

了解糖发酵的原理和在肠道细菌鉴定中的重要作用;掌握通过糖发酵鉴别不同微生物的方法。

【实训原理】

糖发酵试验是常用的鉴别微生物的生化反应,在肠道细菌的鉴定上尤为重要。绝大多数细菌都能利用糖类作为碳源和能源,但是它们在分解糖类物质的能力上有很大的差异。有些细菌能分解某种糖产生有机酸(如乳酸、醋酸、丙酸等)和气体(如氢气、甲烷、二氧化碳等);有些细菌只产酸不产气。例如,大肠杆菌能分解乳糖和葡萄糖产酸并产气;伤寒杆菌分解葡萄糖产酸不产气,不能分解乳糖;普通变形杆菌分解葡萄糖产酸产气,不能分解乳糖。发酵培养基含有蛋白胨,指示剂(溴甲酚紫),倒置的德汉氏小管和不同的糖类。当发酵产酸时,溴甲酚紫指示剂可由紫色(pH 6.8)变为黄色(pH 5.2)。气体的产生可由倒置的德汉氏试管中有无气泡来证明,如图7.16所示。

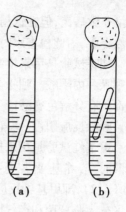

【实训器材】

1. 菌种:大肠杆菌、普通变形杆菌斜面各1支。

2. 培养基:葡萄糖发酵培养基试管和乳糖发酵培养基试管各3支(内装有倒置的德汉氏小试管)。

3. 仪器或其他用具:试管架、接种环等。

图7.16 糖发酵试验
(a)发酵前;(b)发酵后

【实训方法与步骤】

具体的操作步骤如下:

①用记号笔在各试管外壁上分别标明发酵培养基名称和所接种的细菌菌名。

②取葡萄糖发酵培养基试管3支,分别接入大肠杆菌,普通变形杆菌,第3支不接种,作为对照。另取乳糖发酵培养基试管3支,同样分别接入大肠杆菌,普通变形杆菌,第3支不接种,作为对照。在接种后,轻缓摇动试管,使其均匀,防止倒置的小管进入气泡。

③将接种过和作为对照的6支试管均置37 ℃培养24～48 h。

④观察各试管颜色变化及德汉氏小管中有无气泡。

【实训结果】

将结果填入表7.7中。" +"表示产酸或产气," –"表示不产酸或不产气。

表7.7 实训结果

糖类发酵	大肠杆菌	普通变形杆菌	对照
葡萄糖发酵			
乳糖发酵			

【思考题】

假如某种微生物可以有氧代谢葡萄糖,发酵试验应该出现什么结果?

技能实训7.3 IMViC试验

【实训目的】

了解IMViC反应的原理及其在肠道菌鉴定中的意义和方法。

【实训原理】

IMViC是吲哚(indol test)、甲基红(methyl red test)、伏-普(Voges-Prokauer test)和柠檬酸盐(citrate test)4个试验的缩写,I是在英文中为了发音方便而加上的。这4个试验主要是用来快速鉴别大肠杆菌和产气肠杆菌(Enterobacter aerogenes),多用于水的细菌学检查。大肠杆菌虽非致病菌,但在饮用水中若超过一定数量,则表示受粪便污染。产气肠杆菌也广泛存在于自然界中,因此检查水时要将两者分开。

吲哚试验是用来检测吲哚的产生。有些细菌能产生色氨酸酶,分解蛋白胨中的色氨酸产生吲哚和丙酮酸。吲哚与对二甲基氨基苯甲醛结合,形成红色的玫瑰吲哚。但并非所有微生物都具有分解色氨酸产生吲哚的能力,因此,吲哚试验可作为一个生物化学检测的指标。大肠杆菌吲哚反应阳性,产气肠杆菌为阴性。

甲基红试验是用来检测由葡萄糖产生的有机酸,如甲酸、乙酸、乳酸等。当细菌代谢糖产生酸时,培养基就会变酸,使加入培养基的甲基红指示剂由橘黄色(pH 6.3)变为红色(pH 4.2),即甲基红反应。尽管所有的肠道微生物都能发酵葡萄糖产生有机酸,但这个试验在区分大肠杆菌和产气肠杆菌上仍然是有价值的。这两个细菌在培养的早期均产生有机酸,但大肠杆菌在培养后期仍能维持酸性 pH 4,而产气肠杆菌则转化有机酸为非酸性末端产物,如乙醇、丙酮酸等,使 pH 升至大约 6。因此大肠杆菌为阳性反应,产气肠杆菌为阴性反应。

伏-普试验是用来测定某些细菌利用葡萄糖产生非酸性或中性末端产物的能力,如丙酮酸。丙酮酸进行缩合、脱羧生成乙酰甲基甲醇,此化合物在碱性条件下能被空气中的氧气氧化成二乙酰。二乙酰与蛋白胨中精氨酸的胍基作用,生成红色化合物,即伏-普反应阳性;不产生红色化合物者为阴性反应。有时为了使反应更为明显,可加入少量含胍基的化合物,如肌酸等。

枸橼酸盐试验是用来检测柠檬酸盐是否被利用。有些细菌能够利用枸橼酸钠作为碳源,如产气肠杆菌;而另一些细菌则不能利用柠檬酸盐,如大肠杆菌。细菌在分解柠檬酸盐及培养基中的磷酸铵后,产生碱性化合物,使培养基的 pH 升高,当加入 1% 溴麝香草酚蓝指示剂时,培养基就会由绿色变为深蓝色。溴麝香草酚蓝的指示范围为:pH < 6.0 时呈黄色,pH 在 6.0~7.0时为绿色,pH >7.6 时呈蓝色。

【实训器材】

1. 菌种:大肠杆菌、产气肠杆菌。

2. 培养基:蛋白胨水培养基、葡萄糖蛋白胨水培养基、柠檬酸盐斜面培养基、醋酸铅培养基。

注意:在配制柠檬酸盐斜面培养基时,其 pH 不要偏高,以浅绿色为宜,吲哚试验中用的蛋白胨水培养基中宜选用色氨酸含量高的蛋白胨,如用胰蛋白酶水解酪素得到的蛋白胨较好。

3. 溶液或试剂:甲基红指示剂、40% KOH、5% α-萘酚、乙醚、吲哚试剂等。

【实训方法与步骤】

1) 接种与培养

用接种针将大肠杆菌、产气肠杆菌分别接种于两支蛋白胨水培养基(吲哚试验),两支葡萄糖蛋白胨水培养基(甲基红试验和伏-普试验),两支柠檬酸盐斜面培养基和两支醋酸铅培养基中,置 37 ℃培养 2 d。

2) 结果观察

①吲哚试验。于培养 2 d 后的蛋白胨水培养基内加 3~4 滴乙醚,摇动数次,静置 1~3 min,待乙醚上升后,沿试管壁徐徐加入两滴吲哚试剂,在乙醚和培养物之间产生红色环状物为阳性反应。

　　配制蛋白胨水培养基,所用的蛋白胨最好用含色氨酸高的,如用胰蛋白酶水解酪素得到的蛋白胨中色氨酸含量较高。

　　②甲基红试验。培养 2 d 后,将 1 支葡萄糖蛋白胨水培养物内加入甲基红试剂两滴,培养基变为红色者为阳性,变黄色者为阴性。(注意,甲基红试剂不要加得太多,以免出现假阳性反应)。

　　③伏-普试验培养 2 d 后,将另 1 支葡萄糖蛋白胨水培养物内加入 5 ~ 10 滴 40% KOH,然后加入等量的 5% α-萘酚溶液,用力振荡,再放入 37 ℃温箱中保温 15 ~ 30 min,以加快反应速度。若培养物呈红色者,为伏-普反应阳性。

　　④柠檬酸盐试验培养 48 h 后,观察柠檬酸盐斜面培养基上有无细菌生长和是否变色。蓝色为阳性,绿色为阴性。

【实训结果】

将实验结果填入表 7.8 中。" + "表示阳性反应," – "表示阴性反应。

表 7.8　实训结果

菌　名	IMViC 试验			
	吲哚试验	甲基红试验	伏 – 普试验	柠檬酸盐试验
大肠杆菌				
产气肠菌				
对　照				

【思考题】

1. 讨论 IMViC 试验在医学检验上的意义。

2. 解释在细菌培养中吲哚检测的化学原理。为什么在这个试验中用吲哚的存在作为色氨酸活性的指示剂,而不用丙酮酸?

3. 为什么大肠杆菌是甲基红反应阳性,而产气肠杆菌为阴性? 这个试验与伏-普试验最初底物与最终产物有何异同? 为什么会出现不同?

· 情境小结 ·

　　在微生物的鉴定领域中,以一般生物学表型为指标的传统方法依然有重要的实用价值,但正在向微量化、简便化、快速化、集成化、智能化和商品化的方向发展;现代化的高新技术在微生物的分类、鉴定中正在得到日益广泛的应用,能揭示微生物遗传型本质的各种核酸分析技术尤显重要。当前,各类微生物全基因组的测序工作正以一马当先的态势向前发展,成为整个生命科学领域中的前沿热点,由此产生的新学科——微生物信息学(Microbial Informatics)和功能基因组学(Functional Genomics)等正在全球范围内形成与发展之中。

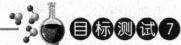

目标测试 7

一、判断题

1. 目前种是生物分类中最小的分类单元和分类等级。 （　　）

2. 具有相同 G + C 含量的生物表明它们之间一定具有相近的亲缘关系。 （　　）

3. G + C 含量的比较主要用于分类中否定。 （　　）

二、选择题

1. 测定细菌糖类分解产物的常用生化反应试验有（　　）。

  A. 糖发酵试验   B. 明胶液化试验

  C. VP 试验   D. 枸橼酸盐利用试验

  E. 甲基红试验

2. 测定细菌对蛋白质及氨基酸的分解的常用生化反应试验有（　　）。

  A. 明胶液化试验   B. 吲哚试验（indole test）   C. 甲基红试验   D. 硫化氢试验

3. 细菌的生化反应是鉴别细菌的重要手段，尤其对形态、革兰氏染色反应和培养特性相同或相似的细菌更为重要。常用于细菌的生化反应 IMViC 试验为以下（　　）的简称？

  A. 吲哚试验   B. 硫化氢试验

  C. 甲基红试验   D. VP 试验

  E. 枸橼酸盐利用试验

4. IMViC 试验，常用于大肠埃希菌和产气杆菌的鉴别。典型大肠埃希菌的 IMViC 试验结果是（　　），而产气杆菌是（　　）。

  A. + − + −   B. − + − +   C. + + − −   D. − − + +

5. 微生物分类鉴定中的现代技术有（　　）。

  A. DNA 碱基比例的测定   B. 核酸分子杂交法

  C. rRNA 寡核苷酸编目分析法   D. 微生物全基因组序列测定

6. 微生物微量多项试验鉴定系统，国外的产品已标准化、系统化和商品化，其中（　　）系统是 API/ATB 中最早和最重要的产品，也是国际上应用最多的系统。

  A. 法国生物梅里埃集团的 API/ATB

  B. 瑞士罗氏公司的 Micro-1D

  C. API 20E

  D. 美国的 Biology 全自动和手动细菌鉴定系统

7. 微生物微量多项试验鉴定系统中，一种应用广泛的是 Enterotube 系统，可称为肠道管系统。它的鉴定卡是由带有 12 个分隔室的一根塑料管组成，每个分隔室内装有不同的培养基琼脂斜面，能检验微生物的（　　）种生理生化反应。

  A. 12 种   B. 15 种   C. 20 种   D. 24 种

8. 明胶水解试验测定微生物可利用（　　）的能力。

  A. 各种蛋白质和氨基酸   B. 尿素

  C. 乳糖   D. 葡萄糖

三、简答题

1. 微生物鉴定工作的一般步骤是怎样的?

2. 用于微生物鉴定的经典指标有哪些?

3. 用于微生物鉴定中的经典方法主要是哪些?

4. 在现代微生物分类鉴定工作中,出现了哪些新技术和新方法?

5. 何谓(G + C)mol%值? 它在微生物分类鉴定中有何应用?

6. 何谓核酸分子杂交法? 它在微生物分类鉴定中有何应用?

7. 试述 16S rRNA 寡核苷酸测序技术的原理、优点和基本操作步骤。

8. 为什么 16S rRNA 被普遍公认是一把好的谱系分析的"分子尺"?

学习情境 8

免疫学技术

【学习目标】

1. 掌握免疫的概念、基本功能；抗原的概念，抗原决定簇与抗原的特异性，抗体与免疫球蛋白的概念区别，机体免疫系统的组成与功能，免疫应答的概念、基本过程与特点，体液免疫和细胞免疫的概念及功能，抗体产生规律，超敏反应的概念及类型。

2. 熟悉非特异性免疫的特点，构成抗原的基本条件，免疫球蛋白的类型、特点及功能，生物学活性，T、B、NK 细胞的来源、分布、分化及功能，抗体产生的实际意义，细胞因子的种类及效应，Ⅰ 型和 Ⅳ 型超敏反应的作用机理。

3. 了解半抗原-载体现象、细胞免疫和体液免疫的关系。

4. 能进行抗原抗体的凝集实验、琼脂扩散实验及酶联免疫吸附实验。

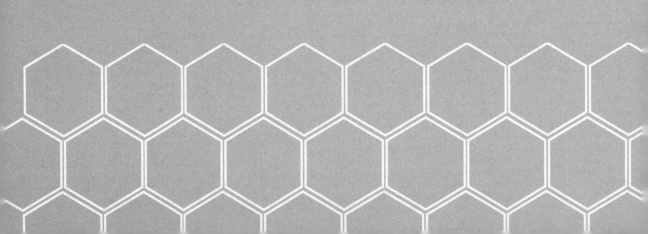

免疫学是一门既古老又新兴的学科。免疫学发展是人们在实践中不断探索、不断总结和不断创新的结果。一般认为免疫学的发展经历了 4 个时期:经验免疫学时期、经典免疫学时期、近代免疫学时期及现代免疫学时期。

1)经验免疫学时期

早在 11 世纪,中国医学家在实践中发明了人痘苗,即用人工轻度感染的方法预防天花。在明代隆庆年间,人痘苗已在我国广泛应用;到 17 世纪,人痘苗接种预防天花的方法先后传入了俄国、朝鲜、日本、土耳其、英国等,进而使人痘苗预防天花的方法得以推广和验证。

2)经典免疫学时期

18 世纪末,英格兰医生 Jenner 成功的接种了牛痘预防天花,并在 1798 年发表了其研究成果,至此免疫学的发展进入了经典时期。19 世纪末,贝尔等人制备的含有抗毒素的动物免疫血清在动物实验基础上,被用于白喉患者并挽救了其生命,从而为传染病的免疫治疗开辟了新途径,同时也为抗原抗体等概念的确立奠定了基础。此外,沉淀反应、凝集反应等血清学技术的建立,使人们能够利用免疫学知识有效地进行传染病的诊断。俄国学者梅契尼科夫发现了白细胞吞噬现象并提出细胞免疫学说,而德国学者艾利希则提出了与其相左的以抗体为主的体液免疫学说。直到 1903 年,Wright 和 Douglas 在研究吞噬现象时,发现血清和其他体液中存在一种物质(调理素),能大大增强吞噬作用,从而初步将两大学派统一起来,使人们开始认识到机体的免疫机制包括两个方面:体液免疫和细胞免疫。

3)近代免疫学时期

20 世纪中叶至 20 世纪 60 年代,为近代免疫学时期,免疫学进入了快速发展时期。1945 年 R. Owen 发现同卵双生的两只小牛的不同血型可以互相耐受,1948 年 C. Snell 发现了组织相容性抗原,1952 年 R. Billingham 等人成功地进行了人工耐受试验,1956 年 Witebsky 等人建立了自身免疫病动物模型。这些免疫现象迫使人们必须跳出抗感染的圈子,甚至站在医学领域之外去看待免疫学。1958 年澳大利亚学者 F. Burnet 提出了一种免疫学的新理论——克隆选择学说。该学说认为,体内存在识别各种抗原的免疫细胞克隆;抗原通过细胞受体选择相应的克隆并使之活化和增殖,成为抗体产生细胞和免疫记忆细胞;胚胎时期与抗原接触的免疫细胞可被破坏或者抑制,称为禁忌细胞株;部分免疫细胞可因突变而与自身抗原发生反应。该理论解释了大部分的免疫学现象,为多数学者所接受,并被实验所证实。`

4)现代免疫学时期

20 世纪 60 年代至今的时期为现代免疫学时期。该时期,确认了淋巴细胞系在免疫反应中的地位,阐明了免疫球蛋白的分子结构与功能,对免疫系统特别是细胞因子、黏附分子等进行了大量研究,并从分子水平对免疫球蛋白的多样性、类别转化等进行了有益的探讨,在许多方面取得了突破性成就。

Mille 和 Good 通过在哺乳类动物体内进行早期胸腺摘除,导致细胞免疫缺陷和抗体产生严重下降,证明了存在于胸腺的免疫细胞主要执行细胞免疫,称为 T 细胞。1969 年 Claman 和 Mitchell 等提出了 T 细胞亚群的概念。此后,人们进一步证实了经胸腺和法氏囊分化、成熟的

T 和 B 淋巴细胞在外周淋巴组织的分布,以及 T 和 B 细胞在抗体产生中的协同作用,从而建立了免疫系统的组织学和细胞学基础。

20 世纪 60 年代,Porter 用木瓜蛋白酶水解抗体,获得了抗体活性片段(Fab)和可结晶片段(Fc)。用化学还原法证明抗体是由多肽链组成,并以抗原分析法证明了抗体分子的不均一性。此后,人们统一了抗体和免疫球蛋白名称,并建立了免疫球蛋白的分类。

1972 年,Jerne 提出免疫网络学说。该学说认为,抗体和淋巴细胞表面的抗原受体存在独特型,在抗原进入前,抗体处于相对稳定状态;当抗原进入机体后,使这种平衡被打破,导致特异性抗体产生,当后者达到一定量时,可引起抗独特型抗体产生。由此可见,在同一机体内一组抗体的独特型决定基可被另一组抗独特型抗体分子识别;而一组淋巴细胞表面的抗原受体可被另一组淋巴细胞表面抗独特型表面受体所识别,这样在淋巴细胞和抗体之间就形成了独特型-抗独特型免疫网络。

1975 年 Kohler 和 Milstein 利用杂交瘤技术,制备均一的、只针对单一抗原决定基的单克隆抗体(McAb)。利用分子杂交技术和分子遗传学理论制备的基因工程抗体如完全人源化抗体、单链抗体及双特异性抗体等较 McAb 更具优越性。目前,分子杂交技术也被用于研究免疫球蛋白分子、T 细胞受体分子、补体、细胞因子以及 MHC 分子等的基因结构、功能及其表达机制。20 世纪 80 年代出现的聚合酶链反应(PCR)是一种体外核酸扩增技术。应用该技术制备重组疫苗、DNA 疫苗及转基因植物疫苗,为免疫预防开辟了崭新的前景。而利用基因工程制备重组细胞因子的广泛开展,已取得了较大的经济效益和社会效益。

项目27　免疫的概念、功能和类型

任务27.1　免疫的概念

免疫学(Immunology)是研究抗原性物质、机体的免疫系统、免疫应答的规律和调节以及免疫应答的各种产物和各种免疫现象的一门科学。免疫学是一门古老而又崭新的学科,早期的免疫学则是在和传染病作斗争的过程中发展起来的。免疫(Immunity)一词"Immunise",意思是"免除赋税和徭役"。被引用到医学上,即"免除瘟疫(传染病)"。现代"免疫"的概念是指机体识别"自己"和"异己",以维持机体自身生理平衡和稳定的一种生理功能。正常情况下,免疫对机体是有利的,异常情况下对机体是有害的,造成超敏反应、免疫缺陷病、自免疫病或者肿瘤等。

任务27.2　免疫的基本功能

免疫的生理功能具体表现在以下3个方面(见表8.1):

1)免疫防御

免疫防御即抗感染免疫是指机体针对外来抗原(如微生物及其毒素)的免疫清除作用,保护机体免受病原生物的侵袭。在异常情况下,在清除病原生物的同时,也可导致组织损伤和功能异常,发生超敏反应,这是反应过强导致的;如果应答低下或免疫缺陷,则可引起免疫缺陷病。

2)免疫稳定

免疫稳定是指机体识别和清除自身衰老、死亡细胞,以维持内环境相对稳定的一种生理功能。如果功能失调,可引起自身免疫性疾病。

3)免疫监视

免疫监视是指机体免疫系统及时识别、清除体内异常突变细胞的能力。如果免疫监视功能失调,可引起肿瘤或病毒的持续性感染。

表 8.1　免疫的基本功能

功　能	生理性反应(有利)	病理性反应(有害)
免疫防御	防御病原微生物入侵	超敏反应/免疫缺陷
免疫稳定	清除损伤或衰老细胞	自身免疫病
免疫监视	清除突变细胞	肿瘤/病毒持续感染

任务 27.3　免疫的类型

免疫的类型包括固有性免疫和适应性免疫。

1) 固有性免疫

固有性免疫又称非特异性免疫,是生物体在长期种系发育和进化过程中逐渐形成的天然防御功能,如皮肤和黏膜及其附属物的机械性阻挡作用和分泌物杀菌、抑菌作用;吞噬细胞的吞噬作用;NK 细胞对细胞的杀伤作用;补体的抗菌作用和干扰素的抗病毒作用等。其特点如下:

①是先天遗传的,与生俱来的。

②无特异性,不针对哪一种病原体,对多种病原体都有防御作用,故又称非特异性免疫。

③作用广泛,迅速。

④初次与抗原接触即能发挥效应,但无记忆性。

非特异性免疫是机体的第一道免疫防线,也是特异性免疫的基础。

2) 适应性免疫

适应性免疫又称特异性免疫,是个体出生后受到某种病原微生物及其有害产物等抗原物质的刺激而产生的免疫,包括细胞免疫和体液免疫。其特点如下:

①特异性。即 T,B 细胞仅能针对相应抗原表位发生免疫应答。

②获得性。是个体出生后受到抗原刺激而获得的免疫。

③记忆性。再次遇到相同抗原刺激时,仍存在于体内的记忆细胞产生免疫效应,出现迅速而增强的应答。

④自限性。可通过免疫调节,使免疫应答控制在适度水平或自限终止。

项目28 固有免疫

任务 28.1 屏障结构

28.1.1 皮肤黏膜屏障

皮肤、黏膜及其附属物构成了机体的外部屏障,它们主要通过以下3种方式来抵御病原体的感染:

1)机械性阻挡作用

健康完整的皮肤和黏膜是阻挡病原生物侵入机体的第一道防线。皮肤表面覆盖多层鳞状上皮细胞,鼻黏膜上的鼻毛、呼吸道黏膜表面纤毛的定向运动,可将分泌物及附着于表面的微生物排出体外。皮肤损伤使皮肤的屏障作用受到破坏,可导致局部感染。寒冷、干燥及有害气体的刺激,可削弱呼吸道黏膜的防御功能,使机体易患气管炎、支气管炎和肺炎等呼吸道疾病。

2)分泌杀菌和抑菌物质

皮肤及黏膜附属的腺体可分泌多种抑菌和杀菌物质,如汗腺分泌的乳酸和皮脂腺分泌的脂肪酸可抑制细菌与真菌的生长。儿童易患皮癣,与儿童皮脂腺发育不完善,脂肪酸分泌量少有关。另外,呼吸道、泌尿生殖道和生理性腺体黏膜可分泌溶菌酶、抗菌肽和乳铁蛋白,消化道黏膜可分泌多种消化酶、胃酸等,均有抑菌或杀菌作用。

3)正常菌群的拮抗作用

寄居在人体皮肤、口腔、肠道和阴道中的正常菌群能通过营养竞争及其代谢产物而拮抗病原菌的生长,如肠道中的大肠杆菌能够分解糖类产酸而抑制志贺菌、金黄色葡萄球菌和白假丝酵母菌等病原菌的生长。临床上不合理的滥用抗生素,可破坏正常菌群的生存,造成感染。

28.1.2 血脑屏障

血-脑屏障即血-脑脊液屏障,是位于血液和脑组织、脑脊液之间的屏障结构,由软脑膜、脉络丛的脑毛细血管壁和壁外的星状胶质细胞组成。其组织结构致密,能阻挡血液中的病原生物及大分子物质和某些药物进入脑组织和脑脊液,从而保护中枢神经系统。婴幼儿血脑屏障发育尚未完善,故较成人易发生脑炎、脑膜炎等中枢神经系统感染。

28.1.3　胎盘屏障

胎盘屏障又称血胎屏障,是位于母体和胎儿之间的屏障,由母体子宫内膜的基蜕膜和胎儿的绒毛膜滋养层细胞共同构成。该屏障能阻止母体血液中的病原生物及有害物质和某些药物进入胎儿体内,保护胎儿免受感染。妊娠早期(前3个月内),胎盘屏障发育不完善,此时孕妇感染某些病毒(如风疹病毒、巨细胞病毒等)可导致胎儿畸形、流产或死亡。

任务 28.2　吞噬细胞及吞噬作用

28.2.1　吞噬细胞的类型

吞噬细胞主要包括大吞噬细胞和小吞噬细胞。大吞噬细胞指血液中的单核细胞和分布于不同组织中命名各异的巨噬细胞(如肝内的库普弗细胞、肺内的尘细胞、结缔组织的组织细胞等),其寿命长、形体大、富含细胞器;小吞噬细胞指血液中的中性粒细胞,其寿命短、更新快、数量多。吞噬细胞表面有多种受体,如甘露糖受体、脂多糖受体、IgGFc 受体、补体 C3b 受体等,胞浆内含有溶菌酶(含30多种酶和杀菌物质)。

28.2.2　吞噬作用

1)吞噬过程

吞噬过程(见图8.1)可分为3个阶段,具体如下:

(1)吞噬细胞与病原生物接触

吞噬细胞在趋化因子(细胞因子、活化的补体片段、某些细菌菌体成分及其产物)的作用下,向病原生物入侵部位募集与迁移,吞噬细胞与病原生物相遇,吞噬细胞通过其表面受体(甘露糖受体、脂多糖受体)识别病原生物及其产物相应的配体与之结合。也可通过 IgGFc 受体、C3b 受体与带有抗体或补体的病原生物结合。

(2)吞入病原生物

吞噬细胞对于细菌等较大的颗粒性异物,伸出伪足将其包围并摄入细胞内,形成由一层细胞膜包绕的吞噬体,即吞噬。对于病毒等较小的物质,则其附着处的吞噬细胞膜内陷形成吞饮小泡,即胞饮。

(3)杀灭病原生物

吞噬体形成后,吞噬细胞内的溶酶体向吞噬体靠近,并与之融合形成吞噬溶酶体,溶酶体内的溶菌酶、乳铁蛋白、防御素、过氧化物酶等可杀死病原生物,而蛋白酶、多糖酶、核酸酶、酯酶等将其分解,最后将不能消化的残渣排出吞噬细胞外。

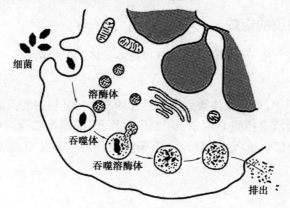

图 8.1 吞噬细胞吞噬杀菌过程示意图

2)吞噬结果

（1）完全吞噬

指吞噬细胞对病原生物既能吞入又能将其杀死和消化。如化脓性球菌等被吞噬后,一般 5～10 min 内死亡,30～60 min 被消化分解。

（2）不完全吞噬

指吞噬细胞对病原生物只能吞入而不能杀死和消化。不完全吞噬可使被吞入的病原生物在吞噬细胞内得到保护,免受机体体液中非特异性抗微生物分子、特异性抗体或抗生素的作用。有的病原生物甚至在吞噬细胞内繁殖,导致吞噬细胞死亡,或随游走的吞噬细胞经淋巴液或血液扩散到机体其他部位,造成广泛感染。不完全吞噬多见于吞噬细胞对结核分枝杆菌、病毒等细胞内寄生微生物的吞噬。

另外,在吞噬细胞吞噬过程中,溶酶体释放的多种酶在杀菌、消化异物的同时,也能破坏邻近的正常组织细胞,造成组织的免疫病理损伤。

参与非特异性免疫的细胞除了吞噬细胞,还有自然杀伤细胞、树突状细胞和肥大细胞等。

任务 28.3　补体系统

补体(complement,C)是存在于正常人和脊椎动物新鲜血清和组织液中的一组具有酶活性的球蛋白。在早期的研究中,发现它具有扩大和补充抗体作用的功能,故称为补体。现已知补体是由 30 多种分子组成,故称为补体系统(complement system)。补体系统是机体非特异性免疫的重要组成部分,在生理情况下,多数补体成分以酶原形式存在。

血清补体主要由肝细胞和巨噬细胞等产生,约占血清球蛋白总量的 10%,各成分在血清中的含量相差很大,其中 C3 含量最多。正常情况下,补体含量相对稳定,与抗原刺激无关,但在患某些疾病时可以发生变化,因此,检测补体成分的含量,有助于某些疾病的诊断。

28.3.1　补体系统的组成

补体系统由补体固有成分、补体调节蛋白和补体受体 3 部分组成。

1) 补体固有成分

存在于血清和组织中,参与补体激活过程的补体成分。其包括经典激活途径的 C1q、C1r、C1s、C4、C2、C3;旁路激活途径的 B 因子、D 因子、P 因子;甘露糖结合凝集素(MBL)激活途径的 MBL、MBL 相关的丝氨酸蛋白酶(MASP);3 条途径共有成分及组成攻膜复合物的 C5、C6、C7、C8、C9。

2) 补体调节蛋白

存在于血清中以及细胞膜表面,调控补体活化强度的补体成分。它包括血浆中 C1 抑制物(C1NH)、C3b 灭活因子(I 因子)、C3b 灭活促进因子(H 因子)、C4 结合蛋白(C4bp)、攻膜复合物抑制物(S 蛋白);存在于细胞膜表面的衰变加速因子(DAF)、膜辅助蛋白(MCP)等。多数调节因子具有抑制作用,在补体激活过程中发挥调控作用,维护补体激活过程的平衡与稳定。

3) 补体受体(CR)

存在于不同细胞膜表面、能与相应的有活性的补体片段结合、介导多种生物学活性的受体分子。目前,已发现的补体受体有 CR1-CR5、C3aR、C4aR、C5aR、C1qR 及调节蛋白的受体等。

28.3.2　补体系统的命名

世界卫生组织命名委员会对补体统一命名,把参与经典激活途径的成分以符号"C"表示,按发现的顺序分别称为 C1—C9。其中,C1 是由 C1q、C1r、C1s3 个亚单位组成;参与旁路激活途径的成分用大写英语字母表示,分别称为 B 因子、D 因子、P 因子等;补体调节蛋白根据其功能命名,如 C1 抑制物、C4 结合蛋白等;补体活化后的裂解片段在该成分的符号后面附加小写字母表示,如 C3a,C3b 等;激活后具有活性的成分或复合物在其符号上面加一横线表示,如 $\overline{C(4b2b)}$、$\overline{C(3bBb)}$ 等;已失去活性的补体成分在其符号前加 i 表示,如 iC3b。

28.3.3　补体的理化性质

补体的化学本质是蛋白质,因此其理化性质极不稳定,多种理化因素会影响其活性,尤其对热敏感,56 ℃ 30 min 能使多数补体成分失活,即补体灭火。补体对蛋白酶敏感,在 0 ~ 10 ℃时,其活性只能保持 3 ~ 4 d,故临床检测应用新鲜血清,补体应保存在 −20 ℃以下。

28.3.4　补体的激活与调节

正常情况下,补体成分均以非活性的酶原形式存在。补体系统的激活途径有 3 条:经典激活途径、旁路激活途径和甘露聚糖结合凝集素激活途径。

1) 经典激活途径

经典激活途径又称传统途径或第一途径,参与的补体成分有 C1、C4、C2、C3,激活物主要是 IgG 和 IgM 类抗体与相应的抗原结合形成的免疫复合物(IC),由 C1q 与抗原抗体复合物结合而启动。激活过程大体上分为以下 3 个阶段:

（1）识别阶段

识别阶段是指识别 IC 而活化并形成 C1 酯酶的过程。C1 是由一分子 C1q 和两分子 C1r 和两个 C1s 组成(见图 8.2)。在 Ca^{2+} 存在时,它们连接形成 C1q2r2s。当 IgG 或 IgM 和抗原结合后,导致分子构型改变,使 Fc 段上的补体结合点暴露出来,C1q 分子识别并与之结合,进一步活化 C1r、C1s,从而形成具有丝氨酸蛋白酶活性的 C1 复合物,即 C1 酯酶。

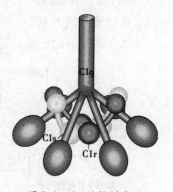

图 8.2　C1 结构模式图

（2）活化阶段

活化阶段即形成 C3 和 C5 转化酶的过程。C1s 首先裂解 C4,产生 2 个片段,小分子片段 C4a 游离于液相中,具有过敏毒素活性,大分子片段 C4b 结合于邻近细胞表面。在 Mg^{2+} 存在下,C2 与细胞膜上的 C4b 结合,继而被 C1s 裂解,产生的小分子片段 C2a 释放入液相,大分子片段 C2b 与 C4b 结合形成 C3 转化酶($\overline{C4b2b}$)。C3 转化酶裂解 C3,产生的小分子片段 C3a 进入液相,大分子片段 C3b 与 $\overline{C4b2b}$ 结合形成 C5 转化酶($\overline{C4b2b3b}$)。

（3）攻膜阶段

攻膜阶段形成攻膜复合物。C5 转化酶可将 C5 裂解为 C5a 和 C5b,小片段 C5a 游离于液相,大片段 C5b 首先与 C6 结合成 C5b6 复合物,继而与 C7 结合成 C5b67 复合物,插入细胞膜磷脂双层中。C5b67 复合物与 C8 有高亲和力而结合,形成 C5b678 复合物,并牢固黏附于细胞膜表面。此时,细胞膜出现轻微损伤,但还不能溶解细胞。最终效应需要 C9 参与,12～19 个 C9 与 C5b678 结合形成 C5b6789n 复合物,即攻膜复合物(MAC)。插入细胞膜的 MAC 形成穿透细胞膜磷脂双层的孔道,最终导致细胞溶解。

2) 旁路激活途径

旁路激活途径又称替代途径。该途径越过了 C1、C4、C2,直接激活 C3,B 因子、D 因子、P 因子等参与激活过程。激活物为细菌细胞壁的脂多糖、肽聚糖、酵母多糖,凝聚的 IgA 和 IgG4 等。

正常条件下,血清中的 C3 受蛋白酶的作用,可缓慢、持续地产生少量 C3b,液相中的 C3b 很快被 I 因子灭活。在 Mg^{2+} 存在下,C3b 可与 B 因子结合形成 $\overline{C3bB}$ 复合物。血清中有活性的 D 因子作用于 $\overline{C3bB}$,把复合物中的 B 因子裂解成 Ba 和 Bb,其中 Ba 游离于液相中,Bb 仍与 C3b 结合在一起,即 $\overline{C3bBb}$,也就是 C3 转化酶。$\overline{C3bBb}$ 可裂解 C3,但效率低且不稳定,容易被 I 因子和 H 因子灭活。旁路途径的激活过程是补体系统的一个重要放大机制。激活物质的存在,为 C3b 等成分提供了不易被灭活的保护性微环境,使 C3 能不断被裂解,产生大量 C3b,在 B 因子和 D 因子参与下形成更多的 $\overline{C3bBb}$(此时,如有 P 因子的加入,可形成更为稳定的 C3 转化酶,即 $\overline{C3bBbP}$),继而进一步裂解 C3 产生 C3b。由此形成了旁路途径的正反馈放大环路。由于 C3b 的增多,C3b 和沉积于细胞表面的 $\overline{C3bBb}$ 结合形成新的复合物 $\overline{C3bBbP}$

（C 3bnBb）和 C 3bBb3bP，即旁路途径的 C5 转化酶。进一步裂解 C5，并形成与经典途径具有相同生物学效应的 MAC。

补体 3 条激活途径及共同末端效应如图 8.3 所示。

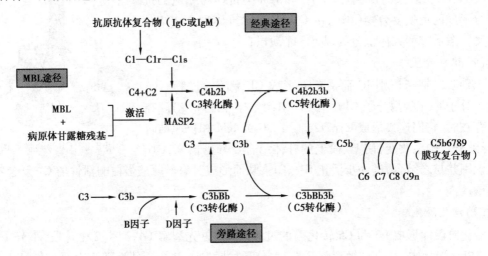

图 8.3 补体 3 条激活途径及共同末端效应

3）甘露聚糖结合凝集素激活途径

甘露聚糖结合凝集素激活途径（MBL）又称凝集素途径，该途径与经典途径相似，但不需要免疫复合物和 C1。激活物是病原微生物感染早期诱发肝细胞产生的急性期蛋白，如 MBL 和 C 反应蛋白等。

MBL 的分子结构与 C1q 相似，是钙依赖性糖结合蛋白，急性炎症期其含量明显升高，能与病原微生物表面的甘露糖基结合，并发生构型改变，激活与之相连的 MBL 相关的丝氨酸蛋白酶（MASP-1、MASP-2）。MASP 与活化的 C1 酯酶（C1s）有相同的生物学活性，能活化 C4 和 C2，形成 C3 转化酶，继而活化裂解 C3，之后的过程与经典途径相同。

4）补体激活的调节

正常情况下，补体的激活反应受到一系列严密调控，以保持补体系统激活与灭活的动态平衡，防止补体成分过度消耗和对自身组织的损伤。这种调控机制主要通过补体成分的自身衰变和存在于体液中和细胞膜上的各种调节因子来实现。

（1）自身衰变的调节

补体激活过程中产生的中间产物极不稳定，易自行衰变，如 C4b、C2b 的衰变影响 C 4b2b 的形成。不同激活途径产生的 C3 转化酶和 C5 转化酶也极易衰变失活，从而限制了后续补体成分的酶促反应。

（2）补体调节蛋白的调节

可溶性的 C4bP、C1INH、H 因子、I 因子等对活性片段 C1s、C4b、C3b 和 C3bBb 等具有灭活作用。许多细胞表面存在 MCP、DAF 等，它们对自身细胞表面的活性片段具有灭活作用。补体的激活与抑制处于精细的平衡状态，从而有效地杀灭病原微生物和防止对自身组织细胞的损伤。

28.3.5　补体的生物学作用

补体系统的激活过程中产生的 MAC 及多种补体裂解片段等具有多种生物学效应。

1) 溶解细胞作用

补体系统活化后,能溶解多种细胞,如红细胞、白细胞、血小板、细菌、支原体、包膜病毒和某些肿瘤细胞等。补体的溶解细胞作用是机体抗感染的机制之一。在某些情况下补体也可引起宿主自身细胞溶解,导致组织损伤与疾病。

2) 调理作用和免疫黏附作用

补体激活过程中产生的活性片段 C3b、C4b 等与细胞、细菌等颗粒性抗原结合,可促进吞噬细胞的吞噬作用,称为调理作用。这与吞噬细胞表面的补体受体有关。C3b 与可溶性免疫复合物或病毒结合后,通过 C3b 与表达 C3b 受体的红细胞、血小板等结合,形成较大的聚合物,有利于吞噬细胞的捕获与吞噬,从而将可溶性免疫复合物清除,称为免疫黏附作用。调理作用和免疫黏附作用是机体抗感染的重要防御机制。

3) 清除免疫复合物作用

血液中中等大小的可溶性循环免疫复合物(CIC)可沉积于血管壁,通过激活补体而造成局部组织损伤。补体参与清除免疫复合物,维护机体内环境稳定。补体与 Ig 的 Fc 段结合,可改变 Ig 的空间构象,抑制新的 IC 形成,或者使形成的 IC 溶解。补体 C3b、C4b 的免疫黏附作用使 CIC 与红细胞、血小板结合,形成较大聚合物而被吞噬和清除。

4) 炎症介质作用

补体活化过程中产生的 C2a 具有激肽样作用,能增加血管通透性,引起局部炎症充血。C5a、C3a、C4a 具有过敏毒素作用,可与肥大细胞、嗜碱性粒细胞膜表面的相应受体结合,使其脱颗粒释放组胺等生物活性物质,导致血管扩张、通透性增加、平滑肌痉挛和局部水肿等过敏反应。其中,C5a 的过敏毒素作用最强。C5a、C3a 等具有趋化作用,能吸引中性粒细胞向炎症部位聚集,发挥吞噬作用,增强炎症反应。

任务 28.4　固有免疫的生物学功能

固有免疫是在长期的种系发育和进化过程中逐渐形成的,是机体抵抗病原体入侵的第一道防线,在机体抗感染中发挥重要作用。

固有免疫可对多种病原体产生防御作用,且对侵入的病原体作出迅速应答,产生非特异性抗感染免疫作用;固有免疫也可参与对体内损伤、衰老、畸变细胞的清除;固有免疫能启动适应性免疫应答,并影响适应性免疫应答的类型,协助适应性免疫应答发挥免疫效应。

项目29　适应性免疫

适应性免疫是机体出生后在抗原性异物的诱导下产生的针对该抗原的特异性免疫应答,故又称获得性免疫应答或特异性免疫应答。适应性免疫是由多种细胞和分子协同完成的,根据参与的细胞类型和效应机制的不同,适应性免疫可分为 B 细胞介导的体液免疫应答和 T 细胞介导的细胞免疫应答两种类型。

任务 29.1　抗　原

29.1.1　抗原的概念

在免疫学发展的早期,人们应用细菌或其外毒素给动物注射,经过一段时间后,用体外实验证明,在其血清中存在一种能使细菌发生特异性凝集反应的物质,称为凝集素;或能特异性中和外毒素的物质,称为抗毒素。其后将血清中这种具有特异性反应的物质,统称为抗体(antibody, Ab);将能刺激机体产生抗体的物质,统称为抗原(antigen, Ag)。随着现代免疫学的发展,已经证明,上述抗原的概念已不能完全概括其含义。

目前认为,抗原是一种能刺激机体免疫系统产生特异性应答,并能与相应的免疫应答产物(抗体或效应淋巴细胞)在体内或体外发生特异性结合的物质。抗原具有以下两种特性:

①免疫原性。是指抗原刺激机体特定的免疫细胞进行活化、增殖、分化,产生免疫效应物质(抗体或效应淋巴细胞)的特性。

②免疫反应性。是指抗原与其诱生的抗体或效应淋巴细胞特异性结合,产生免疫反应的特性。

根据抗原的特性,将既具有免疫原性又有免疫反应性的物质称为完全抗原。如多数蛋白质、细菌、病毒等。有些简单、小分子量的有机分子,如多数的多糖、类脂、某些小分子药物,本身不具有免疫原性,但具有免疫反应性,称为半抗原。半抗原与蛋白质结合后可获得免疫原性。与半抗原结合的蛋白质称为载体。这种半抗原-载体复合物不但可刺激机体产生针对半抗原的抗体,也可产生针对蛋白质载体的抗体。

29.1.2 决定抗原免疫原性的条件

1)异物性

免疫学中的异物指凡在胚胎期与免疫细胞未接触过的物质。正常情况下,机体的免疫系统具有精确识别"自己"和"非己"物质的能力。生物之间种系关系越远,组织结构差异越大,免疫原性越强;反之,种系关系越近,免疫原性越弱。例如,鸭血清蛋白对家兔呈强的免疫原性,而对鸡呈弱免疫原性。

异物性是决定抗原免疫原性的核心条件。根据亲缘关系,异物可包括:

①异种物质。各种病原生物、动物血清、植物蛋白等。

②同种异体物质。人类红细胞血型抗原、组织相容性抗原系统等。

③自身物质。因外伤、感染、药物、辐射等使自身组织结构改变,或未与免疫活性细胞接触过的隐蔽成分(如精子、眼晶状体蛋白等)释放入血与免疫活性细胞接触,这些自身物质均可成为抗原,导致自身免疫性疾病。

2)大分子物质

凡具有免疫原性的物质,分子质量一般在 10.0 kDa 以上,分子质量越大,免疫原性越强。大分子物质免疫原性较强的原因如下:

①分子量越大,其表面的化学基团(抗原决定簇)越多,而淋巴细胞要求有一定数量的抗原决定簇才能被活化。

②大分子胶体物质,其化学结构稳定,在体内停留时间长,能使淋巴细胞得到持久刺激,有利于免疫应答的发生。分子质量小于 4.0 kDa 的物质,一般无免疫原性(少数如胰高血糖素等例外)。

3)结构与化学组成

免疫原性除与异物性和分子量有关外,还与其化学结构相关,抗原物质必须有较复杂的分子结构。含有大量芳香族氨基酸(尤其是酪氨酸)的抗原免疫原性较强,以直链氨基酸为主组成的蛋白质,免疫原性较弱。例如,明胶蛋白,分子量虽高达 100 kDa,但由于其主要成分为直链氨基酸,易在体内降解为低分子物质,故免疫原性很弱,如果在明胶分子中加入少量(2%)的酪氨酸,就可增强免疫原性。多数大分子蛋白质均具有良好的免疫原性,多糖、糖蛋白、脂蛋白及糖脂等也具有免疫原性。细菌的荚膜多糖、脂多糖及人类 ABO 血型抗原的免疫原性取决于其单糖的数目和类型。核酸分子一般无免疫原性,但如与蛋白质结合形成核蛋白则具有免疫原性。

4)机体因素

决定某一物质是否具有免疫原性,除与上述条件有关外,还受到机体的遗传、年龄、性别、生理状态、健康状态及个体差异等诸多因素的影响。此外,抗原进入机体的剂量和途径也与免疫原性的强弱有关,两次免疫的间隔时间、次数以及佐剂等均影响免疫应答的强弱。

29.1.3　抗原的特异性与交叉反应

1)抗原的特异性

抗原的特异性是指抗原刺激机体产生免疫应答及其与应答产物发生反应所显示的专一性。抗原的特异性表现在:免疫原性的特异性,是指抗原只能刺激免疫系统产生针对该抗原的抗体和效应淋巴细胞;免疫反应性的特异性,是指抗原只能与相应的抗体和(或)效应淋巴细胞结合或反应。特异性是免疫应答的最根本的特点,也是免疫学诊断和免疫学防治的理论依据。

(1)抗原决定簇

抗原决定簇是指存在于抗原分子中决定抗原特异性的特殊的化学基团,又称表位。抗原就是通过抗原决定簇与相应淋巴细胞表面的抗原受体(BCR/TCR)结合,引起了免疫应答。抗原决定簇的大小相当于相应抗体的抗原结合部位,一般由 5～8 个氨基酸残基、多糖残基或核苷酸组成。一个抗原分子可具有一种或多种不同的抗原决定簇,位于分子表面的决定簇,易被相应的淋巴细胞识别,具有易接近性,可启动免疫应答,称为功能性抗原决定簇。位于抗原分子内部的决定簇,一般情况下被包绕于分子内部不能引起免疫应答,称为隐蔽的抗原决定簇。如果受到各种理化因素的作用而暴露出内部的决定簇可使抗原结构发生改变,成为变性抗原。如某些疫苗,可因理化因素使外部抗原决定簇消失,内部抗原决定簇暴露,导致疫苗失效。

抗原结合价指能和抗体分子结合的功能性抗原决定簇的数目,也即能与抗体分子结合的抗原表位的总和。半抗原为单价,完全抗原为多价。大多数天然抗原的分子结构十分复杂,由多种、多个抗原决定簇组成,是多价抗原,可与多个抗体分子交互结合。

(2)抗原决定簇对抗原特异性的影响

抗原决定簇的性质、数量和空间构象决定了抗原的特异性。抗原借此与相应淋巴细胞表面的受体结合,激活淋巴细胞引起免疫应答;也借此与相应抗体发生特异性结合产生免疫反应。因此,抗原决定簇是被免疫细胞识别的标志及免疫反应具有特异性的物质基础。

(3)载体决定簇与半抗原决定簇

将一种半抗原偶氮化后再结合到蛋白质载体上,制备成人工复合抗原。用此复合抗原免疫动物后可分别获得针对半抗原和载体蛋白的相应抗体。因为这种复合抗原蛋白质载体上除原有的抗原决定簇外,又加上了半抗原这一决定簇。因此,每一种半抗原可以理解为单一的抗原决定簇,而天然的蛋白质抗原,常带有多种不同的抗原决定簇,可以说是带有多种半抗原的大分子。

免疫应答中,B 淋巴细胞识别半抗原,并呈递载体决定簇给 T 淋巴细胞识别载体决定簇,以此将 T、B 淋巴细胞连接起来,方能激活 B 细胞产生特异性免疫应答,此效应称为半抗原-载体效应。半抗原-载体效应解释了一些低分子化合物(如青霉素、阿司匹林、苯胺染料等)与体内组织蛋白(载体)结合后,可成为完全抗原诱导机体产生超敏反应,造成免疫损伤的机制。

2)共同抗原和交叉反应

天然抗原分子结构复杂,带有多种抗原决定簇。一般来说,每种决定簇都能刺激机体产生一种特异性抗体,因此,复杂抗原能使机体产生多种抗体。如一种细菌感染机体后可测到体内有其鞭毛抗体、菌体抗体、荚膜抗体等多种成分的抗体。有时两种不同的抗原之间可存在某些相同或相似的抗原决定簇,称为共同抗原(common antigen)。抗体与具有相同或相似决定簇的抗原之间出现的反应,称为交叉反应。交叉反应由于两者之间并不完全吻合,故结合力较弱,亲和力低。在进行血清学诊断时应予注意,以免造成误诊。

29.1.4　抗原的类型

1)根据抗原的来源及与机体的亲缘关系分类

（1）异种抗原

异种抗原是指来自另一物种的抗原物质,如植物花粉、异种动物血清、各种微生物及其代谢产物等。

（2）同种异型抗原

同种异型抗原是指来自同种生物而基因型不同的个体的抗原物质,如人类红细胞血型抗原、组织相容性抗原等。

（3）自身抗原

机体对正常的组织和体液成分处于免疫耐受状态,当自身耐受被打破,即可引起自身免疫应答。它包括修饰的自身抗原和隐蔽的自身抗原。

（4）异嗜性抗原

异嗜性抗原是指不同种属生物间存在的共同抗原。

2)根据抗原激活 B 细胞产生抗体是否需要 T 细胞的辅助分类

根据抗原激活 B 细胞产生抗体是否需要 T 细胞的辅助分类,可分为胸腺依赖性抗原(TD-Ag)和胸腺非依赖性抗原(TI-Ag)两种(见表8.2)。

（1）胸腺依赖性抗原

这类抗原刺激 B 细胞产生抗体必须有 T 细胞的参与。大多数天然抗原(如细菌、异种血清)和大多数蛋白质抗原为 TD-Ag。此类抗原的特点:分子量大,结构复杂;既有 B 细胞决定簇,又有 T 细胞决定簇;刺激机体主要产生 IgG 类抗体,既能引起体液免疫,又能引起细胞免疫,具有回忆应答。

（2）胸腺非依赖性抗原

这类抗原刺激 B 细胞产生抗体不需要 T 细胞的参与。少数抗原为 TI-Ag,如细菌脂多糖、荚膜多糖、聚合鞭毛素等。此类抗原的特点:有相同 B 细胞决定簇,且重复出现,无 T 细胞决定簇;刺激机体产生 IgM 类抗体,只能引起体液免疫,不能引起细胞免疫,不引起回忆应答。

表 8.2　TD-Ag 和 TI-Ag 的区别

分　类	TD-Ag	TI-Ag
化学特性	多为蛋白质	多为某些多糖类
T 细胞辅助	必需的	无须
抗体类型	多种,主要为 IgG	IgM
免疫应答	体液免疫和细胞免疫	体液免疫
免疫记忆	有	无

3) 其他分类方法

根据抗原的特性,可分为完全抗原和半抗原;根据抗原获得方式可分为天然抗原、人工抗原、合成抗原;根据抗原是否在抗原呈递细胞内合成可分为内源性抗原和外源性抗原。

29.1.5　医学上重要的抗原

1) 病原生物及其代谢产物

各种病原生物(如细菌、病毒、寄生虫等)对机体均有较强的免疫原性。微生物虽结构简单,但化学组成却相当复杂。因此,微生物是一个含有多种抗原决定簇的天然抗原复合物。例如,细菌具有表面抗原、鞭毛抗原、菌体抗原、荚膜抗原等,这些抗原成分均可作为微生物鉴定、分型的依据;而寄生虫的抗原结构则更为复杂。

2) 动物免疫血清

用类毒素免疫动物(如马、羊)后,动物血清中可含有大量相应的抗毒素抗体,即动物免疫血清。临床上常用抗毒素对相应疾病进行特异性治疗及紧急预防。这种来源于动物血清的抗毒素,既是抗毒素抗体,又可作为动物血清。对人体具有二重性:一方面可向机体提供特异性抗体(抗毒素),能中和细菌产生的相应外毒素,起到防治疾病的作用;另一方面对人而言又是一种具有免疫原性的异种蛋白质(动物血清),可刺激机体产生抗动物血清的抗体,当机体再次接受此种动物血清时,有可能发生超敏反应。目前,随着动物免疫血清纯化技术的提高,发生超敏反应的几率也随之减少。

3) 异嗜性抗原

异嗜性抗原是一类与种属特异性无关、存在于不同种系生物间的共同抗原。有些病原微生物与人体某些组织具有共同抗原成分,是引起免疫性疾病的原因之一。例如,溶血性链球菌的多糖和蛋白质抗原与人体的心肌、心瓣膜或肾小球基底膜之间有共同抗原存在,当机体感染溶血性链球菌并产生抗体后,可与含有异嗜性抗原的上述组织结合,通过免疫反应造成机体的组织损伤,临床表现为风湿热或肾小球肾炎;大肠埃希菌 OX_{14} 型的脂多糖与人的结肠黏膜之间也有异嗜性抗原存在,与溃疡性结肠炎的发病机制有关。

有些异嗜性抗原的存在可协助疾病的诊断。例如,某些立克次体与变形杆菌之间存在异嗜性抗原,临床上用变形杆菌 OX_{19} 和 OX_2 菌株代替立克次体作为抗原,进行斑疹伤寒的辅助诊断,称为外斐反应;传染性单核细胞增多症患者血清中,可出现凝集羊红细胞的异嗜性抗体,可用羊红细胞凝集反应进行诊断。

4) 同种异型抗原

同种异型抗原是指在同一种属的不同个体之间存在的特异性抗原。由于人类遗传基因的不同,细胞表面的抗原结构也存在差异,因此,不同个体的细胞或组织之间存在同种异型抗原。人类重要的同种异型抗原有组织相容性抗原、免疫球蛋白遗传标志抗原、血型抗原。

（1）红细胞抗原(血型抗原)

①ABO 血型抗原。根据人类红细胞表面 A,B 抗原的不同,可将血型分为 A 型、B 型、AB型、O 型。

　　ABO血型不符的血液在体外混合可出现凝集现象,如输入人体内可引起溶血反应。因此,临床输血前均要进行交叉配血(供血者红细胞加受血者血清、受血者红细胞加供血者血清),以防止错误输血引起严重的输血反应。目前,在A、B血型抗原中均发现有亚型存在,在临床配血工作中应予以注意。

　　②Rh血型系统。Landsteiner和Wiener在1940年发现将恒河猴的红细胞免疫家兔后得到的抗体可与多数人的红细胞发生凝集,表明人类红细胞上有一种与恒河猴红细胞相同的抗原,命名为Rh抗原。根据红细胞表面Rh抗原的存在与否可将人类红细胞分为Rh阳性(Rh^+)和Rh阴性(Rh^-)两种。人类血清中不存在抗Rh的天然抗体,抗Rh抗体仅在接受免疫的情况下产生。例如,将Rh^+的血液输给Rh^-的受者或Rh^-的母亲妊娠了一个Rh^+的胎儿,导致体内产生抗Rh抗体,如果输入Rh^+红细胞或再次妊娠Rh^+胎儿时,则可能产生输血反应或新生儿溶血症。

　　(2)组织相容性抗原或人类白细胞抗原

　　组织相容性是指不同个体间进行器官或组织移植时供者与受者相互接受的程度。人类白细胞抗原(human leukocyte antigen,HLA)存在于白细胞、淋巴细胞、血小板和一切有核细胞表面,主要参与免疫应答、免疫调节,且与移植排斥及某些疾病相关。

5)自身抗原

　　能引起机体发生免疫应答的自身成分,称为自身抗原。正常情况下,机体对自身成分不产生免疫应答,即免疫耐受。在某些特殊情况下,如自身成分结构改变、隐蔽抗原暴露、自身免疫细胞功能异常等,自身成分也可成为抗原物质,引起免疫应答,导致自身免疫病。自身抗原主要包括隐蔽性自身抗原和被修饰的自身抗原。

　　隐蔽性自身抗原如脑组织、精子、眼晶状体蛋白、甲状腺球蛋白等,在正常情况下,由于与免疫系统相对隔绝,因此不能激发免疫应答;当相关部位被感染或发生外伤及手术后,这些成分可进入血液,即隐蔽性自身物质被释放,暴露于免疫系统,引起自身免疫应答。被修饰的自身组织成分在感染、烧伤、电离辐射、化学药物等因素的作用下,发生改变,出现新的抗原表位,引起自身免疫应答。

6)肿瘤抗原

　　肿瘤抗原是细胞在癌变过程中出现的新抗原及过度表达的抗原物质的总称。肿瘤抗原分为肿瘤特异性抗原(tumor specific antigen,TSA)和肿瘤相关抗原(tumor associated antigen,TAA)两大类。

　　(1)肿瘤特异性抗原

　　TSA是只存在于肿瘤细胞表面,为某一肿瘤细胞所特有的抗原。TSA在实验动物肿瘤中已被证实。近年来,应用单克隆抗体技术已在黑色素瘤、结肠癌、乳腺癌等肿瘤细胞表面检测到肿瘤特异性抗原。

　　(2)肿瘤相关抗原

　　TAA为非肿瘤细胞所特有的,正常细胞也可表达的抗原,但在细胞癌变时,其含量明显增加,此类抗原只表现出量的变化,而无严格的肿瘤特异性,胚胎抗原是其中的典型代表。胚胎抗原是指在胚胎发育阶段由胚胎细胞产生的正常成分,在胚胎发育后期减少,出生后逐渐消失或残留极微量,而细胞癌变时此类抗原重新合成。目前,研究较清楚的胚胎抗原有以下两种:

①甲胎蛋白(alpha fetoprotein,AFP)。是胎儿肝细胞合成的一种糖蛋白,可抑制母体的免疫排斥。成年人几乎检测不到,肝细胞癌变时血清中大量存在。

②癌胚抗原(carcinoembryonic antigen,CEA)。是一种与细胞膜疏松结合的抗原,容易脱落,如肠癌细胞产生的癌胚抗原。

AFP 和 CEA 的免疫原性弱,因它们在胚胎时期均已出现,机体的免疫系统已对其产生免疫耐受,不会产生免疫应答。但 AFP 和 CEA 可作为肿瘤标志,通过检测患者血清中 AFP 和 CEA 水平,有助于原发性肝癌和结肠癌的早期诊断。

7)超抗原

常规抗原只能激活极少数具有抗原特异性受体的 T 细胞克隆。近年来发现某些抗原物质,只需极低浓度(1~10 ng/mL)即可激活体内大量(2%~20%)T 细胞克隆,产生极强的免疫应答效应,这类抗原称为超抗原(super antigen,sAg)。它对 T 细胞的激活方式有别于常规抗原与有丝分裂原。

超抗原多是一些微生物及其代谢产物,如金黄色葡萄球菌肠毒素(SE)A-E、葡萄球菌表皮剥脱毒素(ET)、金黄色葡萄球菌毒性休克综合征毒素 1(TSST-1)、链球菌致热外毒素、链球菌 M 蛋白、某些病毒蛋白等。

超抗原与普通抗原不同,主要是可以激活多克隆 T 细胞,极低浓度即可刺激 T 细胞增殖,不需要常规的细胞内抗原呈递,无 MHC 限制性。超抗原可刺激 T 细胞释放大量的细胞因子如IL-2、IFN-γ、TNF-β、CSF 等,引起发热、多器官衰竭、休克甚至死亡。毒性休克综合征(TSS)就是超抗原导致人类疾病的一个典型例子。

总之,超抗原可能参与机体的多种生理和病理效应,与许多毒素性疾病的发病机制、机体的抗肿瘤免疫以及自身免疫病的发生有着密切关系。

任务 29.2　免疫器官与细胞

免疫系统由免疫器官、免疫细胞和免疫分子组成。免疫器官分为中枢免疫器官和外周免疫器官。免疫细胞主要由造血干细胞、淋巴细胞(T、B、NK、LAK 细胞)、单核-吞噬细胞、树突状细胞及粒细胞、红细胞、肥大细胞等。

29.2.1　免疫器官

免疫器官按其发生与功能不同,可分为中枢免疫器官和外周免疫器官。两者通过血液循环和淋巴系统相互联系。

1)中枢免疫器官

中枢免疫器官又称为初级淋巴器官,人类和其他哺乳动物的中枢免疫器官包括骨髓和胸腺。鸟类的腔上囊相当于哺乳类的骨髓。中枢免疫器官是各类免疫细胞发生、分化和成熟的场所。

（1）骨髓

骨髓是人类 B 细胞分化发育成熟的场所,也是各类血细胞和免疫细胞的发源地。骨髓位于骨髓腔内,由造血组织和血窦构成。造血组织主要由骨髓基质细胞和造血细胞组成。骨髓内有大量的造血干细胞,造血干细胞具有分化成不同血细胞的能力,故也称多能造血干细胞。骨髓基质细胞和其产生的多种细胞因子构成造血干细胞分化的微环境。骨髓造血干细胞首先分化为髓系祖细胞和淋巴系祖细胞。髓系祖细胞最终分化为粒细胞、单核细胞、红细胞、血小板。淋巴系祖细胞一部分经血迁入胸腺,发育为成熟 T 细胞和自然杀伤细胞(NK 细胞);另一部分则在骨髓内分化为 B 细胞,然后经血液循环迁至外周免疫器官。骨髓也是再次免疫应答的场所,所产生的抗体是血清抗体的主要来源。骨髓功能缺陷可导致体液免疫和细胞免疫缺陷。

（2）胸腺

胸腺位于胸骨后、心脏上方。胸腺出现于胚胎第 9 周,胚胎第 20 周发育成熟,新生儿期胸腺重 15 ~ 20 g,以后逐渐增大,至青春期可达 30 ~ 40 g。青春期后,胸腺随年龄增大而逐渐萎缩退化。老年期胸腺萎缩,多被脂肪组织取代,功能也衰退。胸腺表面有结缔组织被膜伸入胸腺实质,将实质分隔成若干胸腺小叶。胸腺小叶外层为皮质,内层为髓质。胸腺的主要成分是胸腺细胞和胸腺基质细胞。胸腺细胞主要为处于不同分化阶段的未成熟 T 细胞。胸腺基质细胞包括胸腺上皮细胞、巨噬细胞、树突状细胞和成纤维细胞。胸腺基质细胞及其分泌的胸腺激素和细胞因子等,共同构成胸腺细胞分化的微环境。

胸腺是 T 细胞发育的主要场所。来自骨髓的淋巴系祖细胞在胸腺微环境诱导下,90% 以上的胸腺细胞死亡,少部分胸腺细胞最终分化发育为成熟的功能性 CD_4^+ T 细胞、CD_8^+ T 细胞,并获得自身免疫耐受和 T 细胞识别抗原的 MHC 限制性,成熟 T 细胞移行至外周淋巴器官及血液循环中,发挥细胞免疫功能和辅助体液免疫功能。

2）外周免疫器官

外周免疫器官也称次级淋巴器官,是成熟淋巴细胞定居和产生免疫应答的场所。外周免疫器官包括淋巴结、脾、黏膜相关淋巴组织等。

（1）淋巴结

人体有 500 ~ 600 个淋巴结,广泛分布于全身非黏膜部位的淋巴通道上,常成群分布于肺门、腹股沟、腋下等处。淋巴结内主要由 T 细胞、B 细胞、巨噬细胞和树突状细胞。

①淋巴结的结构。淋巴结表面覆盖有结缔组织被膜,被膜深入实质形成小梁,淋巴结分为皮质和髓质,彼此通过淋巴窦相通。皮质位于被膜下,包括浅皮质区、深皮质区和皮质淋巴窦。髓质区由髓索和髓窦组成。浅皮质区又称非胸腺依赖区,是 B 细胞定居的场所。该区有初级淋巴滤泡和次级淋巴滤泡。初级淋巴滤泡即淋巴小结,为未受抗原刺激的淋巴滤泡,主要含静止的初级 B 细胞;次级淋巴滤泡为受抗原刺激的淋巴滤泡,其内出现生发中心,含大量增殖分化的 B 细胞。深皮质区位于浅皮质区和髓质之间,即副皮质区,也称胸腺依赖区,是 T 细胞定居的场所。该区有许多由内皮细胞组成的毛细血管后微静脉,也称高内皮微静脉,在淋巴细胞再循环中起重要作用。髓索内含 B 细胞、浆细胞、T 细胞、肥大细胞及巨噬细胞等,髓窦内富含巨噬细胞,有较强滤过作用。

②淋巴结的功能。淋巴结是成熟 T 细胞和 B 细胞定居的主要部位。其中,T 细胞占淋巴

结内淋巴细胞总数的 75%，B 细胞占 25%；抗原呈递细胞所摄取的抗原进入淋巴结,将已被加工、处理的抗原呈递给淋巴结内的 T 细胞,使之活化、增殖、分化为效应性 T 细胞,发挥免疫效应;淋巴细胞在血液、淋巴液、淋巴器官和组织间反复循环的过程称为淋巴细胞再循环。定居在外周免疫器官的淋巴细胞,由输出淋巴管进入胸导管,经上腔静脉进入血液循环,在淋巴结副皮质区穿越高内皮微静脉,返回外周免疫器官或组织。淋巴细胞再循环使淋巴细胞有更多的机会与抗原和抗原呈递细胞接触,淋巴组织不断从循环池中补充新的淋巴细胞,以增强机体的免疫功能;侵入机体的病原微生物、毒素或其他有害物质,随淋巴液进入局部淋巴结。淋巴结在淋巴窦中缓慢移动,有利于淋巴窦内的巨噬细胞吞噬、清除抗原性异物,发挥滤过淋巴液的作用。

（2）脾脏

脾是人体内最大的淋巴器官。

①脾脏的结构。脾外层为结缔组织被膜,被膜向脾内伸展形成若干小梁。脾实质可分为白髓、红髓和边缘区 3 部分,脾内含有大量淋巴窦。白髓由密集的淋巴细胞构成,包括动脉周围淋巴鞘和淋巴滤泡。动脉周围淋巴鞘为胸腺依赖区,即 T 细胞居住区。鞘内的淋巴滤泡为非胸腺依赖区,即 B 细胞居住区。红髓分布于白髓周围,包括髓索和髓窦,髓索内主要为 B 细胞,也含巨噬细胞和树突状细胞。边缘区位于白髓和红髓交界处,是血液和淋巴液进出的通道。

②脾脏的功能。T、B 细胞定居的场所,脾是各种成熟淋巴细胞定居的场所,其中 B 细胞约占淋巴细胞总数的 60%，T 细胞占 40%；T、B 细胞发生免疫应答的场所,脾脏内的 T、B 细胞接受抗原刺激,并发生免疫应答;生物合成作用,脾脏可合成某些生物活性物质,如补体、干扰素等;滤过作用,脾脏可清除血液中的病原体、衰老死亡的红细胞、白细胞、某些退变细胞、免疫复合物、其他异物,从而发挥过滤作用,使血液得到净化。

（3）黏膜相关淋巴组织

机体约有 50% 的淋巴组织分布于黏膜系统,人体黏膜的表面积约 400 m^2,是病原微生物等抗原性异物侵入机体的主要途径。

①黏膜相关组织的组成。主要由肠相关淋巴组织、鼻相关淋巴组织和支气管相关淋巴组织所组成,包括呼吸道、消化道和泌尿生殖道黏膜固有层和上皮细胞下散在的无被膜淋巴组织,以及某些带有生发中心的器官化的淋巴组织,如扁桃体、小肠派氏集合淋巴结及阑尾等。

②黏膜相关淋巴组织的功能。在呼吸道、消化道和泌尿生殖道黏膜构成了一道免疫屏障,是参与局部特异性免疫应答的主要部位,在黏膜局部抗感染免疫中发挥重要作用。黏膜相关淋巴组织中的 B 细胞多为产生分泌型 IgA 的 B 细胞,所产生的分泌型 IgA 在黏膜局部防御病原微生物感染中起重要作用。

29.2.2　免疫细胞

免疫细胞是指所有参加免疫应答或与免疫应答有关的细胞及其前体细胞,主要包括淋巴细胞、抗原呈递细胞、造血干细胞、粒细胞和肥大细胞等。此处主要介绍淋巴细胞。

淋巴细胞主要分为 T 淋巴细胞、B 淋巴细胞、自然杀伤细胞。

1)T 淋巴细胞

T 淋巴细胞(T lymphocyte)简称 T 细胞,起源于骨髓造血干细胞,在胸腺微环境影响下分化成熟为 T 细胞,故 T 细胞又称胸腺依赖性淋巴细胞。

(1)T 细胞的分化发育

体内存在着能特异性识别各种抗原的 T 细胞库。成熟 T 细胞库具有两个基本特征:一是 TCR 识别抗原受 MHC 的限制,即不仅特异性识别已经由 APC 加工处理的抗原肽,而且必须同时识别与抗原肽结合的 MHC 分子;二是机体 T 细胞库对自身抗原具有耐受性,一般不对自身 MHC 分子或与之结合的自身抗原分子产生应答,即自身耐受现象。

淋巴样前体细胞进入胸腺之初尚未表达 T 细胞表面标志,但表达末端脱氧核苷转移酶(TdT),故被称为前胸腺细胞。它们在胸腺微环境中的胸腺基质细胞(TSC)及其分泌的细胞因子和胸腺素的作用下,逐渐分化为成熟 T 细胞。在此过程中,TCR 逐渐成熟,表达不同的分化抗原如 CD_4、CD_8 等,在识别过程中获得自身 MHC 限制性。

来自骨髓的祖 T 细胞进入胸腺后,其发育需经过阳性选择和阴性选择,才能分化为成熟的 T 淋巴细胞。

①T 细胞发育的阳性选择:早期胸腺细胞位于胸腺皮质,表达 CD_2 和 CD_5 分子,但不表达 CD_4 和 CD_8,为双阴性细胞(double negative cell,DN)。随着胸腺细胞向皮质深层迁移,同时发生 $TCR\alpha\beta$ 基因重排和表达,从而使 CD_4^-、CD_8^- 细胞免于凋亡,并促使其逐渐发育为 CD_4^+、CD_8^+ 双阳性细胞(double positive cell,DP)。DP 细胞的表面标志为 TCR^+、CD_2^+、CD_3^+、CD_4^+、CD_8^+,也称为前 T 细胞。

DP 细胞经历由 $TCR\alpha\beta$ 介导的阳性选择过程。若 DP 细胞的 $TCR\alpha\beta$ 能与胸腺皮质细胞表面 MHC-Ⅱ 或 MHC-Ⅰ 类分子以适当亲和力结合,即继续分化为 CD_4^+ 或 CD_8^+ 单阳性细胞(single positive cell,SP):与基质细胞表面 MHC-Ⅰ 类分子结合的 DP 细胞的 CD_8 表达水平增高,CD_4 表达水平下降直至丢失;与 MHC-Ⅱ 类分子结合的 DP 细胞的 CD_4 表达水平增高,CD_8 表达水平下降直至丢失。若 DP 细胞不能与 MHC 分子有效结合或发生高亲和力结合,则在胸腺皮质中发生凋亡,或称程序性死亡。仅约 5% DP 细胞经历阳性选择而存活。该选择过程赋予成熟 $CD_4^-CD_8^+$ T 细胞具有识别自身 MHC-Ⅰ 类分子复合物的能力,而 $CD_4^+CD_8^-$ T 细胞则具有识别 MHC-Ⅱ 类分子复合物的能力,这就是 T 细胞获得 MHC 限制性的基础。

②T 细胞发育的阴性选择:经历阳性选择的 T 细胞还须通过阴性选择,才能发育成成熟的、能识别外来抗原的 T 细胞。位于胸腺皮质与髓质交界处的树突状细胞和巨噬细胞均高表达 MHC-Ⅰ 和 MHC-Ⅱ 类分子,MHC 分子与自身抗原结合成复合物。通过阳性选择的胸腺细胞若能识别此自身抗原-MHC 分子复合物,即被激活而发生程序性死亡,或成为不能识别该复合物的胸腺细胞而继续发育。由此,胸腺细胞通过阴性选择而获得对自身抗原的耐受性。

经历了上述与 MHC 有关的阳性和阴性选择过程,T 细胞才分化为成熟的、具有 MHC 限制性、可识别异物抗原的 $CD_4^+CD_8^-$ 或 $CD_4^-CD_8^+$ 单阳性细胞,即具有免疫功能的成熟 T 细胞,进而离开胸腺迁移到外周血液中,并移居于周围免疫器官,行使免疫功能。

(2)T 细胞表面标志

T 细胞表面标志包括表面受体和表面抗原。

①T 细胞表面受体包括以下 5 种:

a. T细胞抗原受体(T cell antigen receptor,TCR)。为T细胞特异性识别抗原的受体,也是所有T细胞的特征性表面标志。在T细胞表面,TCR与CD_3分子呈非共价键结合,形成TCR-CD_3复合体。TCR是由α、β或γ、δ两条糖蛋白链以二硫键连接组成的异二聚体,具有两种形式,即$TCR\alpha\beta$或$TCR\gamma\delta$。胞外区均有可变区和恒定区两个结构域,可变区是识别抗原肽-MHC分子复合物的功能区,TCR仅识别与MHC分子结合的抗原肽。TCR胞内区短小,没有传递信号的作用,当TCR与CD_3分子组成TCR-CD_3复合受体分子后,才具有细胞活化信号转导的作用。

b. 绵羊红细胞受体即E受体(CD_2)。是人类T细胞特有的重要表面标志之一。在一定的实验条件下,T细胞与绵羊红细胞结合可形成玫瑰花样的花环,称E花环,该实验称为E花环形成实验。常用于检测外周血T细胞的数量,可间接反映机体免疫功能。正常人外周血淋巴细胞E花环形成率为60%~80%。

c. T细胞表面有促分裂原受体。接受相应促分裂原刺激,发生有丝分裂,淋巴细胞转化为母细胞。促分裂原包括植物血凝素(PHA)、刀豆蛋白A(Con-A)、美洲商陆(PWM)。据此,在体外建立淋巴细胞增殖(转化)试验,在一定程度上该试验可反映T细胞的免疫功能。正常人T细胞转化率为60%~80%。

d. 细胞因子受体(CKR)。与相应的细胞因子结合而发挥调节作用,包括IL-1R、IL-2R、IL-4R、IL-6R、IL-7R等。

e. 病毒受体。是T细胞表面的CD_4分子,它除了可与APC表面MHC-Ⅱ类分子的非多态区结合识别抗原外,也是HIV包膜蛋白gp120的受体,故HIV可选择性感染CD_4^+T细胞,导致获得性免疫缺陷综合征的发生。

②T细胞表面抗原包括以下2种:

a. MHC抗原。包括MHC-Ⅰ类分子和MHC-Ⅱ类分子,所有T细胞均表达MHC-Ⅰ类分子,人T细胞被激活还可表达MHC-Ⅱ类分子,故MHC-Ⅱ类分子的表达是T细胞活化的标志。MHC抗原参与T细胞对抗原的识别。

b. 白细胞分化抗原。是用抗多种白细胞表面抗原的单克隆抗体进行分类整理,并以分化群(cluster of differentiation,CD)统一命名,应用分化群抗体所鉴定的抗原称为分化抗原(CD抗原或CD分子)。T细胞表面的主要CD抗原(分子)有:

CD_3分子:是由鼠抗人CD_3单克隆抗体识别鉴定。主要存在于外周成熟T细胞和部分未成熟T细胞表面。其与T细胞受体(TCR)以非共价键结合形成TCR-CD_3复合受体分子,可将TCR与抗原结合所产生的活化信号传递到细胞内。

CD_4和CD_8分子:分别由CD_4和CD_8单克隆抗体识别鉴定。外周T细胞只表达CD_4或CD_8一种分子,借此可将外周T细胞分为不同的类群。CD_4和CD_8分子是MHC-Ⅱ类分子或Ⅰ类分子的受体,分别与MHC-Ⅱ类分子或Ⅰ类分子有高亲和力。它们的结合可加强和稳定T细胞表面TCR与抗原呈递细胞或其他靶细胞表面非己抗原肽-MHC分子复合物的结合,并有助于活化信号传递。

(3)T细胞亚群

T细胞是不均一的群体,目前根据T细胞表面标志和免疫功能可将其分为若干亚群,$TCR\alpha\beta$,CD_3和CD_2分子是外周T细胞共有的标志。目前,将具有CD_4分子的T细胞称CD_4^+T细胞,其识别抗原受MHC-Ⅱ类分子限制;将具有CD_8分子的T细胞称CD_8^+T细胞,其识别抗原受 MHC-Ⅰ类分子限制。

CD$_4^+$T 细胞:是 MHC-Ⅱ类分子限制性 T 细胞,主要为辅助性 T 细胞(Th)。Th 包括 Th1 和 Th2 细胞。Th1 细胞与抗原接触后,可通过释放 IL-2、IFN-α、TFN-β 等引起炎症反应或迟发型超敏反应,故又将其称为炎性 T 细胞;Th2 细胞可通过释放 IL-4、IL-5、IL-6、IL-10 等诱导 B 细胞增殖、分化、分泌抗体,参与体液免疫应答。

CD$_8^+$T 细胞:是 MHC-Ⅰ类分子限制性 T 细胞,主要包括细胞毒 T 细胞(Tc 或 CTL)和抑制性 T 细胞(Ts)。Tc 细胞为细胞免疫效应细胞,经抗原致敏后,可特异性杀死带相应抗原的靶细胞,如肿瘤细胞和感染了病毒的组织细胞;抑制 T 细胞(Ts)具有抑制免疫应答的功能,通过释放分泌抑制性细胞因子和 IFN-γ,抑制体液免疫和细胞免疫。

2)B 淋巴细胞

B 淋巴细胞是前 B 细胞在人和哺乳类动物骨髓或禽类腔上囊中分化、发育成熟的淋巴细胞。

(1)B 细胞在骨髓内的分化发育

B 细胞在骨髓内的分化发育可分为始祖 B 细胞、前 B 细胞、不成熟 B 细胞、成熟 B 细胞 4 个阶段。B 细胞在骨髓中发育过程是抗原非依赖性的,在外周淋巴器官中发育过程是抗原依赖性的。在此期 B 细胞分化过程中,有小部分 B 细胞在此阶段停止分化成为记忆 B 细胞。在外周免疫器官中,不成熟 B 细胞对 TI 抗原的应答,只能诱导合成分泌 IgM 类抗体,无免疫记忆现象。

(2)B 细胞的表面标志

①B 细胞抗原受体(B cell receptor,BCR)是镶嵌于细胞膜类脂质分子中的 Ig,称为膜表面 Ig(mIg)。B 细胞表面 BCR 与另外的膜分子 Igα、Igβ 链结合为复合体,有利于信号传递,活化 B 细胞。BCR 是 B 细胞表面受体,又是表面抗原,它能与抗 Ig 抗体特异性结合,因此可用荧光素标记抗 Ig 抗体检测 B 细胞。

②IgGFc 受体是 B 细胞表面能与 IgGFc 段结合的结构,称 FcγR。B 细胞表面的 IgGFc 受体可与免疫复合物中的 IgGFc 段结合,有利于 B 细胞捕获和结合抗原,并促进 B 细胞活化和抗体产生。但该受体不是 B 细胞特有的标志,其他免疫细胞如中性粒细胞、NK 细胞、巨噬细胞和其他抗原呈递细胞表面也可表达。在不同细胞上表达的 FcγR 具有不同作用。

③丝裂原受体:在 B 细胞表面有脂多糖受体(LPS-R)、葡萄球菌 A 蛋白受体(SPA-R)、和 T 细胞共有的美洲商陆受体(PWM-R)等丝裂原受体。

④细胞因子受体:B 细胞表达多种细胞因子受体,如 IL-1R、IL-2R、IL-4R、IL-5R 等。细胞因子通过与 B 细胞表面的相应受体结合而发挥调节作用。

(3)B 细胞亚群

根据是否表达 CD$_5$分子,可将人 B 细胞分为 B1(CD$_5^+$)和 B2(CD$_5^-$)细胞。B1 细胞主要产生 IgM 类的低亲和力抗体,无免疫记忆,如同 TCRγδT 细胞,属于一类承担非特异性免疫功能的重要细胞,它参与对多种细菌(尤其体腔内)的抗感染免疫。B2 细胞即通常所称的 B 细胞,是参与体液免疫应答的主要细胞类别,另还具有提呈抗原和免疫调节作用。

3)自然杀伤细胞

自然杀伤细胞(natural killer cell,NK 细胞)是不同于 T、B 细胞的第三类淋巴细胞,它们不表达 T、B 细胞所特有的 TCR、SmIg 等膜表面分子。目前,认为它们主要来源于骨髓淋巴细胞,可能在骨髓内发育成熟,而不依赖胸腺。NK 细胞主要分布于外周血和脾脏,在淋巴结以及其他组织内也有少量 NK 细胞存在。人外周血 NK 细胞占淋巴细胞总数的 5% ~ 7%。NK 细胞为原始杀伤细胞,表面没有特异性抗原受体,杀伤靶细胞无需抗原预先致敏,也不受 MHC 限制,即可直接杀伤某些靶细胞,包括肿瘤细胞、病毒或细菌感染的细胞以及机体某些正常细胞,故称自然杀伤细胞。因此,在机体免疫监视和早期抗感染免疫过程中起重要作用。

活化的 NK 细胞可产生 IL-1、IFN-γ 和 TNF 等细胞因子,这些细胞因子能对免疫功能进行调节,所以 NK 细胞也是重要的免疫调节细胞。此外 NK 细胞还参与移植排斥反应、自身免疫病和超敏反应的发生。

NK 细胞杀伤靶细胞的主要机制为:释放穿孔素和颗粒酶,直接引起靶细胞溶解;通过 Fas/FasL 途径导致靶细胞凋亡;通过其表面的 IgGFc 受体,定向杀伤与 IgG 抗体结合的靶细胞,即抗体依赖细胞介导的细胞毒作用(ADCC)。

任务 29.3　免疫分子

29.3.1　免疫球蛋白与抗体

抗体(antibody,Ab)是指 B 细胞识别抗原后活化、增殖、分化为浆细胞,由浆细胞合成和分泌的能与相应抗原发生特异性结合的球蛋白。抗体是机体免疫应答的产物,主要存在于血清等体液中,故将抗体参与的免疫称为体液免疫。

多发性骨髓瘤是由浆细胞无限增殖形成的细胞克隆,其合成和分泌的蛋白质分子和抗体的化学结构是一样的,但没有抗体活性。1964 年世界卫生组织召开会议,将具有抗体活性及化学结构与抗体相似的球蛋白统称为免疫球蛋白(immunoglobulin,Ig)。免疫球蛋白除分布于体液中,还可存在于 B 细胞膜上。

1)免疫球蛋白分子的结构与水解片段

(1)免疫球蛋白分子的基本结构

Ig 分子的基本结构是由两条相同的长链和两条相同的短链通过二硫键连接在一起的单体分子。Ig 单体中 4 条肽链两端游离的氨基或羧基的方向是一致的,分别命名为氨基端(N端)和羧基端(C 端)(见图 8.4)。

①轻链和重链。轻链(light chain,L 链)Ig 的两条短链称轻链,大约由 214 个氨基酸残基组成,通常不含碳水化合物,分子量约为 24 k。每条轻链含有 2 个链内二硫键所组成的环肽。L 链共有两型:kappa(κ)与 lambda(λ),同一个天然 Ig 分子上 L 链的型总是相同的。正常人血清中 κ:λ 约为2:1。重链(heavy chain,H 链)Ig 的两条长链称重链,含 450 ~ 550 个氨基酸残基组成,分子量约为 55 k 或 75 k。每条 H 链含有 4 ~ 5 个链内二硫键所组成的环肽。不同的 H 链由于氨基酸组成的排列顺序、二硫键的数目和位置、含有的种类和数量不同,可将其分为

5 类:λ 链、μ 链、α 链、δ 链、ε 链,不同 H 链与 L 链(κ 链或 λ 链)组成完整 Ig 的分子分别称为 IgG、IgM、IgA、IgD、IgE。λ 链、α 链、δ 链上有 4 个环肽,μ 链、ε 链含有 5 个环肽。

②可变区和恒定区。可变区(variable region,V 区)是位于 L 链靠近 N 端的 1/2(含 108 ~ 111 个氨基酸残基)和 H 链靠近 N 端的 1/5 或 1/4 区域(约含 118 个氨基酸残基)。每个 V 区中均有一个由链内二硫键形成的环肽,每个肽环含有 67 ~ 75 个氨基酸残基。V 区氨基酸的组成和排列随抗体结合抗原的特异性不同有较大的变异。由于 V 区中氨基酸的排列顺序千变万化,故可形成多种具有不同结合抗原特异性的抗体。L 链和 H 链的 V 区分别称为 VL 和 VH。在 VL 和 VH 中有 3 个部位的氨基酸组成和排列具有更高的变异程度,这些区域称为高变区(hypervariable region,HVR),分别为 HVR1、HVR2 和 HVR3。高变区是抗体与抗原结合的关键部位,故又称决定簇互补区(complementarity determining region,CDR)。VL 和 VH 的 HVR1、HVR2 和 HVR3 又称 CDR1、CDR2 和 CDR3。因此,V 区尤其是高变区的氨基酸组成和空间构型决定了抗体的特异性,使同一类别的 Ig 具有不同的特异性,能结合多种多样的抗原。在 V 区中非 HVR 部位的氨基酸组成和排列相对比较保守,称为骨架区。

恒定区(constant region,C 区)是 L 链位于靠近 C 端的 1/2(约含 105 个氨基酸残基)和 H 链靠近 C 端的 3/4 或 4/5 区域(约从 119 位氨基酸至 C 末端)。H 链每个功能区约含 110 多个氨基酸残基,含有一个由二硫键连接的 50 ~ 60 个氨基酸残基组成的肽环。这个区域氨基酸的组成和排列在同一种属动物 Ig 同型 L 链和同一类 H 链中都比较恒定,如人抗白喉外毒素 IgG,它们的 V 区不相同,只能与相应的抗原发生特异性结合,但其 C 区的结构是相同的,即具有相同的抗原性,应用马抗人 IgG 第二抗体(或称抗抗体)均能与这两种抗不同外毒素的抗体(IgG)发生结合反应。这是制备第二抗体,应用荧光素、酶、同位素等标记抗体的重要基础。

③功能区。Ig 分子的 H 链和 L 链可通过链内二硫键折叠成若干球形功能区,每一功能区约由 110 个氨基酸组成。在功能区中氨基酸序列有高度同源性。

VL 和 VH 是与抗原结合的部位,其中 HVR(CDR)是 V 区中与抗原决定簇(或表位)互补结合的部位。CL 和 CH1 上具有部分同种异型的遗传标记。IgG CH2 具有补体结合位点,能活化补体。母体 IgG 借助 CH2 可通过胎盘主动传递到胎体内。IgG CH3 具有结合单核细胞、巨噬细胞、粒细胞、B 细胞和 NK 细胞 Fc 段受体的功能。IgM CH3 具有补体结合位点。IgE 的 CH2 和 CH3 功能区与结合肥大细胞和嗜碱性粒细胞 Fc 段受体有关。

铰链区是位于 CH1 和 CH2 之间的非独立功能区。该区包括 H 链间二硫键,富含脯氨酸,易发生伸展及一定程度的转动。当 VL、VH 与抗原结合时此部位发生扭曲,使抗体分子上两个抗原结合点更好地与两个抗原决定簇发生互补。铰链区对木瓜蛋白酶、胃蛋白酶敏感,当用这些蛋白酶水解免疫球蛋白分子时此区发生裂解。IgM 和 IgE 缺乏铰链区。

④J 链和分泌片。J 链(joining chain)存在于二聚体分泌型 IgA 和五聚体 IgM 中。J 链分子量约为 15 k,由 124 个氨基酸组成,是由浆细胞合成的多肽链。分泌片(secretory component,SC)又称分泌成分,是分泌型 IgA 上的一个辅助成分,分子量约为 75 k,是上皮细胞合成的糖蛋白,以共价形式结合到 Ig 分子,并一起被分泌到黏膜表面。

(2)免疫球蛋白的酶解片段

免疫球蛋白的酶解片段可分为以下两种(见图 8.5):

①木瓜蛋白酶的水解片段。用木瓜蛋白酶水解兔 IgG,IgG 铰链区 H 链链间二硫键近 N 端侧切断,共裂解为 3 个片段:两个 Fab 段(抗原结合段),每个 Fab 段由一条完整的 L 链和一

条约为 1/2 的 H 链组成,一个完整的 Fab 段可与抗原结合,表现为单价,但不能形成凝集或沉淀反应;一个 Fc 段(可结晶段)由连接 H 链二硫键和近羧基端两条约 1/2 的 H 链所组成,Ig 在异种间免疫所具有的抗原性主要存在于 Fc 段。

②胃蛋白酶的水解片段。用胃蛋白酶水解 IgG,IgG 在铰链区 H 链间二硫键近 C 端切断,裂解成 F(ab')²和 Fc'片段,F(ab')²包括一对完整的 L 链和由二硫键相连的一对略大于 Fab 的 H 链,F(ab')²具有双价抗体活性,与抗原结合可发生凝集和沉淀反应。双价的 F(ab')²与抗原结合的亲和力要大于单价的 Fab。由于应用 F(ab')²时保持了结合相应抗原的生物学活性,又减少或避免了 Fc 段抗原性可能引起的副作用,因而在生物制品中有较大的实际应用价值。Fc'可继续被胃蛋白酶水解成更小的片段,失去其生物学活性。

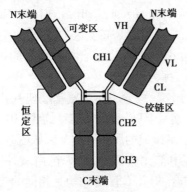

图 8.4 免疫球蛋白分子基本结构

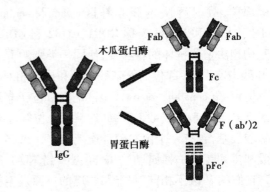

图 8.5 免疫球蛋白的酶解片段

2)免疫球蛋白分子的功能

(1)特异性结合抗原

Ig 的特异性结合抗原特性是由其 V 区(尤其是 V 区中的高变区)的空间构成所决定的。Ig 的抗原结合点由 L 链和 H 链超变区组成,与相应抗原上的表位互补,借助静电力、氢键以及范德华力等次级键相结合,这种结合是可逆的,并受到 pH、温度和电解质浓度的影响。

抗体分子可有单体、双体和五聚体,因此结合抗原决定簇的数目(结合价)也不相同。单体 Ig(IgG、IgD、IgE)为双价,双体分泌型 IgA 有 4 价,五聚体 IgM 理论上应为 10 价,但实际上由于立体构型的空间位阻,一般只有 5 个结合点可结合抗原。

(2)活化补体

当 IgG(IgG₁、IgG₂、IgG₃)和 IgM 类抗体与相应抗原结合后,可通过经典激活途径激活补体系统,导致对靶细胞的杀伤或溶解作用。聚集的 IgA、IgG₄、IgE 可通过替代途径激活补体。

(3)结合具有 Fc 受体的细胞

免疫球蛋白可通过其 Fc 段与具有相应 Fc 受体的细胞结合,发挥不同的生物学效应。

①调理作用。IgG、IgM 与细菌等颗粒性抗原结合后,可通过其 Fc 段与单核细胞、巨噬细胞、中性粒细胞表面的 Fc 受体结合,增强吞噬细胞的吞噬功能,这即为调理作用(见图 8.6)。

②ADCC 作用。当 IgG 与带有相应抗原的靶细胞结合后,其 Fc 段与 NK 细胞、巨噬细胞或中性粒细胞表面相应的 Fc 受体结合,促使细胞毒颗粒释放,导致靶细胞的溶解,称为抗体依赖性细胞介导的细胞毒作用(antibody-dependent cell-mediated cytotoxicity,ADCC)(见图 8.7)。

③介导超敏反应。IgE 可通过 Fc 段与肥大细胞和嗜碱性粒细胞上 Fcε 受体结合,促使肥

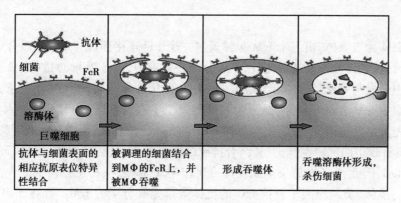

图 8.6 调理作用示意图

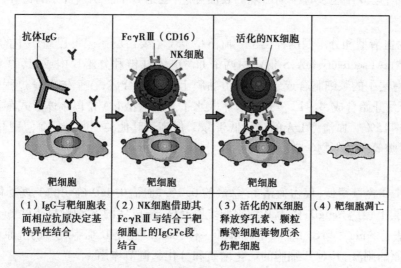

图 8.7 ADCC 作用示意图

大细胞或嗜碱性粒细胞脱颗粒,介导Ⅰ型超敏反应。

(4)穿过胎盘和黏膜

人类 IgG 能借助 Fc 段选择性地与胎盘的微血管壁发生可逆性结合,主动转运穿过胎盘屏障进入胎儿血循环中。故新生儿体内 IgG 含量与母体一样,这对于新生儿抗感染具有重要意义。此外,分泌型 IgA 可经黏膜上皮细胞进入呼吸道及消化道,发挥局部抗感染作用。

3)各类免疫球蛋白的特性与功能

(1)IgG

通常以单体形式存在于血液和其他体液中,血清中含量最高,占血清 Ig 总量的75%,也是机体分布最广,唯一能通过胎盘的 Ig。IgG 主要由脾和淋巴结中的浆细胞合成,婴儿出生后3个月开始合成 IgG,3~5岁接近成人水平。IgG 可分为4个亚类,即 IgG_1、IgG_2、IgG_3、IgG_4。IgG 是机体主要的抗感染抗体,在抗细菌、抗病毒和抗毒素中发挥重要作用,同时也是机体再次免疫应答的主要抗体。人类 $IgG(IgG_1、IgG_2、IgG_3)$ 与相应抗原结合后,可通过经典途径激活补体,各亚类激活补体的能力,有所不同,IgG_4 可经替代途径激活补体。IgG 的 Fc 段可与中性粒细胞、单核细胞、巨噬细胞、NK 细胞等表面的 FcR 结合,发挥调理吞噬及 ADCC 作用。此外,人类 $IgG_1、IgG_2、IgG_4$ 的 Fc 段可与葡萄球菌 A 蛋白结合,如遇到特异性抗原,则可出现凝集现象。

（2）IgM

血清中 IgM 为五聚体，由五个 IgM 单体通过一个 J 链连接而成。IgM 相对分子质量最大，所以又称巨球蛋白，一般不易透出血管，主要分布在血液中，占血清 Ig 总量的 5% ~ 10%。IgM 是个体发育中合成与分泌最早的 Ig，大约在胚胎期 20 周即能合成，但 IgM 不能通过胎盘，所以新生儿脐带血中 IgM 含量升高，则提示胎儿可能发生了宫内感染。IgM 也是机体受感染或接种疫苗后最先分泌的抗体，若血清中特异性 IgM 类抗体含量升高，表明有近期感染或接种疫苗有效。IgM 具有较多的抗原结合价，其结合抗原的能力最强，激活补体和免疫调理及凝集作用也明显高于 IgG，因此，IgM 在感染早期发挥重要作用，IgM 缺乏，易患败血症。人类血型抗体、溶血性疾病的抗体、类风湿因子及抗 IgG 的抗体等都是高分子的 IgM。存在于 B 细胞膜表面的 IgM 为单体，是 B 细胞发育早期出现的表面标志，也是 B 细胞识别抗原的特异性受体。

（3）IgA

IgA 分为血清型和分泌型两种类型。血清型 IgA 主要由肠系膜淋巴组织中的浆细胞合成产生，分泌型 IgA（secretory IgA，S IgA）由两个 IgA 单体、J 链和分泌片构成，其中 IgA 单体及 J 链由黏膜固有层中的浆细胞合成，分泌片由黏膜上皮细胞合成，在个体发育过程中，IgA 于出生后 4 ~ 6 个月开始合成，4 ~ 12 岁达到成年人水平。血清型 IgA 常以单体形式存在，占血清 Ig 总量的 10% ~ 15%。血清型 IgA 的含量低于 IgG，但高于其他类别的 Ig。血清型 IgA 具有中和毒素、调理吞噬等多种生物学效应。

（4）IgD

血清中 IgD 含量很低，仅占血清 Ig 总量的 0.2%，血清中 IgD 确切的免疫功能尚不清楚。成熟 B 细胞膜上表达 SmIgD，作为 B 细胞的抗原受体，未成熟的 B 细胞仅表达 SmIgM，成熟的 B 细胞同时表达 SmIgM 和 SmIgD。和 SmIgM 一样，SmIgD 也是 B 细胞表面的抗原识别受体，可接受相应抗原的刺激，并对 B 细胞的活化增殖和分化起调节作用。

（5）IgE

IgE 是血清中含量最低的 Ig，仅占血清 Ig 总量的 0.002%。但在过敏性疾病和某些寄生虫感染患者的血清中，特异性 IgE 为单体结构，主要由呼吸道和胃肠道等处黏膜固有层中的浆细胞合成，这些部位是变应原侵入和超敏反应的易发部位，当有变应原侵入时，合成分泌的特异性 IgE 可通过其 Fc 段与具有相应 Fcε 受体的肥大细胞或嗜碱性粒细胞结合，使机体处于致敏状态，当变应原再次侵入时，即可引发 Ⅰ 型超敏反应。此外，寄生虫感染后产生的特异性 IgE 可通过介导 ADCC 作用，发挥抗寄生虫感染作用。

4）人工制备抗体的类型

（1）多克隆抗体

大多数天然抗原表面具有多种表位，每一种表位均可刺激机体内一个相应的 B 细胞克隆产生一种特异性抗体。传统方法制备抗体是用天然抗原（含多种表位）免疫动物，刺激多种具有相应抗原识别受体的 B 细胞克隆发生免疫应答，从而产生多种针对不同抗原表位的抗体，分泌到体液中。这样获得的动物免疫血清实际上是含有多种抗体的混合物，称为多克隆抗体。该抗体特异性不高，易出现交叉反应，其应用受限。

（2）单克隆抗体

是由一个克隆细胞产生，只作用于某一抗原表位的均一性抗体。制备单克隆抗体采用杂交瘤技术,即把经抗原免疫后的小鼠脾细胞(B 细胞)与小鼠骨髓瘤细胞融合成杂交瘤细胞,再选育出单个杂交瘤细胞增殖形成克隆。杂交瘤细胞既具有 B 细胞合成、分泌特异性抗体的能力,又具有骨髓瘤细胞无限增殖的特性。单克隆抗体具有高度特异性、高度均一性、高效价、高产量等特点。现已广泛应用于生命科学的各个领域。如单克隆抗体作为诊断试剂用于免疫学诊断,克服了多克隆抗体易产生交叉反应的缺点,大大提高了感染性疾病诊断的准确性;单克隆抗体还可与放射性核素、毒素、化学药物偶联,制备生物导弹用于肿瘤的检测或治疗。但目前的单克隆抗体多为鼠源性,在一定程度上限制了临床应用。

(3)基因工程抗体

该抗体可进一步降低鼠源性单克隆抗体的免疫原性。目前,已表达成功的基因工程抗体包括人-鼠嵌合抗体、重构抗体、单链抗体及噬菌体抗体等。

29.3.2　细胞因子

1) 细胞因子的概念和特点

细胞因子(cytokine,CK)是一类由细胞分泌,具有高活性、多功能的小分子蛋白质。它们不但在免疫细胞分化发育、免疫应答、免疫调节、炎症反应、造血功能中发挥重要作用,还在超敏反应、免疫缺陷病和自身免疫病中起重要作用。

细胞因子种类繁多,来源和生物学作用各异,但有其共同的特性,具体如下:

(1)多源性

一种细胞因子可由多种细胞产生,一种细胞可产生多种细胞因子,而且诱导细胞因子产生的因素也是多种多样的。

(2)多效性和重叠性

一种细胞因子可对多种靶细胞发生作用,产生多种不同的生物学效应即为多效性;几种不同的细胞因子也可对同一种靶细胞发生作用,产生相同或相似的生物学效应,即为重叠性。

(3)速效性

细胞因子对激发因素的反应非常迅速,细胞因子并非预先合成储存在细胞内,但其基因的转录、分子的合成与释放非常快捷。

(4)高效性

细胞因子具有微量、高效的特点,一般在皮克水平即有明显生物学作用。

(5)自分泌和旁分泌

一种细胞产生的细胞因子作用于其本身,称为自分泌;若作用于邻近细胞,称旁分泌。多数细胞因子以自分泌和旁分泌形式发挥效应,并多在局部发挥效应。

(6)多样性和网络性

众多细胞因子在机体内存在,相互促进或相互抑制,形成十分复杂的调节网络,并显示功能的多样性,表现为诱导或抑制另一细胞因子的产生,调节同一细胞因子受体的表达;与激素、神经肽、神经递质共同组成细胞间信息分子系统,调节体内细胞因子平衡和功能;介导和调节免疫应答、炎症反应,促进细胞增殖、分化成熟,刺激造血等多种功能。

2) 细胞因子的种类和主要生物学活性

细胞因子种类繁多,功能各异。常按细胞因子主要生物学功能及学科习惯,分为6类:

(1) 白细胞介素

白细胞介素(interleukin,IL)是一组由淋巴细胞、单核-巨噬细胞等免疫细胞及其他非免疫细胞产生的能介导白细胞和其他细胞间相互作用的细胞因子。其主要生物学作用是介导细胞间相互作用,参与免疫调节、造血、炎症等过程。

(2) 干扰素

干扰素(interferon,IFN)是最先发现的细胞因子,因具有干扰病毒复制的功能而得名。根据其理化性质和结构不同,分为 IFN-α、IFN-β、IFN-γ 3 种类型。其中,IFN-α 和 IFN-β 称为 I 型干扰素,抗病毒感染功能较强;IFN-γ 称为 II 型干扰素,主要发挥免疫调节作用。

(3) 肿瘤坏死因子

肿瘤坏死因子(tumor necrosis factor,TNF)分 TNF-α 和 TNF-β。TNF-α 由单核-巨噬细胞产生,TNF-β 由活化的 T 细胞产生。两种 TNF 有相似的广泛生物学活性,如抗肿瘤、介导炎症反应、免疫调节、抗病毒、参与内毒素休克、引起恶液质等。

(4) 集落刺激因子

集落刺激因子(colony stimulating factor,CSF)是一类可选择性刺激不同的造血细胞系或不同分化阶段细胞在半固体培养基中形成细胞集落的细胞因子。根据它们的作用范围,可分为粒细胞 CSF(G-CSF)、巨噬细胞 CSF(M-CSF)、粒细胞-巨噬细胞 CSF(GM-CSF)、多能集落刺激因子。它们均可对不同发育阶段的造血干细胞起到促进增殖分化的作用,是血细胞发育、分化必不可少的刺激因子。

(5) 生长因子

生长因子(growth factor,GF)是一类可促进相应细胞生长和分化的细胞因子。生长因子种类较多,常见的有转化生长因子、血小板衍生生长因子、内皮细胞生长因子、表皮生长因子、成纤维细胞生长因子、神经生长因子和胰岛素生长因子等。

(6) 趋化性细胞因子

趋化性细胞因子也称趋化因子,是一类对不同靶细胞具有趋化作用的细胞因子家族,已发现 50 多个成员。

3) 细胞因子的生物学作用

(1) 介导天然免疫和炎症反应

细胞因子在机体抗病毒、抗细菌感染天然免疫中发挥重要作用。如 IFN 可诱导细胞产生抗病毒蛋白,抑制病毒复制;TNF 可直接杀死肿瘤细胞;IFN、IL-2、IL-12、IL-15 可促进 NK 细胞增殖与细胞毒作用;IFN-γ、IL-1、TNF 可激活巨噬细胞,增加吞噬与杀伤功能,参与炎症反应。

(2) 参与免疫细胞的分化和发育

从造血干细胞分化发育为成熟免疫细胞的各个阶段都有细胞因子的参与。如 CSF 刺激造血干细胞分化为不同谱系血细胞,GM-CSF、M-CSF、G-CSF 刺激粒细胞及单核-巨噬细胞的增殖分化;IL-7 可刺激前 T、B 细胞增殖分化等,这些细胞因子构成了调控造血细胞发育分化的网络。某些细胞因子缺陷可引起相应细胞生长障碍,导致疾病。

（3）参与免疫应答和免疫调节

在免疫应答的全过程,不同种类的细胞因子在不同环节分别发挥重要作用。例如,IFN-γ可诱导 APC 表达 MHC-Ⅱ类分子,促进抗原提呈作用;IL-10 可抑制 APC 表达 MHC-Ⅱ类分子和协同刺激分子,从而抑制抗原提呈。

（4）参与全身的神经-内分泌-免疫网络调控

细胞因子与神经肽、神经递质、激素均是神经－内分泌－免疫网络的关键信息分子,参与对机体整体生理功能的调节。细胞因子可促进或抑制神经细胞分化、成熟、再生、移行及神经递质、内分泌激素释放;神经系统和内分泌系统也可抑制或促进细胞因子合成和分泌。

任务 29.4　适应性免疫应答

29.4.1　适应性免疫应答概述

适应性免疫应答是 T、B 细胞在抗原刺激后,活化、增殖、分化,形成效应细胞和产生效应分子,产生生物学效应的全过程。根据其免疫结果,可分为正应答(免疫应答)和负应答(免疫耐受)。在正常情况下,机体通过免疫应答清除抗原并对自身物质耐受,以维持自身生理功能稳定。在异常情况下,则导致机体病理损伤,引起超敏反应或其他免疫性疾病。

淋巴结、脾脏、黏膜相关淋巴组织等外周免疫器官是特异性免疫应答发生的场所。免疫应答发生时,常伴有局部淋巴结肿大,这是由于在抗原刺激下,淋巴组织增殖、细胞因子产生、炎细胞浸润等多因素作用所致。随着应答的逐渐减弱,肿大的淋巴结将恢复正常。

为了便于学习和理解,人们将免疫应答分为以下 3 个阶段:

1）抗原呈递和识别阶段（感应阶段）

抗原呈递和识别阶段是 APC 对抗原的摄取、处理、呈递和 T、B 细胞通过受体 TCR 和 BCR 识别特异性抗原的过程。

（1）对外源性抗原的加工处理和呈递

外源性抗原指细胞外感染的微生物或其他蛋白质抗原。当外源性抗原进入机体,被 APC 通过吞噬、胞饮等方式摄入细胞内形成吞噬小体,与溶酶体融合形成吞噬溶酶体,在酸性环境中,被蛋白酶等水解为抗原多肽片段。在吞噬溶酶体中,抗原肽与新合成的 MHC-Ⅱ类分子结合,形成抗原肽-MHC-Ⅱ类分子复合物,转运至 APC 表面,供 CD_4^+ T 细胞识别(见图 8.8)。

（2）对内源性抗原的加工处理和呈递

内源性抗原指机体细胞内合成的抗原,如病毒感染的细胞合成的病毒蛋白、肿瘤细胞合成的蛋白抗原等。内源性抗原在细胞内受聚合蛋白酶体(LMP)的作用而被降解成具有 8~10 个氨基酸残基的抗原肽,再由转运体转运到内质网中,与新合成的 MHC-Ⅰ类分子结合成抗原肽-MHC-Ⅰ类分子复合物,转运至细胞表面,供 CD_8^+ T 细胞识别。体内所有能表达 MHC-Ⅰ类分子的细胞都具有将抗原肽结合到 MHC-Ⅰ类分子上,并表达于细胞表面的能力(见图 8.8)。

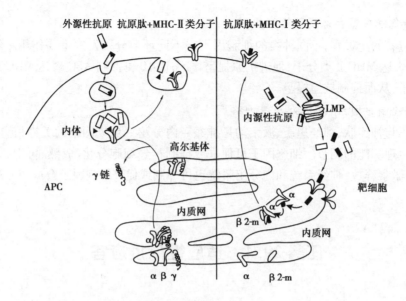

图 8.8　APC 对抗原的加工处理过程示意图

两类 MHC 分子可被看作抗原多肽的载体,外源性抗原主要通过 MHC-Ⅱ 类分子呈递,内源性抗原主要通过 MHC-I 类分子呈递。

2)活化、增殖和分化阶段(反应阶段)

T 细胞和 B 细胞识别抗原后,在细胞间多种协调刺激分子和细胞因子作用下,发生活化和增殖,并分化为效应细胞即效应性 T 细胞和浆细胞,产生效应分子即细胞因子和抗体。有部分细胞中途停止分化形成记忆性细胞(Tm 和 Bm),记忆性细胞再次接触相同抗原后,可迅速增殖分化为效应细胞,发挥效应作用。若 T 细胞和 B 细胞识别抗原后不能有效活化,则诱导抗原特异性细胞的凋亡或克隆无能,形成耐受。

3)效应阶段

效应细胞和效应分子共同发挥作用,产生细胞免疫效应和体液免疫效应。清除抗原性异物,从而维持机体正常生理状态。病理情况下也可引发免疫相关性疾病。

29.4.2　体液免疫应答

体液免疫应答又称 B 细胞介导的免疫应答,是指 B 细胞接受特异性抗原刺激后,活化、增殖、分化为浆细胞,浆细胞分泌抗体,发挥特异性免疫效应的过程。B 细胞表面的抗原受体(BCR)可识别游离抗原或 APC 捕获的抗原。抗体是存在于体液中的主要效应分子,故将抗体参与的免疫应答称为体液免疫。

诱导 B 细胞应答的抗原是 TD 抗原和 TI 抗原。TD 抗原引起的体液免疫应答必须有抗原呈递细胞和 CD_4^+ Th 细胞的参与;TI 抗原引起的体液免疫无需抗原呈递细胞和 CD_4^+ Th 细胞的参与。

1)B 细胞对 TD 抗原的免疫应答

(1)Th 细胞的活化、增殖和分化

初次进入机体的 TD 抗原,APC 多为巨噬细胞,再次应答发生时,APC 则主要是已扩增的

B细胞克隆,B细胞的BCR可直接识别游离抗原,B细胞通过胞饮或BCR介导的内化作用摄入抗原。经APC加工处理成抗原肽-MHC-Ⅱ类分子复合物表达于APC表面,供CD_4^+Th细胞识别。Th识别抗原后由静止状态转变为活化的Th才能辅助B细胞产生抗体。Th细胞识别抗原肽-MHC-Ⅱ类分子复合物而活化需要双信号(见图8.9)。

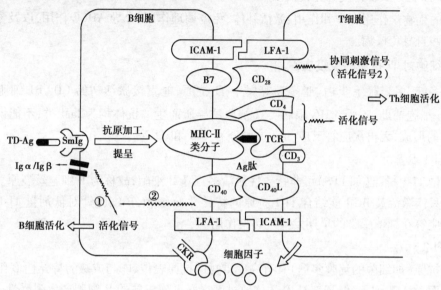

图8.9 B细胞和Th细胞相互作用示意图

第一信号为双识别信号:由静止的CD_4^+Th细胞表面的TCR-CD_3复合物与APC表面的抗原肽-MHC-Ⅱ类分子复合物的抗原肽特异性结合,CD_4分子与MHC-Ⅱ类分子Ig样区结合,相互作用,诱导产生CD_4^+Th细胞活化的第一信号。

第二信号为协同刺激信号:APC上表达的多个协同刺激分子与Th细胞表面的相应受体配对结合,相互作用。在各种协同刺激分子中,最重要的是CD_{28}与B_7-1(CD_{80})和B_7-2(CD_{86})的结合,其他还有VCAM-1与VLA-4,ICAM-1与LFA-1等也为第二信号。

在双信号刺激下,Th细胞被活化,表达IL-2、IL-4、IL-12等多种细胞因子受体及分泌IL-2、IL-4等多种细胞因子,并与受体结合。活化的Th细胞在与以IL-4为主的细胞因子作用下可增殖分化为CD_4^+Th2细胞,形成细胞克隆,分泌更多的细胞因子,如IL-4、IL-5、IL-6、IL-10等,促进B细胞的增殖分化。在此过程中部分Th细胞停止分化,保留对特异性抗原的长期记忆,成为Tm细胞。当再次接受相同抗原刺激时,不经上述诱导过程可直接活化,产生效应。如果只有第一活化信号,则Th细胞被诱导进入特异性免疫无应答状态,即免疫耐受状态。

(2)B细胞的活化、增殖和分化

B细胞的活化、增殖和分化需要双信号刺激和细胞因子的参与(见图8.9)。

B细胞活化的第一信号:B细胞BCR识别抗原是B细胞活化的第一信号,并由Igα/Igβ将信号传入B细胞内。同时,B细胞作为APC加工处理TD抗原以抗原肽-MHC-Ⅱ类分子复合物形式呈递给Th,称为Th细胞活化的第一信号。

B细胞活化的第二信号:由Th细胞与B细胞间相互作用的多对分子结合构成的协同刺激信号,其中最重要的是T细胞表面的CD_{40}L与B细胞表面的CD_{40}结合。

在双信号刺激下,B细胞活化,活化的B细胞可表达多种细胞因子受体,在不同细胞因子作用下发生类别转换,增殖分化为分泌不同类别 Ig 的浆细胞。在此过程中部分 B 细胞分化成保留对特异性抗原的长期记忆的 Bm 细胞。当再次接受相同抗原刺激时,不经上述诱导过程可迅速增殖分化为浆细胞,合成分泌更多抗体,扩大免疫效应。

(3)浆细胞分泌抗体发挥免疫效应

抗体的生物学作用有中和作用、激活补体、免疫调理作用、介导 ADCC 作用,以及参与超敏反应和某些自身免疫病。

2)B 细胞对 TI 抗原的免疫应答

细菌多糖、多聚鞭毛蛋白、脂多糖等属于 TI 抗原,能直接激活初始 CD_5^+ B1 细胞而无需 APC 和 Th 细胞辅助,不受 MHC 限制。TI 抗原诱导所产生的抗体均为 IgM 类,不能诱导记忆性 B 细胞的形成,无再次应答反应。TI 抗原分为 TI-1 和 TI-2。

(1)TI-1 抗原

高剂量 TI-1 抗原(如 LPS)可非特异性激活多克隆 B 细胞,故称为 B 细胞丝裂原。低剂量 TI-1 抗原只能激活其 BCR 能结合 TI-1 抗原的特异性 B 细胞,B 细胞针对低剂量 TI-1 抗原产生的免疫应答在细菌感染的早期发挥抗感染作用。

(2)TI-2 抗原

此类抗原(如细菌的荚膜多糖)具有高度重复的抗原表位,能与成熟的特异性 B 细胞 BCR 广泛交联而激活 B 细胞,但高剂量 TI-2 抗原过度交联可使成熟的 B 细胞产生耐受性。B 细胞针对 TI-2 抗原所产生的抗体,可发挥调理作用,促进吞噬细胞对病原体的吞噬。

3)抗体产生的一般规律

(1)初次应答

初次应答是指机体初次接触抗原发生的免疫应答。抗体产生的特点有:潜伏期较长,经 1~2 周血清中才出现抗体;抗体效价低;在体内维持时间短;以 IgM 类为主;亲和力较低。

(2)再次应答

再次应答是指机体再次接触相同抗原所发生的免疫应答。抗体产生的特点有:潜伏期明显缩短,一般经 1~2 d;抗体效价高;在体内维持时间长;以 IgG 类为主;亲和力高。

初次应答与再次应答中抗体产生规律的比较见表 8.3。

表 8.3 初次应答与再次应答中抗体产生规律的比较

特 点	初次应答	再次应答
潜伏期	长,1~2 周	短,2~3 d
抗体类型	以 IgM 类为主	以 IgG 类为主
抗体滴度	低	高
抗体亲和力	低	高
抗体维持时间	短	长

抗体产生规律在医学实践上在于:加强免疫,提高免疫效果;检测 IgM 作为病原体感染的早期诊断和子宫内感染的诊断;根据抗体水平的动态变化了解患者病程及评估疾病转归。

29.4.3 细胞免疫应答

细胞免疫应答又称 T 细胞介导的免疫应答,是指 T 细胞接受特异性抗原刺激后,转化为效应 T 细胞,发挥特异性免疫效应的过程。通常由 TD 抗原诱发,与 B 细胞介导的体液免疫应答相似。参与细胞免疫的细胞主要包括 APC,CD_4^+ Th 细胞、CD_8^+ Tc 细胞。此外,巨噬细胞、NK 细胞等也参与细胞免疫的效应过程。

1) CD_4^+ T 细胞的激活与作用

初始的 CD_4^+ T 细胞的 TCR 与 APC 表面的抗原肽- MHC-Ⅱ类分子复合物结合产生特异性信号,即第一信号,经 CD_3 转导至细胞内;APC 与 CD_4^+ T 细胞表面有多对分子结合产生协同刺激信号,即第二信号,如 B_7 与 CD_{28},LFA-3 与 CD_2 等,其中 B_7 与 CD_{28} 最重要。在双信号刺激下 CD_4^+ T 细胞活化成 Th_0 细胞,Th_0 细胞表达 CD_{40}L 及 IL-2R、IL-4R、IL-12R、IFN-γR 等细胞因子受体,同时分泌 IL-2、IL-3、IL-4 和 IFN-γ 等细胞因子参与免疫应答的调节;在以 IL-12 为主的细胞因子作用下 Th_0 细胞进一步分化为效应性 Th_1 细胞。

当效应 Th_1 细胞再次和相同抗原相遇后,释放 IL-2、INF-λ、TNF-β 等多种细胞因子作用于单核巨噬细胞、淋巴细胞、粒细胞和血管内皮细胞,使局部产生以淋巴细胞和单核巨噬细胞浸润为主的慢性炎症反应和迟发型超敏反应。Th1 细胞以分泌 IL-2、TNF-β、IFN-λ 为主介导细胞免疫效应,Th2 细胞以分泌 IL-4、IL-5、IL-6、IL-10 为主增强体液免疫。

2) CD_8^+ Tc 细胞的激活与作用

CD_8^+ Tc 细胞的活化要在 Th 细胞协同作用下才能分化发育成效应 Tc 细胞,也需要双信号刺激和细胞因子的作用。

第一信号来自于 TCR 与靶细胞上的抗原肽-MHC-I 类分子复合物特异性地结合产生的特异信号;第二信号来自于 CD_8^+ Tc 细胞和靶细胞表面的 CD_{28} 与 B_7 等分子结合而产生的协同刺激信号;同时,CD_8^+ Tc 细胞需要在活化的 CD_4^+ Th1 细胞产生的 IL-2,IFN-λ 等细胞因子的作用下活化、分化为效应 Tc 细胞。

效应 Tc 细胞的 TCR 特异性结合靶细胞表面的抗原肽-MHC-I 类分子复合物,以及两细胞间 CD_{28} 与 B_7 等辅助分子结合,触发 Tc 细胞释放穿孔素和颗粒酶,穿孔素单体可迅速嵌入靶细胞膜,在 Ca^{2+} 存在下,聚合形成孔道,导致靶细胞溶解;颗粒酶经穿孔素在靶细胞膜形成的孔道进入,激活细胞凋亡相关的酶系统而导致靶细胞凋亡,并可分泌肿瘤坏死因子和表达受体 Fas 的配体(FasL),这些效应分子与靶细胞上 TNF 受体和 Fas 结合介导靶细胞凋亡,从而选择性杀伤所接触的靶细胞,而不影响邻近正常的细胞。

效应 Tc 细胞对靶细胞的杀伤作用特点是:特异性杀伤作用;杀伤作用受 MHC-I 类分子的限制;可连续杀伤靶细胞。

3) 细胞免疫的生物学效应

细胞免疫的生物学效应有:抗细胞内寄生病原体(病毒,某些细胞内寄生菌)的感染;抗肿瘤;介导迟发型超敏反应、移植排斥反应和参与某些自身免疫病的发生。

项目30　超敏反应

超敏反应也称变态反应,是指机体对某些抗原初次应答后,再次接受相同抗原刺激时,发生的以机体生理功能紊乱和/或组织损伤为主的特异性免疫应答。根据超敏反应的发生机制和临床特点不同可分为4型:Ⅰ型即速发型、Ⅱ型即细胞毒型、Ⅲ型即免疫复合物型及Ⅳ型即迟发型(见表8.4)。Ⅰ、Ⅱ和Ⅲ型均有抗体介导,可经血清被动转移,Ⅳ型由T细胞介导,可经淋巴细胞被动转移。

表8.4　Ⅰ、Ⅱ、Ⅲ、Ⅳ型超敏反应

类型	参与成分	病理变化机制	病理结局	临床疾病
Ⅰ型	IgE	肥大细胞、嗜碱性粒细胞脱颗粒,释放过敏介质	血管通透性增强,毛细血管扩张、平滑肌收缩、嗜酸性粒细胞浸润	过敏性休克、支气管哮喘、食物过敏、荨麻疹
Ⅱ型	IgG IgM IgA	活化补体、介导ADCC、促进吞噬细胞吞噬,刺激或抑制靶细胞	靶细胞溶解、被吞噬,功能紊乱	溶血性贫血、输血反应、Craves病
Ⅲ型	IgG IgM IgA	激活补体、补体活化片段活化肥大细胞、血小板,吸引中性粒细胞,释放血管活性物质、凝血酶和溶酶体酶	血管炎症、中性粒细胞浸润、血管炎、组织坏死	肾小球肾炎、血清病、类风湿性关节炎、SLE
Ⅳ型	致敏T细胞	释放淋巴因子直接杀伤靶细胞	炎症、单核细胞浸润、组织损伤	接触性皮炎、移植排异、传染性变态反应

任务30.1　Ⅰ型超敏反应

Ⅰ型超敏反应又称速发型超敏反应,可发生于局部,也可发生于全身。其特点是:反应发生迅速,消退也迅速;由IgE抗体介导,多种血管活性胺类物质参与反应;以生理功能紊乱为主,多无明显组织损伤;有明显的个体差异和遗传倾向;补体不参与。

根据 I 型超敏反应发生的快慢,可分为即刻相和迟发相反应。即刻相反应指再次接触变应原后 20 ~ 40 min 内发作,能迅速消退;迟发相反应指 4 ~ 12 h 发作,24 h 后逐渐消退的反应。

30.1.1　参与反应的成分

1)变应原

变应原是指能特异性激活 CD_4^+ T 细胞及 B 细胞,诱导产生特异性 IgE 抗体,引起变态反应的抗原性物质。常见变应原有植物花粉、粉尘、真菌孢子、菌丝、尘螨、动物脱落上皮或羽毛及生活垃圾、异种动物血清、化学物质、食物变应原、药物。有些物质作为佐剂促进超敏反应的发生如汽车尾气、粉尘颗粒和 NO、SO_2 等。

2)参与抗体

抗体是 IgE,又称为变应素。

3)效应细胞

效应细胞主要为肥大细胞、嗜碱性粒细胞、嗜酸性粒细胞。

4)生物活性介质

生物活性介质是指预先合成储存在细胞内的介质和新合成的介质。包括以下几种:

①组胺。扩张毛细血管,增加通透性,引起平滑肌收缩,促进腺体分泌。

②激肽原酶。作用于血浆中的激肽原,使其转化为激肽类物质。

③嗜酸性粒细胞趋化因子。吸引嗜酸性粒细胞向局部聚集,嗜酸性粒细胞脱颗粒,释放阳离子蛋白及碱性蛋白等杀伤靶细胞。

④白三烯(LTs)。作用似组胺,比组胺作用强,缓慢而持久。

⑤前列腺素 D_2(PGD_2)。扩张血管,增加通透性,平滑肌收缩,此外能调节组胺的释放。

⑥血小板活化因子(PAF)。聚集活化血小板,释放组胺及 5-羟色胺等活性物质。

30.1.2　I 型超敏反应的发生过程和机制

1)致敏阶段

变应原初次刺激机体,机体做出应答并产生 IgE,IgE 再与肥大细胞、嗜碱性粒细胞结合(见图 8.10)。

2)发敏阶段

相同变应原再次进入处于致敏状态的机体,与致敏靶细胞表面的两个或两个以上相邻的 IgE 抗体结合,使膜表面的 FcεRI 交联,触发致敏靶细胞脱颗粒释放生物性介质,导致 I 型超敏反应的发生(见图 8.10)。

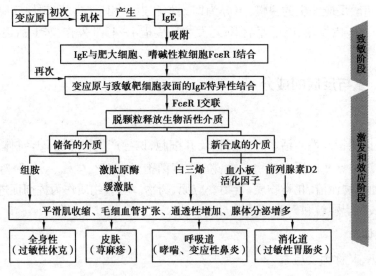

图8.10 Ⅰ型超敏反应发生过程及机制

30.1.3 临床常见病

1)过敏性休克

过敏性休克属于最为严重的Ⅰ型超敏反应。患者接触变应原数分钟内出现严重的临床表现,胸闷、气急及呼吸困难、血压下降等严重症状。常见的有两类:一类是药物过敏性休克,以青霉素最常见,其他还有普鲁卡因、链霉素、有机碘等;另一类是血清过敏性休克,以白喉抗毒素、破伤风抗毒素最常见。

2)呼吸系统过敏反应

常见的有过敏性支气管哮喘、过敏性鼻炎。

3)消化道过敏反应

食用蛋白质含量高且不易消化的食物,如果仁、牛奶、海产品及食物添加剂等,临床表现为胃肠功能紊乱。

4)皮肤过敏反应

皮肤的过敏反应可体现在:荨麻疹,表现为皮肤出现风团和红斑等症状;特应性皮炎,又称异位性皮炎,以皮疹为主,有剧烈瘙痒,常发生在肘窝及颈部和面部,间歇性发作,冬季易复发。

30.1.4 Ⅰ型超敏反应防治原则

Ⅰ型超敏反应的防治主要针对变应原和机体免疫状态两个方面进行,即尽可能寻找变应原,避免再次接触;联系发生机制,通过切断或干扰某些环节,达到防治目的。

任务 30.2　Ⅱ型超敏反应

Ⅱ型超敏反应也称细胞毒型超敏反应,是由 IgG 或 IgM 类抗体与靶细胞表面的抗原结合,在补体、吞噬细胞和 NK 细胞参与下,引起细胞溶解或组织损伤的超敏反应。其特点是:参与的抗体是 IgG、IgM;补体,巨噬细胞,NK 细胞参与致病;靶细胞主要是血细胞和某些组织成分。

30.2.1　参与反应的成分

1)抗原

抗原可分为 5 种:同种异型抗原,如 ABO 血型抗原和 Rh 抗原;修饰的自身抗原,如自身细胞或组织抗原的改变;共同抗原,如异嗜性抗原;结合在组织细胞表面的抗原。

2)参与细胞

参与细胞有巨噬细胞、NK 细胞。

3)参与分子

参与分子有补体、IgG、IgM。

30.2.2　Ⅱ型超敏反应的发生过程和机制

当机体受到抗原刺激后,机体作出应答并产生相应抗体,抗体与细胞表面固有抗原或吸附于细胞表面的抗原、半抗原结合,通过激活补体、调理吞噬和 ADCC 效应,造成靶细胞的损伤或功能改变(见图 8.11)。

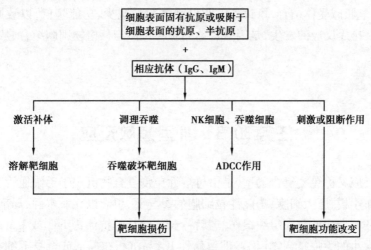

图 8.11　Ⅱ型超敏反应发生过程及机制

30.2.3 临床常见病

1)输血反应

输血反应由异型输血引起。常见于 ABO 血型系统,患者可出现发热、恶心、呕吐、低血压等的症状。

2)新生儿溶血症

症状较重的新生儿溶血症多由母胎间 Rh 血型不符引起,发生于 Rh⁻ 母亲的 Rh⁺ 胎儿。Rh⁻ 母亲因分娩、流产或输血等原因,接受 Rh 抗原刺激后产生 IgG 类 Rh 抗体。如果已产生 Rh 抗体的母亲再次怀孕,胎儿血型仍为 Rh⁺ 时,IgG 类 Rh 抗体通过胎盘进入胎儿体内,与 Rh⁺ 红细胞结合。在吞噬细胞、补体的参与下,胎儿红细胞溶解破坏,引起流产或胎儿出生后表现新生儿溶血症。患儿出现黄疸、贫血、肝脾肿大等。分娩后立即给产妇注射 Rh 抗体,及时清除进入母体的 Rh⁺ 红细胞,可有效预防再妊娠时发生新生儿溶血症。母胎 ABO 血型不符的新生儿溶血症更为多见,但症状较轻。

3)自身免疫性溶血性贫血

自身免疫性溶血性贫血可由药物、感染引起,或患自身免疫病时自然发生。因自身红细胞的抗原成分发生改变,打破自身耐受机制,机体产生抗红细胞的 IgG 类抗体,通过吞噬作用、激活补体使红细胞溶解破坏。

4)药物过敏性血细胞减少

药物过敏性血细胞减少包括药物性溶血性贫血、粒细胞减少症和血小板减少性紫癜。

5)其他相关疾病

某些针对自身细胞表面受体的抗体可导致细胞功能紊乱,而非细胞破坏,如甲状腺功能亢进症(Craves 病)即属刺激型超敏反应。重症肌无力患者体内生成抗乙酰胆碱受体的自身抗体,该抗体与乙酰胆碱受体结合,可致乙酰胆碱受体数量减少、功能降低,以致肌无力。此外,器官移植超急性排斥反应的发生,是因受者体内预存抗体与移植物细胞结合,从而导致移植物损伤。

任务 30.3　Ⅲ型超敏反应

Ⅲ型超敏反应又称免疫复合物型,是由可溶性免疫复合物沉积于毛细血管基底膜,通过激活补体以及在血小板、肥大细胞、嗜碱性粒细胞的参与下,引起以充血水肿、局部坏死和中性粒细胞浸润为特征的炎症反应和组织损伤。其特点有:参与的抗体为 IgG 或 IgM;抗原抗体结合成可溶性中等大小的免疫复合物(IC),即致病性 IC,易沉积在局部或全身毛细血管基底膜;IC 可活化补体,并在血小板、中性粒细胞、嗜碱性粒细胞参与下引起组织损伤;局部主要以充血、水肿、坏死和中性粒细胞浸润为特征。

30.3.1　Ⅲ型超敏反应的发生机制

当机体受到抗原刺激后,应答产生的抗体与抗原物质结合形成免疫复合物,大分子免疫复合物常被吞噬细胞吞噬清除,小分子免疫复合物经过肾小球排除,中等大小免疫复合物沉积在毛细血管基底膜,通过激活补体,并在血小板、中性粒细胞、嗜碱性粒细胞参与下引起组织损伤(见图8.12)。

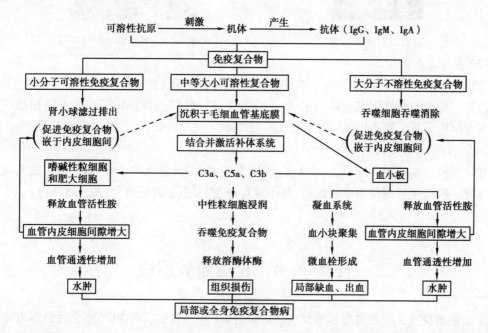

图8.12　Ⅲ型超敏反应发生机制

30.3.2　临床常见病

1)局部免疫复合物病

抗原在入侵局部与相应抗体形成免疫复合物,形成的免疫复合物引起注射局部出现红肿、出血和坏死。

2)全身免疫复合物病

（1）血清病

因一次性大量注射动物免疫血清,1～2周后患者出现皮疹、发热、关节肿痛、蛋白尿等症状,称血清病。现因免疫血清的纯化,血清病在临床已罕见,但仍可用实验动物建立典型的血清病模型。长期使用青霉素、磺胺等药物,患者可出现血清病样反应,称为药物热(见图8.13）。

（2）链球菌感染后肾小球肾炎

多发生在链球菌感染后2～3周,因链球菌胞壁抗原与相应抗体形成IC,沉积于肾小球基底膜,出现肾小球肾炎。

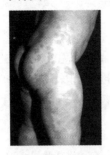

图 8.13　血清病症

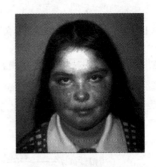

图 8.14　系统性红斑狼疮病症

（3）类风湿关节炎

发病机制尚不清楚,可能因微生物感染使体内 IgG 分子变性,刺激体内产生抗变性 IgG 的自身抗体。此类自身抗体以 IgM 为主,也可是 IgG 或 IgA,称类风湿因子。因 IgG 和相应抗体均由关节滑膜下浆细胞产生,二者形成的 IC 也沉积于关节滑膜,引起类风湿关节炎。

（4）系统性红斑狼疮

其发病机制是体内持续出现 DNA-抗 DNA 复合物,并反复沉积于肾小球、关节或其他部位血管内壁。病变主要表现为皮肤红斑、肾小球肾炎、关节炎和脉管炎等（见图 8.14）。

任务 30.4　Ⅳ型超敏反应

Ⅳ型超敏反应又称迟发型超敏反应,是由效应 T 细胞再次接触相同抗原后引起以单核细胞、巨噬细胞和淋巴细胞浸润为主的炎症性病理损伤。其特点有:反应发生迟缓,一般在再次接触抗原后 48~72 h 出现,消退也慢;抗体和补体不参与反应;由炎症性细胞因子引起致病;病症以单个核细胞和淋巴细胞浸润为主的炎症;个体差异小。

30.4.1　Ⅳ型超敏反应的发生机制

Ⅳ型超敏反应的发生机制与细胞免疫一致,表现为由效应性 T 细胞引起的炎症反应和细胞毒作用（见图 8.15）。抗原主要为病毒、胞内寄生菌、细胞抗原和某些化学物质。

30.4.2　常见疾病

1）接触型超敏反应

接触型超敏反应是指接触化学品、药物等半抗原后,发生以湿疹为表现的接触性皮炎。

2）结核菌素型超敏反应

结核菌素型超敏反应是指用结核菌素做皮肤试验,感染结核杆菌者的注射局部出现红肿、硬结,是局部炎症反应的表现。

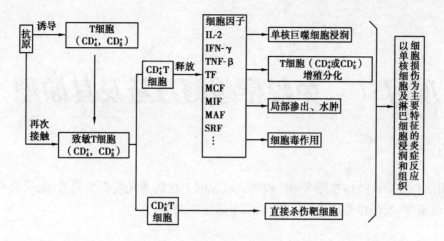

图 8.15　Ⅳ型超敏反应发生机制

3) 肉芽肿型超敏反应

许多慢性病常出现肉芽肿型超敏反应,如分枝杆菌、原虫、真菌感染以及某些自身免疫病。

项目31　免疫学检测方法及其原理

应用已知抗原或抗体检测未知的抗体或抗原的方法即为免疫学检测方法,因其具有高度特异性、灵敏性、简便性等优点,已广泛应用于医疗实践中。

任务 31.1　抗原与抗体反应的特点

抗原抗体结合实质上只发生在抗原的抗原决定簇与抗体的抗原结合位点之间,具有以下特点:

1)特异性

由于抗原表面的抗原决定簇与抗体分子超变区在空间构型上的互补关系,因此,抗原与抗体反应具有高度的特异性。同一抗原分子可具有多种不同的抗原决定簇,若两种不同的抗原分子具有一个或多个相同的抗原决定簇,则与抗体反应时可出现交叉反应。

2)比例性及可见性

抗原与抗体的结合能否出现肉眼可见的反应,取决于两者的比例。若比例合适,则可形成大分子抗原抗体免疫复合物,出现肉眼可见的反应现象;反之,虽能形成结合物,但体积小,肉眼不可见。

3)可逆性

抗原抗体主要通过氢键、静电引力、范德华力和疏水键等次级键结合,结合后形成的复合物在一定条件下可发生解离,回复抗原抗体的游离状态,保持固有的性质。抗原抗体复合物解离度在很大程度上取决于特异性抗体超变区与相应抗原决定簇三维空间构型的互补程度,互补程度越高,分子间距越小,作用力越大,两者结合越牢固,不易解离;反之,则容易发生解离。

任务 31.2　常见的抗原抗体反应类型

根据抗原性质、结果现象、参与成分不同,可将抗原抗体反应分为凝集反应、沉淀反应、补体参加的反应、免疫标记技术等。

31.2.1 凝集反应

颗粒性抗原(如细菌、红细胞等)与相应抗体,在适当电解质存在的条件下,经过一定时间后出现肉眼可见凝集块称为凝集反应。该类反应可检测到 1 μg/mL 水平的抗体,反应中的抗原称为凝集原,抗体称为凝集素。

1)直接凝集反应

将细菌或红细胞等颗粒性抗原与相应抗体直接反应,出现细菌凝集或红细胞凝集现象。一种是玻片凝集试验,用于定性抗原,如 ABO 血型鉴定、细菌鉴定。另一种是试管凝集试验,在试管中系列稀释待检血清,加入已知颗粒性抗原,用于定量抗体,如诊断伤寒病的肥达试验。直接凝集反应如下:

颗粒性抗原　　　　相应抗体　　　　　凝集

2)间接凝集反应

将可溶性抗原或抗体吸附于与免疫无关的载体上,使之成为致敏载体颗粒,然后与相应抗体或抗原作用,在电解质参与下出现的凝集反应。常用载体有人的 O 型红细胞,绵羊红细胞,乳胶颗粒,活性炭颗粒等。例如,用 γ 球蛋白包被的乳胶颗粒检测病人血清中的一种抗人 γ 球蛋白的抗体(类风湿因子)。间接凝集反应如下:

载体颗粒　可溶性抗原　致敏颗粒　抗体　凝集

3)间接凝集抑制反应

将可溶性抗原与相应抗体预先混合,充分作用后,加入相应致敏颗粒,由于抗体已被可溶性抗原结合,不能再与致敏颗粒表面的抗原结合,因此不出现致敏性颗粒被凝集的现象,称为间接凝集抑制试验。临床常用的免疫妊娠诊断试验即属此类,免疫妊娠诊断试验所用的诊断抗原试剂是人绒毛膜促性腺激素(可溶性抗原)致敏的乳胶颗粒,诊断血清是人绒毛膜促性腺激素的抗体,两者作用可出现间接凝集反应。检测的标本是尿液,妊娠后尿液中存在人绒毛膜促性腺激素。间接凝集抑制反应如下:

可溶性抗原　抗体　　致敏颗粒　　　　凝集抑制

31.2.2 沉淀反应

可溶性抗原(如细菌浸出液,组织浸出液和动物血清等)与相应抗体结合后,在电解质存在条件下,经过一定时间作用后,可出现肉眼可见的沉淀物,称为沉淀反应。沉淀反应包括环状沉淀、絮状沉淀、琼脂扩散3种基本类型,其中琼脂扩散反应最常用,它是以半固体琼脂凝胶为介质进行琼脂扩散或免疫扩散。琼脂扩散有单向琼脂扩散、双向琼脂扩散两种基本类型,将其与电泳技术结合,还可衍生出对流免疫电泳,免疫电泳等多种检测方法。

1)单向免疫扩散

将一定量已知抗体混于琼脂凝胶中制成琼脂板,在适当位置打孔后将抗原加入孔中扩散。抗原在扩散过程中与凝胶中的抗体相遇,形成以抗原孔为中心的沉淀环,沉淀坏的直径与抗原浓度成正比。故试验前应用已知不同浓度标准抗原制成标准曲线,可根据沉淀环直径的大小从标准曲线中查出待检样品中抗原的含量(见图8.16)。该法可用于测定血清 IgG、IgM、IgA和补体 C3 等的含量。

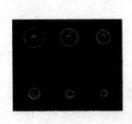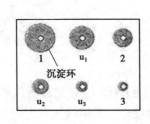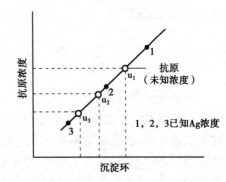

图 8.16　单向免疫扩散及标准曲线

2)双向免疫扩散

将抗原与抗体分别加于琼脂凝胶中的小孔中,两者自由向四周扩散,如抗原抗体相应且浓度比例适当,则在抗原抗体之间可出现白色沉淀线,一对相应的抗原抗体只能形成一条沉淀线,如果反应体系中含两种以上的抗原抗体系统,则小孔间可出现两条以上的沉淀线。由于抗原抗体相关性不同,产生的沉淀线可有以下3种基本类型:

① 两种抗原的抗原决定簇完全相同,它们与相应抗体作用后形成一条融合沉淀弧线。

② 两种抗原的抗原决定簇完全不同,形成各自独立,彼此交叉的两条沉淀线。

③ 两种抗原的抗原决定簇部分相同,形成一条融合带交叉的沉淀线(见图8.17)。

本法可用于抗原或抗体的定性、定量检测及组分分析。

3)对流免疫电泳

对流免疫电泳是一种将双向扩散和电泳技术相结合的检测方法,即在琼脂板上,使抗原和抗体在电场作用下定向移动,当抗原抗体相遇且两者浓度比例合适时,即可出现白色沉淀线(见图8.18)。

4)免疫电泳

免疫电泳可分两步进行,先进行电泳将抗原各成分依电泳速度不同分开,再进行双向扩散(见图8.19)。此法常用于血清的蛋白种类分析,对于免疫球蛋白减少或增多的疾病诊断或鉴别诊断有重要意义。

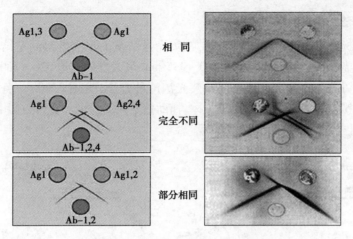

图 8.17　双向免疫扩散沉淀线类型

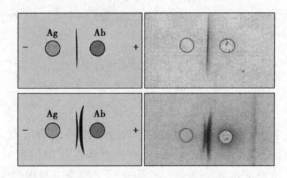

图 8.18　对流免疫电泳结果

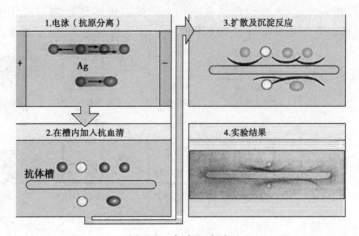

图 8.19　免疫电泳过程

31.2.3　免疫标记技术

　　免疫标记技术是利用荧光素、酶、同位素等标记抗体或抗原所进行的抗原抗体反应。它包括免疫荧光法、酶联免疫吸附法和同位素标记法。

1)免疫荧光法或荧光抗体法

应用荧光素标记 Ab 测定未知 Ag,通常在荧光显微镜下观察结果测定结果。常用的荧光素为异硫氰酸荧光素,其最大吸收光谱 490～495 nm,最大发射光谱 520～530 nm,呈黄绿色荧光。免疫荧光法可分为直接荧光法和间接荧光法两种方法(见图 8.20)。免疫荧光法可用于检查细菌、病毒、螺旋体等的抗原或相应抗体,辅助传染病的诊断。此外,还用于鉴定免疫细胞的 CD 分子,检测自身免疫病的抗核抗体等。

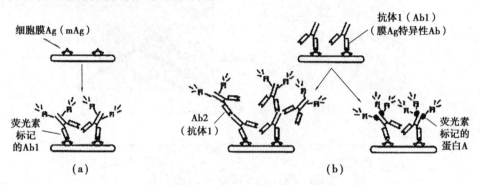

图 8.20　直接荧光法和间接荧光法

(a)直接法;(b)间接法

2)酶联免疫吸附法

通过适当的酶促化学反应和免疫反应,使抗体(或抗原)与酶蛋白分子结合,形成酶标抗体(或抗原),该结合物既有抗原抗体反应特异性,又有酶促反应的特异性。酶分解底物后的显色深浅可反映标本中抗原或抗体的含量。常用来标记的酶有辣根过氧化物酶、碱性磷酸酶。

酶联免疫吸附法是将已知的抗原或抗体吸附在固相载体(聚苯乙烯微量反应板)表面,使抗原抗体反应在固相表面进行,用洗涤法将固相上的抗原抗体复合物与液相中的游离成分分开,加入底物并显色。它主要有间接法和双抗体夹心法两种操作方法(见图 8.21)。

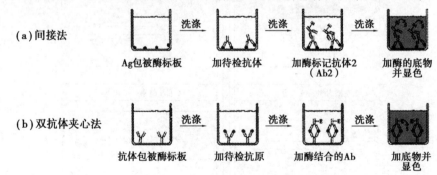

图 8.21　酶联免疫吸附法

3)放射免疫测定法

放射免疫测定法是用放射性同位素标记抗原或抗体进行免疫学检测的技术。它将放射性同位素显示的高灵敏性和抗原抗体反应的特异性相结合,使检测的敏感度很高。常用于标记的放射性同位素有^{125}I 和^{131}I,采用的方法分液相法和固相法两种。常用于微量物质测定,如胰岛素、生长激素、甲状腺素、黄体酮等激素,吗啡、地高辛等药物以及 IgE 等。

【学习情境8】技能实训

技能训练8.1　抗人红细胞免疫血清的制备

【实训目的】

掌握免疫血清制备的基本流程;学会颗粒性抗原的制备和动物免疫方法;了解免疫血清制备的实践意义。

【实训原理】

制备免疫血清的传统方法是将抗原注入动物体内,由动物体内B细胞增殖分化成浆细胞产生抗体。由于抗原分子具有多种抗原决定簇,每一种抗原决定簇可激活具有相应抗原受体的B细胞系产生该决定簇的抗体,因此,用抗原免疫机体获得的免疫血清一般均为多克隆抗体。

制备的免疫血清的质量高低主要表现在特异性、亲和力及效价高低等方面,受多种因素的影响,主要包括抗原的性质、免疫动物的种类及状态、免疫剂量、免疫途径及免疫方案(加强免疫次数、间隔时间、佐剂的使用)等。因此,要获得高质量的免疫血清需先通过预实验摸索确定最佳免疫方法。免疫血清的制备是一项常用的免疫学实验技术。高效价、高特异性的免疫血清可作为免疫学诊断的试剂,也可供特异性免疫治疗用。

【实训器材】

1. 抗原与免疫对象:人红细胞、健康家兔。

2. 试剂与器材:生理盐水、试管、离心机、剪刀、注射器、酒精、碘酊、水浴箱、负压管等。

【实训方法与步骤】

1) 颗粒性抗原(人红细胞)的制备

经肘静脉抽人全血2～3 mL,注入抗凝管,然后全部移至一支大试管中,加入8 mL生理盐水,用吸管上下吹打混匀,1 500 r/min离心10 min,去上清。重复上述操作,洗涤两次,最后一次去上清后,将细胞配制成2%～5%的人红细胞悬液。

2) 免疫动物

隔两天取上述人红细胞悬液1 mL免疫家兔(耳后、颈前、后肢足掌各两点和四肢内侧四点免疫),连续免疫两周。

3）血清的制备

免疫结束后的第 3 天,心脏采血。采血方法如下:

①家兔仰面,由助手抓住四肢固定。

②用左拇指摸到胸骨剑突处,食指及中指放在右胸处轻轻向左推心脏,并使心脏固定于左胸侧位置。然后以左拇指触摸心脏搏动最强的部位。

③用 5 mL 注射器,对准心搏最强处垂直刺入心脏抽取 5 mL。

将抽取的血液立即注入试管中,放入 37 ℃水浴箱待凝固后分离血清,然后分两管,一管置于 56 ℃ 30 min(灭活补体),与新鲜的人红细胞悬液作试管凝集试验(倍比稀释法),找出抗血清的效价;另一管不作出处理,作补体溶血试验,也找出抗血清的效价。

4）效价的测定

①取洁净试管 8 支,排列于试管架中,依次编号并做好标记。

②向各管加入生理盐水 0.25 mL。

③向第 1 支试管加入血清 0.25 mL,充分混匀,吸出 0.25 mL 放入第 2 管,混匀后取出 0.25 mL 加入第 3 管中,如此类推直至第 7 管,混匀后取出 0.25 mL 弃去。第 8 管不加血清,为生理盐水对照管。

④向每管加入 0.25 mL 人红细胞悬液,此时每管的液体总量为 0.5 mL,血清稀释度又增加 1 倍。

⑤摇匀,置 37 ℃ 30~40 min,观察结果,并将凝集现象填入表 8.5 中。

表 8.5　试管凝集试验及结果

管　号	1	2	3	4	5	6	7	8
生理盐水/mL	0.25	0.25	0.25	0.25	0.25	0.25	0.25	0.25
血清/mL	0.25	0.25	0.25	0.25	0.25	0.25	0.25	0.25
人红细胞悬液/mL	0.25	0.25	0.25	0.25	0.25	0.25	0.25	0.25
终稀释度	1:4	1:8	1:16	1:32	1:64	1:128	1:256	—
凝集现象								

【实训结果】

以凝集现象"＋＋"为判定标准,其血清最高稀释度即为免疫血清的效价。

【注意事项】

1.动物免疫时确保抗原被注射到指定部位。

2.稀释血清时尽量做到精确,不要混用吸管。

【思考题】

1.免疫血清制备的流程是什么?

2.制备高质量的免疫血清应注意哪些因素?

技能训练 8.2　直接凝集试验

【实训目的】

掌握直接凝集试验的原理和操作方法;学会玻片与试管凝集试验的结果判读;了解直接凝集试验的生产意义。

【实验原理】

天然的颗粒性抗原与相应抗体在适宜条件下反应,出现肉眼可见的凝集物,称为直接凝集反应。玻片法属于定性试验,常用已知抗体直接检测未知的细胞性抗原。

试管法直接凝集试验是将已知的颗粒性抗原悬液定量地与一系列倍比稀释的待检血清等量混合,静置一定时间后,根据各管的凝集程度,判断待检血清中抗体的效价,常用于半定量检测。

【实训器材】

1. 仪器:37 ℃水浴箱、试管、1 mL 吸管、吸球,载玻片、接种环、滴管等。

2. 试剂与材料:待检样品(OX19 变形杆菌 18~24 h 琼脂斜面培养物)、OX19 变形杆菌诊断血清(用时用生理盐水作适当稀释)、生理盐水、待检血清(用生理盐水 1:10 稀释)、诊断菌液(伤寒沙门菌 H 或 O 菌液,10 亿/mL)。

【实训方法与步骤】

1)玻片凝集试验

①在洁净玻片一端加 OX19 变形杆菌诊断血清 1 滴,另一端加生理盐水 1 滴作对照。

②用接种环挑取经 18~24 h 琼脂斜面培养的 OX19 变形杆菌物、分别混于生理盐水和诊断血清中,充分混匀。

③室温下静置数分钟,观察结果。

2)试管凝集试验

①取洁净试管 8 支,排列于试管架上,依次编号。

②各管均加入 0.5 mL 生理盐水。

③吸取 1:10 稀释的待检血清 0.5 mL 加入第 1 管,充分混匀后吸出 0.5 mL 加入第 2 管,混匀,从第 2 管吸出 0.5 mL 加入第 3 管;同法依次稀释至第 7 管,混匀后从第 7 管吸出 0.5 mL 弃去。第 8 管不加血清作为生理盐水对照。至此,第 1—7 管的血清稀释度为 1:20、1:40、1:80、1:160、1:320、1:640、1:1 280。这种稀释方法称为连续倍比稀释法。

④每管加诊断菌液 0.5 mL,此时每管内血清稀释度又增加 1 倍,分别为 1:80、1:160、1:320、1:640、1:1 280、1:2 560。

⑤各管摇匀后置室温或 37 ℃ 18~24 h,观察结果。操作程序见下表 8.6。

表8.6　试管凝集试验操作程序

管　号	1	2	3	4	5	6	7	8
生理盐水/mL	0.5	0.5	0.5	0.5	0.5	0.5	0.5	0.5
稀释血清/mL	0.5	0.5	0.5	0.5	0.5	0.5	0.5	弃0.5
诊断菌液/mL	0.5	0.5	0.5	0.5	0.5	0.5	0.5	0.5
血清终稀释度	1∶40	1∶80	1∶160	1∶320	1∶640	1∶1 280	1∶2 560	对照

【实训结果】

在玻片凝集试验中,生理盐水对照应不发生凝集,为均匀混浊的乳状液。在诊断血清中,如混悬液由混浊变澄清并出现肉眼可见的凝集小块为阳性结果;如与对照相同,则为阴性结果。

在试管凝集试验中,判断结果要有良好的光源和黑暗的背景。先不振摇,观察管底凝集物和上清浊度。然后轻摇或用手指轻弹管壁使凝集物悬浮,观察凝集块的松软、大小、均匀度和悬液浊度。先观察盐水对照管,应无凝集现象。管底沉积呈圆形、边缘整齐,轻摇则沉积菌分散,均匀混浊。再观察试验管,伤寒沙门菌 O 抗原凝集物呈颗粒状,轻摇时不易升起和离散,往往黏附于管底。H 抗原凝集物呈棉絮状,沉于管底,轻摇易升起和离散。根据凝集的强弱程度,可将试验结果划分为以下等级:

1.“＋＋＋＋”。很强,细菌全部凝集,管内液体澄清,可见管底有大片边缘不整的白色凝集物,轻摇时可见有明显的颗粒、薄片或絮状。

2.“＋＋＋”。强,细菌大部分凝集,液体轻度混浊,管底有边缘不整的白色凝集物,轻摇时可见较明显的颗粒、薄片或絮状。

3.“＋＋”。中等强度,细菌部分凝集,液体较混浊。

4.“＋”。弱,细菌仅少量凝集,液体混浊。

5.“－”。不凝集,液体混浊度与管底沉积物与对照管相同。

以出现“＋＋”凝集强度的血清最大稀释度作为待检血清的效价(滴度)。

【注意事项】

1.玻片应洁净、干燥、中性,以防止和减少非特异性凝集。

2.玻片凝集试验中,每一待检菌均须作生理盐水对照,如对照凝集则表示细菌(粗糙型)发生自凝,试验结果无效。

3.在载玻片两端混合细菌时,应先将细菌与生理盐水混合,然后再将细菌与诊断血清混合,以免将血清带入生理盐水中。

4.玻片凝集试验后的细菌仍有传染性,应将载玻片及时放入消毒缸内。

5.用玻片法鉴定 ABO 血型时,室温若低于10 ℃,易出现冷凝集而造成假阳性结果。

6.在试管凝集试验中,抗原抗体比例适当时,才出现肉眼可见的凝集现象,如抗体浓度过高,则无凝集物形成,此时须加大抗体稀释度重新试验。

7.试管凝集试验结果判断时,应在暗背景下透过强光观察。

8.试管凝集试验应注意温度、pH、电解质对试验结果的影响。

9. 在试管法中,抗原抗体加入后要充分振摇,以增加抗原抗体的接触。

【应用评价】

玻片法主要用于细菌菌种的鉴定和分型以及 ABO 血型抗原的鉴定,操作简便,反应迅速,但敏感性较低。

试管法主要检测血清中有无某种特异性抗体及其效价,以协助临床诊断或供流行病学调查。常用的有诊断伤寒和副伤寒的 Widal 反应(肥达反应)、诊断斑疹伤寒和恙虫病等立克次体病的 Weil-Felix 反应(外-斐氏反应)以及诊断布氏菌病的 Wright 反应(瑞氏反应)。本试验是一种经典的半定量凝集试验,操作简单,但敏感性不高。

【思考题】

1. 什么是直接凝集试验? 有何特点?

2. 试管凝集试验应注意哪些事项?

3. 引起非特异性凝集的因素有哪些?

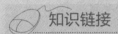 知识链接

诊断菌液的制备

1)"H"型伤寒杆菌菌液的制备

将伤寒沙门菌(Hgol 株)或甲、乙型副伤寒沙门菌标准菌株接种于柯氏瓶培养基上,37 ℃培养24 h,以10 mL 含0.4%甲醛的生理盐水将菌苔洗下,放入有玻璃珠的无菌烧瓶中充分振摇,使细菌充分分散,置4 ℃冰箱中3~5 d 以杀菌。通过无菌试验证实细菌确已被杀死,即用0.2%的甲醛盐水稀释成10 亿/mL 的浓度。置4 ℃冰箱备用。

2)"O"型伤寒杆菌菌液的制备

将标准菌株(0901 株)以上法培养,用0.5%石炭酸盐水将菌苔洗下,置37 ℃温箱过夜或室温中4~7 d 以杀菌。经检查无菌生长时,用0.25%石炭酸盐水稀释成10 亿/mL 浓度。置4 ℃冰箱备用。

3)菌液浓度测定

用麦克法伦特(McfarLand)标准比浊管比浊的方法来测定。

技能训练8.3 双向免疫扩散试验

【实训目的】

掌握双向免疫扩散试验的原理及平板法操作方法;学会双向免疫扩散试验的结果判读;了解双向免疫扩散试验的生产意义。

【实训原理】

本法系在琼脂糖凝胶板上按一定距离打数个小孔,在相邻的两孔内分别加入抗原与抗体,相应的抗原与抗体在琼脂凝胶板中的相应孔内,分别向周围自由扩散。若抗原、抗体互相对应,浓度、比例适当,则一定时间后,在抗原与抗体孔之间发生特异性反应,形成免疫复合物的沉淀线,根据沉淀线的位置、形状以及对比关系,可对抗原或抗体进行定性分析。

双向免疫扩散试验可分为试管法和平板法两种,目前最常用的是平板法。

【实训器材】

1.仪器:载玻片、湿盒、吸管、打孔器、微量加样器、温箱等。

2.试剂与材料:待检血清、阳性对照,诊断血清、15 g/L 盐水琼脂,生理盐水、0.5% 氨基黑染色剂、脱色液(乙醇45 mL,冰醋酸5 mL 与水50 mL)。

【实训方法与步骤】

1)制板

用5~10 mL 吸管吸取溶化的15 g/L 盐水琼脂4.5 mL,浇注于洁净载玻片上。

2)打孔

待琼脂凝固后,用直径3 mm 的打孔器打孔,孔距3 mm(见图8.22)。

3)加样

用微量加样器向中央孔加入诊断血清,将待检血清,阳性对照分别加入周围孔。如果做抗体效价测定,则将抗原置中间孔,抗体做不同稀释后置周围孔。每孔加样20 μL。

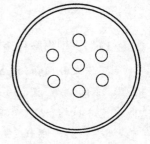

图8.22　双向免疫扩散
试验打孔示意图

4)温育

将加好样的琼脂板放入水平湿盒中,37 ℃温育24 h。

5)染色

用生理氯化钠溶液充分浸泡琼脂糖凝胶板,以除去未结合蛋白质。将浸泡好的琼脂糖凝胶板放入0.5% 氨基黑溶液中染色。用脱色液脱色至背景无色,沉淀线呈清晰蓝色为止。观察结果,用适当方法保存或复制图谱。

【实训结果】

在抗原抗体孔之间形成沉淀线,表明抗原与抗体相对应;若沉淀线是一条,提示抗原与抗体只含一种相应的成分;如果是多条,则说明有多种相应的成分。对抗体进行定量时,以出现沉淀线的抗体最高稀释孔作为抗体的双向免疫扩散效价。

【注意事项】

1.玻片要清洁,边缘无破损。

2.浇制琼脂板时要均匀、无气泡。动作要匀速,过快易使琼脂倾至玻片之外,过慢易导致边加边凝,使琼脂凹凸不平。

3.打孔时避免水平移动,否则易使琼脂板脱离载玻片或琼脂裂开,如此可导致加入的样品顺裂缝或琼脂底部散失。

4. 加样时应尽量避免气泡或加至孔外,以保证结果的准确性。

5. 37 ℃扩散后,可置冰箱放置一定时间后观察结果,此时沉淀线更加清晰。

【思考题】

1. 简述双向免疫扩散试验的原理。

2. 若浇制琼脂板时产生气泡,可能对试验结果产生什么影响?

技能训练8.4　酶联免疫吸附试验

【实训目的】

掌握酶联免疫吸附试验的原理及操作方法;学会酶联免疫吸附试验的结果判读;了解酶联免疫吸附试验的生产意义。

【实训原理】

酶联免疫吸附试验为一种固相酶免疫测定技术,首先将已知抗原或抗体包被于固相载体的表面,与待检样品中的相应抗体或抗原发生反应,然后加入酶标记抗体或抗原与免疫复合物结合,最后加入酶的作用底物,根据产物颜色的深浅或测定其 A 值,可进行定性或定量分析。

酶联免疫吸附试验的方法类型有多种,如双抗体夹心法、间接法、竞争法等。这里以双抗体夹心法 ELISA 检测乙型肝炎表面抗原(HBsAg)为例。将乙型肝炎表面抗体(anti-HBs)结合到固相载体上,加入待检样品,若样品中含有待检抗原(HBsAg)时,相应抗原将结合到固相抗体上。洗涤后,加入酶标记的抗体(aiti-HBs-HRP),则形成抗体 – 抗原 – 酶标抗体复合物。加入酶的作用底物,在酶的催化作用下,产生颜色反应,产物颜色的深浅与待检抗原量呈正相关。借此可检测人血清中 HBsAg 的存在。

【实训器材】

1. 仪器:酶联免疫检测仪、吸水纸等。

2. 试剂与材料:包被稀释液(0.05 mol/L pH 9.6 碳酸钠 – 碳酸氢钠缓冲液)、洗涤液(0.02 mol/L pH 7.4 Tris-HCl-Tween20(试剂盒配有浓缩的洗涤液))、酶标抗 HBs、辣根过氧化物酶底物液(TMB-过氧化氢尿素溶液,底物液 A 和底物液 B 均有商品成套出售,也可按药典配制)、终止液(2 mol/L H_2SO_4 溶液)、待检血清。阴性对照、阳性对照由试剂盒生产厂家提供或购买。

【实训方法与步骤】

1) 包被抗原

将抗原用包被稀释液作 1∶20 稀释,每孔加入 100 μL,置 37 ℃下 2 h 或 4 ℃下 18~24 h。

2) 洗涤

弃去孔中液体,用洗涤液洗 3 次,每次 1 min。于吸水纸上充分拍干,4 ℃储存备用。(若使用成品试剂盒,以上 1)、2)两步可省略)。

3）加入待检样品

取待检血清样品及阴、阳性对照血清各 100 μL 分别加入酶标板反应孔中,阴、阳性对照均设两孔,同时设一空白对照孔(加入洗涤液 100 μL),然后将反应板放入湿盒,置于 37 ℃ 温育 60 min。注意每份样品均作复孔检测。

4）洗涤

取出反应板,弃去孔中液体,用洗涤液洗 3 次,每次 3 min。于吸水纸上充分拍干。

5）加入酶结合物

将工作浓度的酶结合物(或根据酶结合物说明书提供的参考工作稀释度进行预试确定稀释倍数)加入反应孔中,每孔 100 μL,置于 37 ℃ 作用 30 min。

6）洗涤

同第 4）步。

7）加入底物溶液

按照顺序每反应孔先加底物液 A 50 μL(或 1 滴),再加底物液 B 50 μL(或 1 滴),置 37 ℃ 避光显色 15 min。

8）终止反应

每孔加入终止液 50 μL(或 1 滴)终止反应,于 10 min 内完成判读,以空白对照调零,用酶联免疫检测仪在 450 nm 波长处测定 A 值。

【实训结果】

1. 肉眼判定。明显显色者判阳性,否则判阴性。现临床不主张以此法判读结果。

2. 阈值计算。阴性对照孔 A 值的平均值 ×2.1 作为阈值;阴性对照 A 值的平均值小于 0.05,按照 0.05 计算,高于 0.05 按照实际 A 值计算。

3. 阴、阳性判读。测试样品 A 值大于或等于阈值者为 HBsAg 阳性;测试样品 A 值小于阈值者为阴性。

4. 阳性对照 A 值小于或等于 0.4 时,实验无效,应查明原因,重新实验。

【注意事项】

1. 样品和试剂从冰箱取出后,应在室温下(18～25 ℃)平衡 1 h。

2. 须确保样品加样量准确,如果加样量不准确,可能会导致错误的实验结果。建议采用微量移液器加所有组分,作精密性测定时尤应如此。

3. 在操作过程中,应尽量避免反应微孔中有气泡产生。

4. 使用微量移液器手工加样时,每次应该更换吸头吸取样品。

5. 用水浴锅反应时,请将反应微孔板浸放在水中 1/3,底部以网格支撑物支撑,将水的温度控制在 37 ℃。

6. 洗板应严格按照使用说明书操作:以洗板机洗板时,调节好洗板机的加液量是非常重要的,避免洗液过量溢出,但又能充满整个反应微孔(350 μL),洗板次数不应少于 5 次,并经常注意检查加液头是否堵塞;手工洗板时,请勿用带纸屑的吸水材料拍板,以防外源性过氧化物酶类或氧化还原物质与显色液发生反应,影响检测结果的准确性;洗板时,所用的吸水纸请勿重复使用。

7. 显色液 B 应 2~8 ℃避光保存,如发现显色液变色,请勿使用。

【思考题】

1. 简述双抗夹心法的基本原理。

2. 试分析,若采用间接法检测乙型肝炎表面抗原如何操作。

·情境小结·

免疫是机体的重要生理机能,可分为固有免疫和适应性免疫两种。固有免疫与生俱来,作用早,没有特异性,受遗传决定。适应性免疫是机体后天经受抗原刺激而获得的免疫,在 B 细胞介导下的适应性免疫称为体液免疫,免疫产物为抗体,在 T 细胞介导下的适应性免疫称为细胞免疫,免疫效应物为细胞因子,它们共同组成了适应性免疫过程,缺一不可。免疫在保证机体健康稳定的同时,也会造成机体的损害,出现各种变态反应,有Ⅰ,Ⅱ,Ⅲ,Ⅳ型变态反应,这体现了免疫的两面性。抗原抗体反应具有特异性,所以抗原抗体反应广泛应用于科研和临床的鉴定或诊断中。

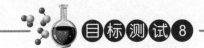

目标测试 8

一、选择题

1. 免疫防御功能低下时易发生( )。
   A. 病原微生物的感染 　　　　B. 超敏反应
   C. 肿瘤 　　　　　　　　　　D. 自身免疫病
   E. 类风湿关节炎

2. 抗原的特异性主要取决于( )。
   A. 抗原分子的物理性状 　　　B. 抗原分子量的大小
   C. 抗原决定簇 　　　　　　　D. 抗原分子内部结构的复杂性
   E. 异物性

3. 体内抗病毒、中和毒素、抗细菌最重要的抗体为( )。
   A. IgA 　　　　　B. IgD 　　　　　C. IgE 　　　　　D. IgG 　　　　　E. IgM

4. 人类中枢免疫器官为( )。
   A. 胸腺和淋巴结 　　　　　　B. 脾脏和胸腺
   C. 淋巴结和脾脏 　　　　　　D. 胸腺和骨髓
   E. 黏膜免疫系统

5. 相对人而言,HLA 抗原属于( )。
   A. 异种抗原 　　　　　　　　B. 同种异型抗原
   C. 肿瘤特异性抗原 　　　　　D. 改变的特异性抗原
   E. 修饰或变性的抗原

6. 属于隐蔽抗原的是（　　）。

　　A. 抗体　　　　　　　　　　　　B. 眼晶状体蛋白

　　C. 肿瘤抗原　　　　　　　　　　D. 变性 IgG

　　E. A 群 β 溶血性链球菌

7. 对人类而言属于异嗜性抗原的物质是（　　）。

　　A. 人抗白喉外毒素血清　　　　　B. 大肠杆菌 O14

　　C. 破伤风抗毒素　　　　　　　　D. ABO 血型抗原

　　E. HLA

8. 分子量最大的 Ig 是（　　）。

　　A. IgG　　　　　B. IgM　　　　　C. SIgA　　　　　D. IgE　　　　　E. IgD

9. 抗原刺激后最先出现（　　）。

　　A. IgA　　　　　B. IgD　　　　　C. IgE　　　　　D. IgG　　　　　E. IgM

10. 有的抗原称为胸腺依赖性抗原（TD-Ag）是因为（　　）。

　　A. TD-Ag 只能引起细胞免疫应答, 不能刺激机体产生抗体

　　B. TD-Ag 刺激机体在胸腺内产生抗体

　　C. TD-Ag 在胸腺中被加工、处理后刺激机体产生抗体

　　D. TD-Ag 需要 T 和 B 细胞相互协作, 才能刺激机体产生抗体

　　E. TD-Ag 只能刺激胸腺内的免疫细胞产生抗体

11. 与载体偶联才具有免疫原性的物质称为（　　）。

　　A. 变应原　　　　B. 完全抗原　　　C. 半抗原　　　　D. 佐剂　　　　E. 载体

12. 引起同胞兄弟之间移植排斥反应的抗原属于（　　）。

　　A. 异种抗原　　　　　　　　　　B. 同种异型抗原

　　C. 自身抗原　　　　　　　　　　D. 异嗜性抗原

　　E. Forssman 抗原

13. 存在于人和脊椎动物血清及组织液中的一组具有酶活性的球蛋白称为（　　）。

　　A. 补体　　　　B. 抗体　　　　C. 免疫球蛋白　　D. 细胞因子　　E. 白介素

14. 能通过胎盘屏障的抗体类型为（　　）。

　　A. IgG　　　　　B. IgA　　　　　C. IgM　　　　　D. IgE　　　　　E. IgD

15. 人体的 IgA 分子主要特征是（　　）。

　　A. 能通过胎盘　　　　　　　　　B. 分泌型为二聚体

　　C. 通过经典途径活化补体　　　　D. 是血清中含量最多的免疫球蛋白

　　E. 在分泌液中是五聚体

16. NK 细胞对肿瘤细胞的杀伤作用是（　　）。

　　A. 必须受 MHC 分子的约束　　　B. 不受 MHC 分子的约束

　　C. 杀伤有特异性　　　　　　　　D. 必须有事先的抗原致敏

　　E. 必须依赖于 TCR 识别靶细胞上的抗原

17. 异种抗原是（　　）。

　　A. 来源于其他物种的抗原物质

　　B. 同种间不同个体的特异性抗原

C.一类与种属特异性无关的存在于人、动物、植物、微生物之间共同抗原

D.针对自身成分的抗原

E.合成抗原

18.具有特异性杀伤作用的淋巴细胞是(　　)。

A.NK 细胞　　　　B.LAK 细胞　　　C.B 细胞　　　D.Tc 细胞　　　E.吞噬细胞

19.抗体主要由(　　)细胞产生。

A.嗜酸性粒细胞　　　　　　　B.浆细胞

C.肥大细胞　　　　　　　　　D.吞噬细胞

E.T 细胞

20.细胞免疫应答由(　　)细胞介导。

A.巨噬细胞　　　　　　　　　B.嗜酸性粒细胞

C.多形核中性白细胞　　　　　D.T 细胞

E.嗜酸性粒细胞

21.下列关于再次免疫应答的显著特点的叙述,错误的是(　　)。

A.诱导潜伏期长　　　　　　　B.抗体维持时间长

C.抗体滴度高　　　　　　　　D.优势抗体为 IgG

E.抗体亲和力高

22.人类 T 细胞分化发育成熟的器官是(　　)。

A.骨髓　　　　B.脾　　　　C.淋巴结　　　D.法氏囊　　　E.胸腺

23.人类 B 细胞分化发育成熟的器官是(　　)。

A.骨髓　　　　B.脾　　　　C.淋巴结　　　D.胸腺　　　E.腔上囊

24.人体内最大的外周免疫器官是(　　)。

A.胸腺　　　　B.骨髓　　　　C.脾　　　　D.淋巴结　　　E.胸腺

25.关于 IgM 的叙述,错误的说法是(　　)。

A.相对分子量最大的 Ig

B.是五聚体

C.血清中 IgM 含量升高提示有近期感染

D.唯一能通过胎盘的抗体

E.脐带血中 IgM 含量升高提示有宫内感染

26.$CD4^+Th$ 细胞能识别的是(　　)。

A.游离的可溶性抗原

B.经 APC 提呈的抗原肽

C.经 APC 提呈的抗原肽-MHC-I 类分子复合物

D.经 APC 提呈的抗原肽-MHC-Ⅱ类分子复合物

E.游离的抗原肽

27.以下(　　)为补体不具备的生物学作用。

A.细胞溶解及杀菌　　　　　　B.中性粒细胞的趋化

C.中和病毒　　　　　　　　　D.清除免疫复合物

E.调理作用

28. TNF 的主要生物学功能不包括( )。

    A. 抗病毒   B. 免疫调节

    C. 诱发炎症反应   D. 抗肿瘤作用

    E. 中和毒素

29. 局部黏膜抗感染的主要免疫球蛋白是( )。

    A. IgG   B. IgM   C. SIgA   D. IgE   E. IgD

30. 免疫自稳功能低下者易发生( )。

    A. 易发肿瘤   B. 易发超敏反应

    C. 病毒持续感染   D. 易发自身免疫病

    E. 易感染细菌

31. ABO 血型抗原属于( )。

    A. 异种抗原   B. 同种异型抗原

    C. 独特性抗原   D. 隐蔽的自身抗原

    E. 异嗜性抗原

32. 关于单克隆抗体的描述,错误的是( )。

    A. 特异性强   B. 纯度高

    C. 高度的均一性和可重复性   D. 具有多种生物学功能

    E. 可无限供应

33. 获得性免疫包括( )。

    A. 吞噬细胞和吞噬作用   B. 皮肤和黏膜的屏障

    C. 体液免疫和细胞免疫   D. 体液中的抗微生物物质

    E. A + B

34. 下列物质中免疫原性最强的是( )。

    A. 核酸   B. 蛋白质   C. 多糖   D. 脂类   E. 无机盐

35. 甲乙两种抗原都能与某一抗体发生特异性结合反应,这两种抗原相互称为( )。

    A. 半抗原   B. 完全抗原   C. TD-Ag   D. TI-A   E. 共同抗原

36. 下列物质不是 TD-Ag 的是( )。

    A. 血清蛋白   B. 细菌外毒素

    C. 类毒素   D. 细菌脂多糖

    E. 细菌蛋白质抗原

37. 下列生理功能属于细胞免疫生理功能的是( )。

    A. 毒素中和作用   B. 诱导溶菌作用

    C. 介导 ADCC   D. 抗肿瘤效应

    E. 吞噬调理作用

38. 肿瘤是否发生与机体的免疫状态密切相关,尤其是( )。

    A. 细胞免疫   B. 体液免疫

    C. 特异性免疫   D. 非特异性免疫

    E. 自身免疫

39. 用于治疗人破伤风的抗毒素(马血清制剂)对人而言( )。

A. 是抗原   B. 是抗体

C. 既是抗体,又是抗原   D. 是半抗原

40. 药物引起的血细胞减少症属于(　　)。

A. Ⅰ型超敏反应   B. Ⅱ型超敏反应

C. Ⅲ型超敏反应   D. Ⅳ型超敏反应

41. 参与Ⅱ型超敏反应的Ig类型为(　　)。

A. IgM/IgD   B. IgM/IgG   C. IgA/IgE   D. IgM/IgA

42. Ⅰ型超敏反应可通过下列哪种成分被动转移?(　　)

A. 致敏淋巴细胞   B. 患者的血清

C. 特异性转移因子   D. 生物活性介质

43. 下列属于Ⅳ型超敏反应的是(　　)。

A. 过敏性休克   B. 血清病

C. 类风湿性关节炎   D. 结核菌素皮肤试验阳性

44. Ⅳ型超敏反应可经下列哪一种成分被动转移?(　　)

A. 巨噬细胞   B. 淋巴细胞   C. 血清Ig   D. 血清补体

45. 抗体介导的超敏反应有(　　)。

A. Ⅰ、Ⅱ、Ⅳ型超敏反应   B. Ⅰ、Ⅱ、Ⅲ型超敏反应

B. Ⅰ、Ⅲ、Ⅳ型超敏反应   C. Ⅱ、Ⅲ、Ⅳ型超敏反应

46. 下列哪一种疾病的变应原是半抗原?(　　)

A. 系统性红斑狼疮   B. 对移植肾的排斥反应

C. 青霉素治疗后发生溶血性贫血   D. 风湿性关节炎

二、简答题

1. 简述T,B细胞执行特异性免疫的基本原理。

2. 简述免疫系统的组成。

3. 免疫球蛋白的生物学功能主要有哪些?

4. 细胞因子有哪些主要生物学功能?

5. 简述T细胞亚群分类及其功能。

6. CD_8^+杀伤性T细胞是如何破坏靶细胞的?

7. 什么是超敏反应?简述Ⅰ、Ⅱ、Ⅲ、Ⅳ型超敏反应的特点。

8. 抗原抗体反应有何特点?

9. 什么是凝集反应?可分为几种类型?

10. 什么是琼脂扩散反应?可分为几种类型?

附 录

附录 1　染色液的配制

1) 吕氏(Loeffler)碱性美蓝染液

A 液:美蓝(methylene blu)　　　0.6 g

95% 乙醇　　　　　　　　30 mL

B 液:KOH　　　　　　　　　　0.01 g

蒸馏水　　　　　　　　　100 mL

分别配制 A 液和 B 液,配好后混合即可。

2) 齐氏(Ziehl)石炭酸复红染液

A 液:碱性复红(basic fuchsin)　　0.3 g

95% 乙醇　　　　　　　　10 mL

B 液:石炭酸　　　　　　　　　5.0 g

蒸馏水　　　　　　　　　95 mL

将碱性复红在研钵中研磨后,逐渐加入 95% 乙醇,继续研磨使其溶解,配成 A 液。将石炭酸溶解于水中,配成 B 液。混合 A 液和 B 液即成。通常可将此混合液稀释 5~10 倍使用,稀释液易变质失效,一次不宜多配。

3) 革兰氏(Gram)染液

(1)草酸铵结晶紫染液

A 液:结晶紫(crystal violet)　　　2 g

95% 乙醇　　　　　　　　20 mL

B 液:草酸铵(ammonium oxalate)　0.8 g

蒸馏水　　　　　　　　　80 mL

混合 A、B 两液,静置 48 h 后使用。

(2)卢戈氏(Lugol)碘液

碘片　　　　1 g

碘化钾　　　2 g

蒸馏水　　　300 mL

先将碘化钾溶解在少量水中,再将碘片溶解在碘化钾溶液中,待碘全溶后,加足水分即成。

(3)95% 乙醇溶液

(4)番红复染液

番红(safranine O)　　　　2.5 g

95% 乙醇　　　　　　　100 mL

取上述配好的番红乙醇溶液 10 mL 与 80 mL 蒸馏水混匀即成。

4) 芽孢染色液

(1)孔雀绿染液

孔雀绿(malachite green)　　5 g

蒸馏水　　　　　　　　100 mL

(2)番红水溶液

番红　　　　0.5 g

蒸馏水　　　100 mL

(3)苯酚品红溶液

碱性品红　　　11 g

无水乙醇　　　100 mL

取上述溶液 10 mL 与 100 mL 5% 的苯酚溶液混合,过滤备用。

(4)黑色素(nigrosin)溶液

水溶性黑色素　　　10 g

蒸馏水　　　　　　100 mL

称取 10 g 黑色素溶于 100 mL 蒸馏水中,置沸水浴中 30 min 后,滤纸过滤两次,补加水到 100 mL,加 0.5 mL 甲醛,备用。

5) 荚膜染色液

(1)黑色素水溶液

黑色素　　　　　　　5 g

蒸馏水　　　　　　　100 mL

福尔马林(40% 甲醛)　　0.5 mL

将黑色素在蒸馏水中煮沸 5 min,然后加入福尔马林作防腐剂。

(2)番红染液

与革兰氏染液中番红复染液相同。

6) 鞭毛染色液

(1)硝酸银鞭毛染色液

A 液:单宁酸　　　　　5 g

$FeCl_3$　　　　　　　1.5 g

蒸馏水　　　　　　　100 mL

福尔马林(15%)　　　2 mL

NaOH(1%)　　　　　1 mL

冰箱内可保存 3～7 d,延长保存期会产生沉淀,但用滤纸除去沉淀后,仍能使用。

B 液:AgNO₃   2 g

    蒸馏水   100 mL

将 AgNO₃溶解后,取出 10 mL 备用,向其余的 90 mL AgNO₃中滴入浓 NH₄OH,使之成为很浓厚的悬浮液,再继续滴加 NH₄OH,直到新形成的沉淀又重新刚刚溶解为止。再将备用的 10 mL AgNO₃慢慢滴入,则出现薄雾状沉淀,但轻轻摇动后,薄雾状沉淀又消失,再滴入 AgNO₃,直到摇动后仍呈现轻微而稳定的薄雾状沉淀为止。冰箱内保存通常 10 d 内仍可使用。如雾重,则银盐沉淀出,不宜使用。

(2)Leifson 氏鞭毛染色液

A 液:碱性复红   1.2 g

    95% 乙醇   100 mL

B 液:单宁酸   3 g

    蒸馏水   100 mL

C 液:NaCl   1.5 g

    蒸馏水   100 mL

临用前将 A、B、C 液等量混合均匀后使用。3 种溶液分别于室温保存可保存几周,若分别置冰箱保存,可保存数月。混合液装密封瓶内置冰箱几周仍可使用。

7)富尔根氏核染色液

(1)席夫氏(Schiff)试剂

将 1 g 碱性复红加入 200 mL 煮沸的蒸馏水中,振荡 5 min,冷至 50 ℃左右过滤,再加入 1 mol/L HCl 20 mL,摇匀。等冷至 25 ℃时,加 Na₂S₂O₂(偏重亚硫酸钠)3 g,摇匀后装在棕色瓶中,用黑纸包好,放置暗处过夜,此时试剂应为淡黄色(如为粉红色则不能用),再加中性活性炭过滤。滤液振荡 1 min 后,再过滤,将此滤液置冷暗处备用(注意:过滤需在避光条件下进行)。在整个操作过程中所用的一切器材都需十分洁净、干燥,以消除还原性物质。

(2)Schandium 固定液

A 液:饱和升汞水溶液(50 mL 升汞水溶液加 95% 乙醇 25 mL 混合即得)

B 液:冰醋酸(取 A 液 9 mL + B 液 1 mL,混匀后加热至 60 ℃)

(3)亚硫酸水溶液

10% 偏重亚硫酸钠水溶液 5 mL,1 mol/L HCl 5 mL,加蒸馏水 100 mL 混合即得。

8)乳酸石炭酸棉蓝染色液

石炭酸   10 g

乳酸(相对密度 1.21)   10 mL

甘油   20 mL

蒸馏水   10 mL

棉蓝(cotton blue)   0.02 g

将石炭酸加在蒸馏水中加热溶解,然后加入乳酸和甘油,最后加入棉蓝,使其溶解即成。

9)瑞士(Wright)染色液

瑞士染料粉末   0.3 g

甘油	3 mL
甲醇	97 mL

将染料粉末置于干燥的乳钵内研磨,先加甘油,后加甲醇,放玻璃瓶中过夜,过滤即可。

10)美蓝(Levowitz Weber)染液

在盛有 52 mL 95% 乙醇和 44 mL 四氯乙烷的三角烧瓶中,慢慢加入 0.6 g 氯化美蓝(methylene blue chloride),旋摇三角烧瓶,使其溶解,放 5 ~ 10 ℃ 12 ~ 24 h 后,加入 4 mL 冰醋酸。用质量好的滤纸如 Whatman No.42 或与之同质量的滤纸过滤,储存于清洁的密闭容器内。

11)姬姆萨(Giemsa)染液

姬姆萨染料	0.5 g
甘油	33 mL
甲醇	33 mL

首先将姬姆萨染料研细,然后边加入甘油、边继续研磨,最后加入甲醇混匀,放 56 ℃ 1 ~ 24 h 后,即为姬姆萨储存液。临用前,在 1 mL 姬姆萨储存液中加入 pH 7.2 磷酸缓冲液 20 mL,配成使用液。

12)Jenner(May-Grunward)染液

0.25 g Jenner 染料经研细后加甲醇 100 mL。

13)萘酚蓝黑 – 卡宝品红染色

A 液(萘酚蓝黑液):萘酚蓝黑	1.5 g
醋酸	10 mL
蒸馏水	40 mL
B 液(卡宝品红色):卡宝品红	1.0 g
95% 乙醇	10 mL
蒸馏水	90 mL

使用时,配成 30% 水溶液。

附录 2　培养基的配制

1)牛肉膏蛋白胨培养基(培养细菌用)

牛肉膏	3 g
蛋白胨	10 g
NaCl	5 g
琼脂	15 ~ 20 g
水	1 000 mL
pH	7.0 ~ 7.2

121 ℃灭菌 20 min。

2）高氏（Gaus）一号培养基（培养放线菌用）

可溶性淀粉	20 g
KNO_3	1 g
NaCl	0.5 g
K_2HPO_4	0.5 g
$MgSO_4$	0.5 g
$FeSO_4$	0.01 g
琼脂	20 g
水	1 000 mL
pH	7.2～7.4

配制时，先用少量冷水，将淀粉调成糊状，倒入煮沸的水中，在火上加热，边搅拌、边加入其他成分，溶化后，补足水至 1 000 mL。121 ℃灭菌 20 min。

3）查氏（Czapek）培养基（培养霉菌作用）

$NaNO_3$	2 g
K_2HPO_4	1 g
KCl	0.5 g
$MgSO_4$	0.5 g
$FeSO_4$	0.01 g
蔗糖	30 g
琼脂	15～20 g
水	1 000 mL
pH	自然

121 ℃灭菌 20 min。

4）马丁氏（Martin）琼脂培养基（分离真菌用）

葡萄糖	10 g
蛋白胨	5 g
KH_2PO_4	1 g
$MgSO_4 \cdot 7H_2O$	0.5 g
1/3 000 孟加拉红（rose bengal，玫瑰红水溶液）	100 mL
琼脂	15～20 g
pH	自然
蒸馏水	800 mL

121 ℃灭菌 30 min。临用前，加入 0.03％链霉素稀释液 100 mL，使每毫升培养基中含链霉素 30 μg。

5）马铃薯培养基（简称 PDA，培养真菌用）

马铃薯	200 g
蔗糖（或葡萄糖）	20 g

琼脂	15 ~ 20 g
水	1 000 mL
pH	自然

马铃薯去皮,切成块煮沸 0.5 h,然后用纱布过滤,再加糖及琼脂,溶化后补足水至 1 000 mL。121 ℃灭菌 30 min。

6)麦芽汁琼脂培养基

①取大麦或小麦若干,用水洗净,浸水 6 ~ 12 h,置 15 ℃阴暗处发芽,上盖纱布一块,每日早、中、晚淋水一次,麦根伸长至麦粒的 2 倍时,即停止发芽,摊开晒干或烘干,储存备用。

②将干麦芽磨碎,1 份麦芽加 4 份水,在 65 ℃水浴锅中糖化 3 ~ 4 h,糖化程度可用碘滴定之。

③将糖化液用 4 ~ 6 层纱布过滤,滤液如浑浊不清,可用鸡蛋白澄清。其方法是将一个鸡蛋白加入约 20 mL,调匀至生泡沫时为止,然后倒在糖化液中搅拌煮沸后再过滤。

④将滤液稀释到 5 ~ 6 波美度,pH 约 6.4,加入 2% 琼脂即成。

121 ℃灭菌 20 min。

7)无氮培养基(自生固氮菌、钾细菌)

甘露醇(或葡萄糖)	10 g
KH_2PO_4	0.2 g
$MgSO_4 \cdot 7H_2O$	0.2 g
NaCl	0.2 g
$CaSO_4 \cdot 2H_2O$	0.2 g
$CaCO_3$	5.0 g
蒸馏水	1 000 mL
pH	7.0 ~ 7.2

113 ℃灭菌 30 min。

8)半固体肉膏蛋白胨培养基

肉膏蛋白胨液体培养基	100 mL
琼脂	0.35 ~ 0.4 g
pH	7.6

121 ℃灭菌 20 min。

9)合成培养基

$(NH_4)_3PO_4$	1 g
KCl	0.2 g
$MgSO_4 \cdot 7H_2O$	0.2 g
豆芽汁	10 mL
琼脂	20 g
蒸馏水	1 000 mL
pH	7.0

加 12 mL 0.04% 的溴甲酚紫(pH 5.2~6.8,颜色由黄色变紫色,作指示剂)。121 ℃灭菌 20 min。

10)豆芽汁蔗糖(或葡萄糖)培养基

黄豆芽	100 g
蔗糖(或葡萄糖)	50 g
水	1 000 mL
pH	自然

称新鲜豆芽 100 g,放入烧杯中,加入 1 000 mL,煮沸约 30 min,用纱布过滤。用水补足原量,再加入蔗糖(或葡萄糖)50 g,煮沸溶化。121 ℃灭菌 20 min。

11)油脂培养基

蛋白胨	10 g
牛肉膏	5 g
NaCl	5 g
香油或花生油	10 g
1.6% 中性红水溶液	1 mL
琼脂	15~20 g
蒸馏水	1 000 mL
pH	7.2

121 ℃灭菌 20 min。

注:不能使用变质油;油和琼脂及水先加热;调好 pH 后,再加入中性红;分装时,需不断搅拌,使油均匀分布于培养基中。

12)淀粉培养基

蛋白胨	10 g
NaCl	5 g
牛肉膏	5 g
可溶性淀粉	2 g
蒸馏水	1 000 mL
琼脂	15~20 g

121 ℃灭菌 20 min。

13)明胶培养基

牛肉膏蛋白胨液	100 mL
明胶	12~18 g
pH	7.2~7.4

在水浴锅中将上述成分溶化,不断搅拌。溶化后调 pH 7.2~7.4。121 ℃灭菌 30 min。

14)蛋白胨水培养基

蛋白胨	10 g
NaCl	5 g

蒸馏水　　　1 000 mL

pH　　　　7.6

121 ℃灭菌 20 min。

15)糖发酵培养基

蛋白胨水培养基　　　　　1 000 mL

1.6% 溴钾酚紫乙醇溶液　　1 ~ 2 mL

pH　　　　　　　　　　　7.6

另配 20% 糖溶液(葡萄糖、乳糖、蔗糖等)各 10 mL。制法如下:

①将上述含指示剂的蛋白胨水培养基(pH 7.6)分装于试管中,在每管内放一倒置的小玻璃管(Durhamtube),使充满培养基。

②将已分装好的蛋白胨水和 20% 的各种糖溶液分别灭菌,蛋白胨水 121 ℃灭菌 20 min。糖溶液 112 ℃灭菌 30 min。

③灭菌后,每管以无菌操作分别加入 20% 的无菌糖溶液 0.5 mL(按每 10 mL 培养基中加入 20% 的糖液 0.5 mL,则成 1% 的浓度)。

配制用的试管必须洗干净,避免结果混乱。

16)葡萄糖蛋白胨水培养基

蛋白胨　　　5 g

葡萄糖　　　5 g

K_2HPO_4　　　2 g

蒸馏水　　　1 000 mL

将上述各成分溶于 1 000 mL 水中,调 pH 7.0 ~ 7.2 过滤。分装试管,每管 10 mL,112 ℃灭菌 30 min。

17)麦氏(Meclary)琼脂(酵母菌)

葡萄糖　　　　1 g

KCl　　　　　1.8 g

酵母浸膏　　　2.5 g

醋酸钠　　　　8.2 g

琼脂　　　　　15 ~ 20 g

蒸馏水　　　　1 000 mL

113 ℃灭菌 30 min。

18)柠檬酸盐培养基

$NH_4H_2PO_4$　　　　　　　1 g

K_2HPO_4　　　　　　　　1 g

NaCl　　　　　　　　　5 g

$MgSO_4$　　　　　　　　0.2 g

枸橼酸钠　　　　　　　2 g

琼脂　　　　　　　　　15 ~ 20 g

蒸馏水	1 000 mL
1%溴香草酚蓝乙醇液	10 mL

将上述各成分加热溶解后,调 pH 6.8,然后加入指示剂,摇匀,用脱脂棉过滤。制成后为黄绿色,分装试管,121 ℃灭菌 20 min 后制成斜面。注意配制时控制好 pH,不要过碱,以黄绿色为准。

19)醋酸铅培养基

pH 7.4 的牛肉膏蛋白胨琼脂	100 mL
硫代硫酸钠	0.25 g
10%醋酸铅水溶液	1 mL

将牛肉膏蛋白胨琼脂培养基 100 mL 加热溶解,待冷至 60 ℃时加入硫代硫酸钠 0.25 g,调 pH 7.2,分装于三角烧瓶中,115 ℃灭菌 15 min。取出后待冷至 55~60 ℃,加入 10%醋酸铅水溶液(无菌的)1 mL,混匀后倒入灭菌试管或平板中。

20)血琼脂培养基

pH 7.6 的牛肉膏蛋白胨琼脂	100 mL
脱纤维羊血(或兔血)	10 mL

将牛肉膏蛋白胨琼脂加热溶化,待冷至 50 ℃时,加入无菌脱纤维羊血(或兔血)摇匀后倒平板或制成斜面。37 ℃过夜检查无菌生长即可使用。

注:无菌脱纤维羊血(或兔血)的制备:用配备 18 号针头的注射器以无菌操作抽取全血,并立即注入装有无菌玻璃珠(约 3 mm)的无菌三角瓶中,摇动三角瓶 10 min 左右,形成的纤维蛋白块会沉淀在玻璃珠上,把含血细胞核血清的上清液倾入无菌容器即得脱纤维羊(兔)血,置冰箱备用。

21)玉米粉蔗糖培养基

玉米粉	60 g
KH_2PO_4	3 g
维生素 B_1	100 mg
蔗糖	10 g
$MgSO_4 \cdot 7H_2O$	1.5 g
水	1 000 mL

121 ℃灭菌 30 min,维生素 B_1 单独灭菌 15 min 后另加。

22)酵母膏麦芽汁琼脂

麦芽粉	3 g
酵母浸膏	0.3 g
水	1 000 mL

121 ℃灭菌 20 min。

23)玉米粉综合培养基

玉米粉	5 g
KH_2PO_4	0.3 g

酵母浸膏	0.3 g
葡萄糖	1 g
$MgSO_4 \cdot 7H_2O$	0.15 g
水	1 000 mL

121 ℃灭菌 30 min。

24）棉籽壳培养基

棉籽壳 50%，石灰粉 1%，过磷酸钙 1%，水 65%～70%，按比例称好料，充分搅拌均匀后装瓶。

25）复红亚硫酸钠培养基（远藤氏培养基）

蛋白胨	10 g
乳糖	10 g
K_2HPO_4	3.5 g
琼脂	20～30 g
蒸馏水	1 000 mL
无水亚硫酸钠	5 g 左右
5% 碱性复红乙醇溶液	20 mL

先将琼脂加入 900 mL 蒸馏水中，加热溶解，再加入磷酸氢二钾及蛋白胨，使溶解，补足蒸馏水至 1 000 mL，调 pH 至 7.2～7.4。加入乳糖，混匀溶解后，115 ℃灭菌 20 min。称取亚硫酸钠置一无菌空试管中，加入无菌水少许溶解，再在水浴中煮沸 10 min 后，立刻滴加于 20 mL 5% 碱性复红乙醇溶液中，直至深红色退成淡粉色为止。将此亚硫钠与碱性复红的混合液全部加至上述已灭菌的并保持溶化状态的培养基中，充分混匀，倒平板，放冰箱备用，储存时间不宜超过 2 周。

26）伊红美蓝培养基（EMB 培养基）

蛋白胨琼脂培养基	100 mL
20% 乳糖溶液	2 mL
2% 伊红水溶液	2 mL
0.5% 美蓝水溶液	1 mL

将已灭菌的蛋白胨水琼脂培养基（pH 7.6）加热溶化。冷却至 60 ℃左右时，再把已灭菌的乳糖溶液、伊红水溶液及美蓝水溶液按上述量以无菌操作加入。摇匀后，立即倒平板。乳糖在高温灭菌易被破坏，必须严格控制灭菌温度，115 ℃灭菌 20 min。

27）乳糖蛋白胨培养液（"水的细菌学检查"用）

蛋白胨	10 g
牛肉膏	3 g
乳糖	5 g
NaCl	5 g
1.6% 溴甲酚紫乙醇溶液	1 g
蒸馏水	1 000 mL

将蛋白胨、牛肉膏、乳糖及 NaCl 加热溶解于 1 000 mL 蒸馏水中，调 pH 至 7.2～7.4。加入

1.6%溴甲酚紫乙醇溶液 1 mL,充分混匀,分装于有小倒管的试管中。115 ℃灭菌 20 min。

28) 石蕊牛奶培养基

牛奶粉	100 g
石蕊	0.075 g
水	1 000 mL
pH	6.8

121 ℃灭菌 15 min。

29) LB(Luria-Bertani)培养基

蛋白胨	10 g
酵母膏	5 g
NaCl	10 g
蒸馏水	1 000 mL
pH	7.0

121 ℃灭菌 20 min。

30) 基本培养基

K_2HPO_4	10.5 g
KH_2PO_4	4.5 g
$(NH_4)_2SO_4$	1 g
枸橼酸钠·$2H_2O$	0.5 g
蒸馏水	1 000 mL

121 ℃灭菌 20 min。需要时灭菌后加入:

糖(20%)	10 mL
维生素 B_1(硫胺素)(1%)	0.5 mL
$MgSO_4·7H_2O$(20%)	1 mL
链霉素(50 mg/mL)	4 mL,终质量浓度 200 μg/mL
氨基酸(10 mg/mL)	4 mL,终质量浓度 40 μg/mL
pH	自然(7.0)

31) 庖肉培养基

①取已去肌膜、脂肪之牛肉 500 g,切成小方块,置 1 000 mL 蒸馏水中,以弱火煮 1 h,用纱布过滤,挤干肉汁,将肉汁保留备用。将肉渣用绞肉机绞碎,或用刀切成细粒。

②将保留的肉汁加蒸馏水,使总体积为 2 000 mL,加入蛋白胨 20 g,葡萄糖 2 g,氯化钠 5 g 及绞碎的肉渣,置烧瓶摇匀,加热使蛋白胨溶化。

③去上层溶液测 pH,并调整其达到 8.0。在烧瓶壁上用记号笔标示液体高度,121 ℃灭菌 15 min 后补足蒸发的水分,重新调整 pH 为 8.0,再煮沸 10~20 min,补足水量后调整 pH 7.4。

④将烧瓶内容物摇匀,将溶液和肉渣分装于试管中,肉渣占培养基的 1/4 左右。经 121 ℃ 灭菌 15 min 后备用。如当日不用,应以无菌手续加入已灭菌的石蜡凡士林,以隔绝氧气。

32) 乳糖牛肉膏蛋白胨培养基

乳糖	5 g

牛肉膏	5 g
酵母菌	5 g
蛋白胨	10 g
葡萄糖	10 g
NaCl	5 g
琼脂粉	15 g
pH	6.8 g
水	1 000 mL

33) 马铃薯牛乳培养基

马铃薯(去皮)	200 g 煮出汁
脱脂鲜乳	100 mL
酵母膏	5 g
琼脂粉	15 g
加水至	1 000 mL
pH	7.0

制平板培养基时,牛乳与其他成分分开灭菌,倒平板前再混合。

34) 尿素琼脂培养基

尿素	20 g
琼脂	15 g
NaCl	5 g
KH_2PO_4	2 g
蛋白胨	1 g
酚红	0.012 g
蒸馏水	1 000 mL
pH	6.8 ± 0.2

在蒸馏水或去离子水 100 mL,加入上述所有成分(除琼脂外)。混合均匀,过滤灭菌。将琼脂加入 900 mL 蒸馏水或去离子水中,加热煮沸腾。121 ℃灭菌 15 min,冷却至 50 ℃,加入灭菌后的基本培养基,混匀后,分装于灭菌的试管中,放在倾斜位置上使其凝固。

35) 胰胨豆胨(tryptic soy broth)培养基

胰蛋白胨	17 g
豆胨(soytone)	3 g
NaCl	5 g
右旋糖(葡萄糖)	2.5 g
K_2HPO_4	2.5 g
蒸馏水	1 000 mL
pH	根据需要调

36) BPA 培养基

牛肉膏	5 g

蛋白胨	10 g
乙酸钠	34 g
水	1 000 mL
pH	7.2 ~ 7.4

37) BP 培养基

BPA 培养基

牛肉膏	3 g
蛋白胨	5 g
NaCl	5 g
琼脂	18 g
水	1 000 mL
pH	自然

38) DMEM 培养基

①取市售 DMEM 培养基粉末 1 包,倒入 1 000 mL,加双蒸馏水 800 mL,常温磁力搅拌 1 h。

②称取 2.5 g $NaHCO_3$(分析纯),溶解于 200 mL 双蒸水中。

③1 液与 2 液充分混合,用稀 HCl 调 pH 至 7.2 ~ 7.4。

④调 pH 后的 DMEM 液置超净台上,用 0.1 ~ 0.2 μm 孔径的硝酸滤膜滤器过滤除菌。

⑤过滤的 DMEM 培养基取样做无菌试验,37 ℃培养一周后应为阴性结果。

⑥DMEM 培养基储存于 4 ℃冰箱,用前加入 10% 的新生牛血清即可使用。

39) 紫红胆汁琼脂培养基

酵母提取物	3 g
蛋白胨	7 g
胆汁盐	1.5 g
乳糖	10 g
NaCl	5 g
中性红	0.03 g
结晶紫	0.002 g
琼脂	15 g
蒸馏水	1 000 mL
pH	7.4

附录 3　洗涤液的配制与使用

1) 洗涤液的配制

洗涤液可分为浓溶液和稀溶液两种。其配方如下:

浓溶液:重铬酸钠或重铬酸钾(工业用)　　　50 g

自来水	150 mL
浓硫酸(工业用)	800 mL
稀溶液:重铬酸钠或重铬酸钾(工业用)	50 g
自来水	850 mL
浓硫酸(工业用)	100 mL

配法:都是将重铬酸钠或重铬酸钾先溶解于自来水中,可慢慢加温,使溶解,冷却后徐徐加入浓硫酸,边加边搅动。配好后的洗涤液呈棕红色或橘红色,储存于有盖容器内。

2)原理

重铬酸钠或重铬酸钾与硫酸作用后形成铬酸(chronic acid)。酪酸的氧化能力极强,因而此液具有极强的去污作用。

3)使用注意事项

洗涤液在使用时,要注意以下事项:

①洗涤液中的硫酸具有强腐蚀作用,玻璃器板浸泡时间太长,会使玻璃变质。因此,切忌到时忘记将器板取出冲洗。其次,洗涤液若沾污衣服和皮肤应立即用水冲洗,再用苏打水或氨液洗。如果溅在桌椅上,应立即用水洗去或湿布抹去。

②玻璃器板投入前,应尽量干燥,避免洗涤液稀释。

③此液的使用仅限于玻璃和瓷质器板,不适用于金属和塑料器板。

④有大量的有机质应先行擦洗,然后再用洗涤液,这是因为有机质过多,会加快洗涤液失效。此外,洗涤液虽为很强的去污剂,但也不是所有的污迹都可清除。

⑤盛洗涤液的容器应始终加盖,以防氧化变质。

⑥洗涤液可反复使用,但当其变为墨绿色时即已失效,不能再用。

综合模拟测试

一、单项选择题(共 45 小题,每小题 1 分,共 45 分)

1. 高压蒸汽灭菌的温度是(　　)。
   A. 150 ℃　　　　B. 121 ℃　　　　C. 100 ℃　　　　D. 80 ℃

2. 实验室常用干热法灭菌的器材是(　　)。
   A. 玻璃器材　　B. 橡皮手套　　C. 手术刀、剪　　D. 移液吸头

3. 关于紫外线,下述不正确的是(　　)。
   A. 能干扰 DNA 合成　　　　　　B. 消毒效果与作用时间有关
   C. 常用于空气,物品表面消毒　　D. 对眼和皮肤有刺激作用
   E. 穿透力强

4. 判断消毒灭菌是否彻底的主要依据是(　　)。
   A. 繁殖体被完全消灭　　　　　B. 芽孢被完全消灭
   C. 鞭毛蛋白变性　　　　　　　D. 菌体 DNA 变性
   E. 以上都不是

5. 采用物理和化学方法,彻底杀灭物体中微生物的方法称为(　　)。
   A. 灭菌　　　　B. 消毒　　　　C. 防腐　　　　D. 除菌

6. 细菌具有黏附作用的结构是(　　)。
   A. 荚膜　　　B. 鞭毛　　　C. 菌毛　　　D. 芽孢　　　E. 核体

7. 在以下 4 大类微生物中,只含 DNA 或 RNA 一种核酸的是(　　)。
   A. 真菌　　　B. 真细菌　　　C. 古生菌　　　D. 病毒

8. 裸露病毒保护核酸免受环境中核酸酶破坏的结构是(　　)。
   A. 膜粒　　　B. 纤突　　　C. 芯髓　　　D. 衣壳　　　E. 囊膜

9. 度量病毒的单位是(　　)。
   A. 毫米　　　B. 厘米　　　C. 纳米　　　D. 微米

10. 属于真核型微生物的是(　　)。
    A. 细菌　　　B. 霉菌　　　C. 放线菌　　　D. 螺旋体

11. 革兰阳性菌细胞壁的特点是(　　)。
    A. 较疏松　　　　　　B. 肽聚糖含量多
    C. 无磷壁酸　　　　　D. 有脂多糖
    E. 有脂蛋白

12. 下列不是正常菌群生理作用的是(　　)。
    A. 拮抗作用　　B. 营养作用　　C. 免疫作用　　D. 抑癌作用

13. 下列描述的微生物特征中,不是所有微生物共同特征的是( )。

    A. 个体微小   B. 分布广泛   C. 种类繁多   D. 只能在活细胞内生长繁殖

14. 不属于原核细胞型微生物的是( )。

    A. 螺旋体   B. 放线菌   C. 病毒   D. 细菌

15. 下列不是细菌形态的是( )。

    A. 球状   B. 杆状   C. 螺旋状   D. 砖块状

16. 不属于细菌基本结构的是( )。

    A. 鞭毛   B. 细胞质   C. 细胞膜   D. 细胞壁

17. 芽孢与细菌有关的特性是( )。

    A. 抗吞噬作用   B. 产生毒素   C. 耐热性   D. 黏附于感染部位

18. 关于病毒的概念,错误的是( )。

    A. 病毒在细胞外不能产生能量

    B. 病毒在细胞外不能合成自身复制所需要的酶

    C. 病毒需降解宿主细胞的 DNA 以获得核苷酸

    D. 包膜病毒需用宿主的细胞膜作为包膜成分

19. 细菌缺乏下列哪种结构在一定条件下仍可存活?( )

    A. 细胞壁   B. 细胞膜

    C. 细胞质   D. 核质

    E. 以上均可

20. 在细菌生长曲线中,细菌形成芽孢时期的是( )。

    A. 迟缓期   B. 对数期   C. 稳定期   D. 衰老期

21. 在细菌生长曲线中,细菌对抗菌药物最敏感的是( )。

    A. 迟缓期   B. 对数期   C. 稳定期   D. 衰老期

22. 在有氧无氧条件下均能生长,有氧的条件生长更佳的细菌属于( )。

    A. 专性需氧菌   B. 专性厌氧菌   C. 兼性厌氧菌   D. 微需氧菌

23. 细菌在固体培养基生长可表现为( )。

    A. 菌膜   B. 浑浊   C. 沉淀   D. 穿刺线   E. 菌落

24. 血琼脂平板通常用作( )。

    A. 普通培养基   B. 营养培养基

    C. 选择培养基   D. 鉴别培养基

    E. 合成鉴别培养基

25. 能抑制某些细菌生长而有利于另一些细菌生长的培养基是( )。

    A. 鉴别培养基   B. 厌氧培养基

    C. 基础培养基   D. 营养培养基

    E. 选择培养基

26. 关于噬菌体以下错误的是( )。

    A. 是一种病毒

    B. 毒性噬菌体仅有溶菌周期

    C. 温和噬菌体可整合到细菌染色体上

D. 分为烈性噬菌体和温和噬菌体

E. 温和噬菌体基因组不可整合到细菌染色体上

27. 溶原性细菌是指(　　)。

A. 带有温和噬菌体的细菌   B. 带有毒性噬菌体的细菌

C. 带有 Col 因子的细菌   D. 带有 F 因子的细菌

E. 带有 R 因子的细菌

28. 因长期大量使用广谱抗生素引起的细菌性腹泻多属于(　　)。

A. 食物中毒   B. 细菌性痢疾

C. 菌群失调症   D. 过敏性反应

E. 霍乱样腹泻

29. 所谓病毒结构的对称类型,是根据(　　)。

A. 核酸空间排列方式   B. 蛋白质的空间构型

C. 壳粒数目及排列方式   D. 包膜的折叠形式

E. 刺突的空间排列方式

30. 在感染早期,主要形成的 Ig 是(　　)。

A. IgG   B. IgA   C. IgM   D. IgD   E. IgE

31. 下列哪种 Ig 在血液中含量最多? (　　)

A. IgM   B. IgA   C. IgD   D. IgG

32. 属于中枢免疫器官的是(　　)。

A. 脾脏   B. 胸腺

C. 淋巴结   D. 扁桃体

E. 哈德氏腺

33. 动物在青春期后开始萎缩的免疫器官是(　　)。

A. 骨髓   B. 脾脏   C. 胸腺   D. 淋巴结

34. 下列哪种是禽类特有的免疫器官(　　)。

A. 骨髓   B. 脾脏   C. 胸腺   D. 法氏囊

35. 哺乳动物 B 细胞成熟的部位是(　　)。

A. 脾脏   B. 胸腺   C. 骨髓   D. 法氏囊

36. 琼脂扩散试验属于(　　)。

A. 凝集反应   B. 沉淀反应   C. 中和反应   D. 标记抗体技术

37. Ⅱ型变态反应称(　　)。

A. 过敏型   B. 细胞毒型   C. 免疫复合物型   D. 迟发型

38. 在以下免疫球蛋白中,主要分布在唾液、初乳等分泌物中的是(　　)。

A. IgG   B. IgA   C. IgM   D. IgD

39. 免疫的现代概念是(　　)。

A. 免于疾患

B. 机体抗感染过程

C. 机体清除自身的损伤或衰老细胞的一种功能

D. 清除和杀灭自身突变的细胞

E. 机体识别和排除抗原性异物的功能

40. 胸腺的作用是( )。

A. T 细胞发生场所　　　　　　　B. B 细胞定居场所

C. T 细胞成熟、分化场所　　　　D. B 细胞产生免疫应答的场所

E. T 细胞定居场所

41. 与活疫苗相比,灭活疫苗具有下列哪种特性?( )

A. 使用安全

B. 接种次数少

C. 激发机体产生较为全面的免疫应答

D. 一般不影响动物产品的品质

42. 防止对某种食物再次过敏的最好方法是( )。

A. 脱敏　　　　　　　　　　　B. 吃这种食物后立即服用抗组织胺

C. 避免吃这种食物　　　　　　D. 只吃很好烹饪后的这种食物

43. 机体防卫反应过高可导致( )。

A. 自身免疫病　　　　　　　　B. 超敏反应

C. 肿瘤　　　　　　　　　　　D. 病毒持续性感染

E. 免疫缺陷

44. 细胞因子不包括( )。

A. 干扰素　　　　B. 白细胞介素　　　　C. 过敏毒素　　　　D. 肿瘤坏死因子

45. 免疫稳定功能失调者易发生( )。

A. 易发超敏反应　　　　　　　B. 病毒持续感染

C. 易发自身免疫病　　　　　　D. 肿瘤

二、填空题(本大题共 10 空,每空 1 分,共 10 分)

1. 微生物的特点包括_____、结构简单、_____、分布广、种类多、_____。

2. 细菌按形态可分为_____、_____和_____ 3 种。

3. 成熟的病毒颗粒是由_____包裹着_____构成的,二者一起组成核衣壳。

4. 在革兰氏染色中,革兰阳性菌菌体被染成_____色,革兰阴性菌菌体被染成_____色。

三、解释名词题(本大题共 5 小题,每小题 3 分,共 15 分)

抗原;消毒;干扰素;菌落;生物制品

四、简答题(共 5 小题,每题 6 分,共 30 分)

1. 细菌的基本结构和特殊结构有哪些?

2. 酵母菌的繁殖方式有哪些?

3. 菌种保藏的方法有哪些?

4. 放线菌的菌丝包括哪几种?

5. 简述细菌生长曲线 4 个时期的特点。

【目标测试】部分参考答案

【目标测试1】

一、选择题

1. C 2. B 3. D 4. B 5. A

【目标测试2】

一、选择题

1. A 2. A 3. A 4. D 5. C 6. D 7. D 8. C 9. B 10. D 11. D 12. A 13. C
14. B 15. A 16. B 17. B 18. A 19. B 20. C

【目标测试3】

一、选择题

1. D 2. A 3. E 4. D 5. C 6. A 7. C 8. D 9. D 10. E 11. E 12. A 13. C
14. A 15. E 16. C 17. E 18. B 19. C 20. D

【目标测试4】

一、选择题

1. A 2. D 3. D 4. B 5. C 6. C 7. B 8. C 9. A 10. D

【目标测试5】

一、填空题

1. 最低生长温度;最适生长温度;最高生长温度

2. 专性好氧微生物;微好氧微生物;专性厌氧微生物;兼性厌氧微生物;耐氧微生物

3. 迟缓期;对数期;稳定期;衰亡期

4. 平板划线法;稀释倒(或涂)平板法;单孢子或单细胞分离法;利用选择性培养基分离法

5. 恒浊连续培养;恒化连续培养

6. 接种环;接种针;涂布棒

7. 吸附;侵入脱壳;生物合成;装配释放

8. 羊膜腔接种;绒毛尿囊膜接种;尿囊腔接种;卵黄囊接种

【目标测试6】

一、选择题

1. A　2. B　3. C　4. D　5. C　6. D　7. C　8. B　9. B　10. C　11. D　12. D

【目标测试7】

二、选择题

1. ACDE　2. ABD　3. ACDE　4. CD　5. ABCD　6. C　7. B　8. A

【目标测试8】

一、选择题

1. A　2. C　3. D　4. D　5. B　6. B　7. B　8. B　9. E　10. D　11. C　12. B　13. A
14. A　15. B　16. B　17. A　18. D　19. B　20. D　21. A　22. E　23. A　24. C　25. D　26. D
27. C　28. E　29. C　30. D　31. B　32. D　33. C　34. B　35. E　36. D　37. D　38. A　39. C
40. B　41. B　42. B　43. D　44. B　45. B　46. C

【综合模拟测试】参考答案

一、单项选择题

1—5 BAEBA　6—10 CDDCB　11—15 BDDCD　6—20 ACCAC　21—25 BCEBE

26—30 EACCC　31—35 DBCDC　36—40 BBBEC　41—45 ACBCC

二、填空题

1. 个体极小;繁殖快;易变异　2. 球菌;杆菌;螺旋菌　3. 蛋白质衣壳;核酸　4. 蓝紫色;红色

三、解释名词题

1. 抗原:是指能刺激机体免疫系统产生特异性免疫应答,并能与相应的免疫应答产物在体内或体外发生特异性结合的物质。

2. 消毒:消毒是一种采用较温和的理化因素,仅杀死物体表面或内部一部分病原菌,而对被消毒对象基本无害的措施。

3. 干扰素:是脊椎动物细胞受病毒或其他因子诱导产生的低分子蛋白质。

4. 菌落:单个细菌在固体培养基上生长繁殖时,产生大量细胞以母细胞为中心聚集在一起,形成一个肉眼可见的、具有一定形态结构的子细胞群,称为菌落。

5. 生物制品:利用微生物、寄生虫及其组织成分或代谢产物,以及动物或人的血液与组织液等生物材料为原料,通过生物学、生物化学以及生物工程学的方法加工制成,并用于传染病或其他有关疾病的预防诊断和治疗的生物制剂,标为生物制品。

四、简答题

1. 基本结构:细胞壁、细胞膜、细胞浆、核质;特殊结构:荚膜、鞭毛、菌毛、性菌毛、芽孢。

2. 无性繁殖:芽殖、裂殖、产生无性孢子;有性繁殖:质配、核配、减数分裂3个阶段。

3. 斜面低温保藏法、液状石蜡保藏法、干燥保藏法、冷冻干燥保藏法、低温保藏法及液氮超低温保藏法。

4. 基内菌丝、气生菌丝和孢子丝。

5. ①迟缓期:细菌体积增大,代谢活跃但不分裂。

②对数期:细菌以恒定速度生长,细菌数量呈指数上升,生长曲线接近一条斜的直线。病原菌在此时致病力最强。

③稳定期:随着培养基中营养物质的消耗,毒性产物的积累和pH的下降,细菌繁殖速度减慢,细菌的繁殖数与死亡数相等,曲线趋于平衡。

④衰退期:细菌繁殖越来越慢,死亡数越来越多,死菌数超过活菌数。

参考文献

[1] 蔡凤. 微生物学[M]. 2 版. 北京:科学出版社,2009.

[2] 刘晶星. 医学微生物学与免疫学[M]. 北京:人民卫生出版社,2003.

[3] 王伟青. 免疫学技术[M]. 重庆:重庆大学出版社,2014.

[4] 谢国武. 微生物学与免疫学基础[M]. 2 版. 郑州:河南科学技术出版社,2012.

[5] 周德庆. 微生物学教程[M]. 3 版. 北京:高等教育出版社,2011.

[6] 沈萍. 微生物学[M]. 2 版. 北京:高等教育出版社,2003.

[7] 潘春梅,张晓静. 微生物技术[M]. 北京:化学工业出版社,2010.

[8] Jacquelyn G. Black. 微生物学原理与探索[M]. 6 版. 北京:化学工业出版社,2008.

[9] 林勇. 药用微生物基础[M]. 北京:化学工业出版社,2006.

[10] 胡圣尧,孟凡云. 医学免疫学[M]. 3 版. 北京:科学出版社,2012.

[11] 周凤霞. 工业微生物[M]. 2 版. 北京:化学工业出版社,2013.

[12] 陈兴保. 病原生物学和免疫学[M]. 6 版. 北京:人民卫生出版社,2011.

[13] 邢钊,乐涛. 动物微生物及免疫技术[M]. 2 版. 郑州:河南科学技术出版社,2008.

[14] 许正敏,杨朝晖. 病原生物与免疫学[M]. 北京:人民卫生出版社,2010.

[15] 黄秀梨. 微生物学[M]. 2 版. 北京:高等教育出版社,2003.

[16] 于淑萍. 应用微生物技术[M]. 2 版. 北京:化学工业出版社,2011.

[17] 傅文红. 药物微生物应用技术[M]. 北京:化学工业出版社,2012.

[18] 黄亚东,时小艳. 微生物实验技术[M]. 北京:中国轻工业出版社,2013.

[19] 赵斌,何绍江. 微生物学实验[M]. 北京:科学出版社,2004.

[20] 周德庆. 微生物学实验教程[M]. 2 版. 北京:高等教育出版社,2006.

[21] 叶磊,等. 微生物检测技术[M]. 北京:化学工业出版社,2009.

[22] 沈萍,等. 微生物学实验[M]. 4 版. 北京:高等教育出版社,2008.